杏林耕耘拾珍

——病位病性辨证精要

刘宝厚 著

人民卫生出版社

图书在版编目（CIP）数据

杏林耕耘拾珍：病位病性辨证精要 / 刘宝厚著 . —北京：
人民卫生出版社，2017

ISBN 978-7-117-25524-0

Ⅰ. ①杏… Ⅱ. ①刘… Ⅲ. ①辨证论治 Ⅳ. ①R241

中国版本图书馆 CIP 数据核字（2017）第 284823 号

人卫智网	**www.ipmph.com**	医学教育、学术、考试、健康， 购书智慧智能综合服务平台
人卫官网	**www.pmph.com**	人卫官方资讯发布平台

杏林耕耘拾珍——病位病性辨证精要

著　　者：刘宝厚
出版发行：人民卫生出版社（中继线 010-59780011）
地　　址：北京市朝阳区潘家园南里 19 号
邮　　编：100021
E - mail：pmph @ pmph.com
购书热线：010-59787592　010-59787584　010-65264830
印　　刷：三河市博文印刷有限公司
经　　销：新华书店
开　　本：710×1000　1/16　　印张：18
字　　数：241 千字
版　　次：2017 年 12 月第 1 版　2017 年 12 月第 1 版第 1 次印刷
标准书号：ISBN 978-7-117-25524-0/R · 25525
定　　价：49.00 元

打击盗版举报电话：010-59787491　E-mail：WQ @ pmph.com
（凡属印装质量问题请与本社市场营销中心联系退换）

　　"证候"是中医认识疾病的切入点,是"理、法、方、药"之基础。自张仲景《伤寒杂病论》开辨证之先河,创六经辨证、脏腑辨证体系之后,历代医家又逐渐创立了经络辨证、八纲辨证、气血津液辨证、六淫辨证、卫气营血辨证、三焦辨证等等。辨证之法如此之多,虽说可以使医家在临床上左右逢源,但也让初学者常常产生无所适从之困惑。故许多有识之士都在思考、寻求简便易行的辨证方法。譬如著名中医学家方药中先生即主张"定位定性合参"的辨证思维,朱文锋教授提出"证素辨证新体系",特别是刘宝厚教授提出的"病位病性辨证"法,概括性很强,它不仅涵盖了中医传统八种辨证方法的核心内容,而且起到了删繁就简,提纲挈领的效果。

　　宝厚教授是我国著名的肾脏病学家,为人诚挚朴实,品德高尚,兼通中西医学,从医近60年,在中西医结合诊治肾脏病方面,提出了不少新的学术见解,积累了丰富的临床经验,成效卓著。在耄耋之年,又有新作《杏林耕耘拾珍——病位病性辨证精要》即将出版,观点新颖,于传承基础上,更有创新性见解,其风范令人起敬。我与他相知、相识数十年,对他的医疗风格和科学精神深有所知。

　　宝厚教授的新作《杏林耕耘拾珍——病位病性辨证精要》,简明扼要,概括性强,易于掌握,便于推广,适用于临床各科,是中医学术上的一大创新与发展。今荣幸受邀为宝厚教授作序,谨以此序推荐该书于同道及后学者,供医疗、教学及科学研究参考应用。

中国科学院院士、国医大师　陈可冀

2017年5月于北京

全国名中医刘宝厚教授，是我国著名的中西医结合肾脏病专家。他学术功底深厚，临床经验丰富，在中西医结合领域内提出过不少真知灼见，如"中医不仅要继承和发扬中医学的特色，而且还要具有时代的特色，中医要与时俱进""中西医结合的发展离不开中医，中医的发展也需要中西医结合"以及"中西医双重诊断，中西药有机结合"的临床医学模式，得到了国内同仁的广泛赞同。

宝厚教授毕生笔耕不辍，编著出版有《内科诊断与治疗》《刘宝厚诊治肾脏病经验》《我的中西医结合之路》《刘宝厚肾脏病临证精要》《病位病性辨证精解》等著作，在耄耋之年又有新作《杏林耕耘拾珍——病位病性辨证精要》问世，这是一部很有价值的专著。他提出的"病位病性辨证法"，既涵盖了中医传统八种辨证方法的精髓，又起到了删繁就简，提纲挈领的效果，适用于中医临床各科，是一项富有创新意义的理论性研究成果，为中医学的传承与发展做出了很大贡献，值得在医疗、教学中大力推广应用。

我与宝厚教授相识十余年，他的严谨学风、高尚医德、高超医术，令人敬慕。今宝厚教授索序于余，应命以为序。

国医大师 张大宁

2017 年 5 月 15 日于天津

　　辨证论治是中医认识疾病和诊疗疾病的基本原则和方法,是中医学的特色和优势。辨证论治包括辨证和论治两大部分,辨证是中医诊断学,论治是中医治疗学。"证候"简称为证,是中医学术体系中特有的概念,它既不是症状,也不是病名,而是疾病发生发展过程中某一阶段的病因、病位、病性和邪正关系的病理性质的概括。只有辨证准确,方能制订出符合病情的治疗原则和方药,才能取得好的疗效。所以说,四诊是辨证的前提,辨证是治疗的依据,而疗效才是检验辨证论治正确与否的标准。三者有机联系,构成了中医临床诊断和治疗疾病的基本原则和方法,这就是"辨证论治"的内涵。

　　中医传统的辨证方法主要有"六经辨证""脏腑辨证""经络辨证""八纲辨证""气血津液辨证""六淫辨证""卫气营血辨证"和"三焦辨证"等8种。这8种方法都是在不同的历史条件下所形成、发展和完善起来的,是历代医家各自的临床经验总结,有各自不同的理论基础、归纳方法和适用范围。它们既有各自的特点,又有各自的不足,临床实用时,需相互借鉴,相互补充,显得过于繁杂,给学习中医造成了不少困惑。早在20世纪70年代末,我国著名中医学家方药中教授就曾提出过"定位定性合参的辨证论治七步刍议"。2004年朱文锋教授提出创立"以证素为核心的辨证新体系"。近10多年来,笔者通过对中医传统8种辨证方法的剖析、研究和不断实践,认为这8种辨证方法的核心目的,不外是识别疾病的病变部位(病位)和病变性质(病性)两大要点。如八纲辨证中的表、里;气血津液辨证中的气、血、津液;脏腑辨证及经络辨证,都是属于病位辨证的范畴;而风、寒、热、虚、实、痰、湿、燥、滞、瘀、毒等都是属于病性辨证的内容,唯独阴、阳二纲,既属于病位辨证,又属于病性辨证。把病位与病性辨证结合起来,实行病位病性辨证法,就会起到删繁就简,提纲挈领的效果。

　　为了便于掌握"病位病性辨证法"的内容、方法和步骤,笔者编写了《杏林耕耘拾珍——病位病性辨证精要》一书,以期有助于初学者能尽快地掌握辨证论治的要领和方法。在学习本方法之前,首先要对中医学的基本理论全面地了解,才能学好、用好病位病性辨证法。

　　本书第1、2章简明扼要地介绍了中医学理论体系的特色和基本理论;第3章重点讲述了"病位病性辨证"法的创立及其实用价值;第4章讲述了病位病性辨证法操作的具体方法和步骤;第5章以临床案例,演示了病位病性辨证法在临床各科中的运用。

　　病位病性辨证法,涵盖了中医传统八种辨证方法的核心内容,既体现了中医辨证思维方法,又有规律可循。临证时先辨病位,后辨病性,病位病性相结合,便能提高辨证的准确性、规范性和可操作性。其实用价值是:提纲挈领,标准规范;一种方法,临床通用;易于掌握,便于交流。

　　"春蚕不是无情物,留下新丝馈人间",我虽已年逾耄耋,但还愿意将毕生的所学、所得,编写出来,留于后学,以期中医学术不断创新,不断发展,不断为人类做出新的贡献。由于个人才疏学浅,对中医学理论中提出的一些观点和认识,不妥之处还望同道们多加赐教。

　　　　　　　　　　　　　　　　　　　刘宝厚　于兰州大学第二医院

　　　　　　　　　　　　　　　　　　　2016 年 11 月 15 日

中医学是我国人民长期同疾病作斗争的经验总结,距今已有2000多年的历史,是中华民族优秀文化遗产的一个重要组成部分。在长期的医疗实践中,中医学形成了自己独特的理论体系和丰富的医疗经验,为人民的保健事业和民族的繁衍昌盛做出了巨大的贡献。中医学理论体系有三个基本特点:一是整体观,二是辩证观,三是治未病观。

第一节　整　体　观

中医学的整体观贯穿于中医生理、病理、病机、诊法、辨证、养生和防治等各个体系之中,是中医学的认识论和方法论的核心。

一、人是一个有机的整体

1. 人体结构的整体性

人体的五脏五腑,各有不同的生理功能,这些不同的生理功能又都是相互联系、相互制约、相互依存,形成一个有机的整体。机体整体统一性的形成,是以五脏为核心,通过经络的沟通和精、气、血、津液的灌注,把五腑、官窍、四肢百骸、筋、脉、皮、肉、骨等全身组织器官联系起来,构成一个表里相联、上下沟通、密切联系、协调共济的生理功能系统,并通过精、气、血、津液的不断滋养,以维持人体的生命活动和生理功能。

如以五官、情志与脏腑的关系为例来说,"肝开窍于目","在志为怒"。这是由于肝的经脉上联目系,目的视力有赖于肝气之疏泄和肝血之滋养,所以说"肝开窍于目"。肝的病变可影响于目,肝血不足,便会出现视物不清或夜盲;肝阴亏损,则两目干涩;肝经风热,则目赤痒痛;肝火上炎,则目赤生翳;肝胆湿热,则两目发黄;肝风内动,则目斜睛吊。肝主疏泄,肝气有升发的特性,怒可使肝的阳气升发太过。反之,肝的阴血不足,阳气升泄太过,又易发怒,故"在志为怒"。

2. 人体基本物质的统一性

精、气、血、津液是维持人体各脏腑、组织、器官功能活动的基本物质,这些物质分布并运行于全身,以维持机体的功能活动。精能化气,气能生精,精与气相互依存,相互滋生。精能生血,血能化精,精与血相互滋生,相互转化,所以说"精血同源"。津液存在于各脏腑组织器官内,如肺津、胃液、涕、泪等,具有濡润和滋养的功能。津液的生成、输布和排泄,依赖胃的"游溢精气""脾气的运化转输"、"肺气的通调水道"和"肾阳的气化功能"。反之,津液亦是气的载体,气亦依附于津液。可见,精、气、血、津液相互滋生、相互依存,相互转化,互为体用。血虚可导致精亏,精亏也可引致血虚,形成精血亏损。气为血之帅,血为气之母,气可生血、摄血,又可行血;血能载气,又能生气,所以,气与血也是相互依存,相互滋生,相互制约,形成了一个统一的有机整体。

3. 人体功能活动的联系性

形体结构的完整性和生命基本物质的统一性,决定了功能活动的联系性。如心与肺的关系,实际上就是气和血的关系。因为心主一身之血,上朝于肺,肺主一身之气,两者相互协调保证气血的正常运行,维持机体各脏腑组织的新陈代谢。血液的正常运行,必须依赖于心气的推动,亦有赖于肺气的辅助,才能将血液输布到全身。肺朝百脉,助心行血,是血液正常运行的必要条件,而只有正常的血液运行,才能维持肺司呼吸的正常功能。若人肺气虚弱,则血液运行无力,可导致心血瘀阻,出现胸痛、心悸、唇绀、舌紫;若心气不足,心阳不振,血运不畅,则肺失宣降,肺气上逆,可出现胸闷、咳喘。

二、人与自然界的统一性

大自然存在着阳光、空气、水等,是构成人类生存、繁衍的最佳环境。自然界的变化,必然直接或间接影响着人体的生理活动。所以人体内的生理活动与自然环境之间存在着既对立又统一的整体关系。这就是中医学称之为"天人相应"的观点。

1. **昼夜晨昏对人体的影响**

昼夜晨昏的变化,对人体生理有不同的影响,而人体也有与之相适应的调节功能。人体的阳气昼夜之间不断变化,在天刚亮的时候,就开始趋于体表,中午时阳气最为旺盛,傍晚时便渐形衰微。反映了人体的阴阳与自然界阴阳之间,存在着适应性的自我调节变化。从疾病演变过程也发现:一般来说,疾病大多是白天病情较轻,傍晚则病势加重,夜间更为严重,呈现出规律性的起伏变化。

2. **季节气候对人体的影响**

四季气候的更替变化,使人体生理表现出适应性调节。如夏季天气炎热,人体阳气发泄,气血趋于表,则腠理开泄,增加排汗以散热;寒冬阳气潜藏,气血趋于里,则腠理致密,减少排汗以保温,多余水液变为尿液排出体外。所以人体夏季汗多尿少,冬季汗少尿多,这就是机体在不同气候影响下所产生的适应性调节功能。人体气血的运行,在不同季节气候影响下,也有不同的适应性反应,如春夏脉多浮大,秋冬脉多沉小。

3. **地区、地域及环境对人体的影响**

地域、气候及水土差异,对人体的生理功能都会产生不同的影响。如我国江南地势低平,气候偏于湿热,故人体腠理较为疏松,形体多瘦削;西北地势较高,气候偏于燥寒,故人体腠理较致密,形体多壮实。揭示人们生活在特定的地理环境中,久而久之逐渐在生理功能方面会表现出某些适应性的变化,一旦异地而居,环境突然改变,初期多感不太适应,所谓"水土不服",需经过一段时间,通过机体本身的自我调节,才能逐渐地适应环境变化,有的甚至会因此而生病。说明,自然环境固然能影响于人,但人更具有适应环境的本能。

三、人与社会环境的统一性

社会环境主要指心理、政治、经济、文化行为和生活方式等。不同的社会环境,对人的体质、生理功能、心理活动及病理变化都会产生很大的影响。一般来说,良好的社会环境,可使人精神振奋,勇于进取,有利于身心健康;而不利的社会环境,可使人精神压抑,或紧张、恐惧,从而影响身心健康。相对而言,政治稳定性、经济状况、文化背景、宗教信仰、法制公平、职业性质、社会地位、婚姻状态、人际关系、生活方式等因素对人的健康质量,人对疾病的抵抗力及病后疾病的发展、预后及转归影响较大。所以,人体只有不断进行自我调节,与之相适应,才能维持生命活动的稳定、有序、平衡和协调,这就是人与社会环境的统一性。

人对自然环境、社会环境的适应能力是有限的,而人与人之间也存在着较大的差异。一旦自然环境、社会环境的变化过于剧烈,或由于个体本身适应能力和调节能力偏弱,不能对自然环境、社会环境的变化作出相应的调整,就会发生某种疾病。所以因时、因地、因人制宜,是中医防治疾病的重要原则。

第二节　辩　证　观

一、生理学的辩证观

人体以五脏为核心,通过经络的联系,形成体内、体外相互联系的统一体。这个有机的统一体中,内和外、脏和腑、气和血、物质和功能之间,都是处于一种相互促进、相互制约的相对平衡、对立统一之中,从而维持着机体正常的生命活动。如《素问·金匮真言论》说:"夫言人之阴阳,则外为阳,内为阴;言人身之阴阳,则背为阳,腹为阴;言人身之藏府中阴阳,则藏者为阴,府者为阳;肝心脾肺肾为阴,胆胃大肠小肠膀胱三焦六府皆为阳。"这就说明,人体的内和外、背和腹、五脏的藏精气和六腑的传化物,都是一阴一阳,既相互对立,又相互统一,发挥着正常的生理功能。所以,人体的健康与疾病,就是阴阳对立统一演变的结果,故《素问·生气通天论》说:"阴平阳秘,精神乃治,阴阳离决,精气乃绝"。

二、病理学的辩证观

中医学认为疾病的发生和发展,都离不开内因与外因两方面的相互作用,并强调内因在发病上的重要性。如《评热病论》说:"邪之所凑,其气必虚"。说明,疾病的发生、发展是人体正气和邪气斗争的过程,是正气不能抵御邪气的结果。而且在疾病发展过程中,中医学总是把正气摆在主要地位。强调内因的作用,所以说:"正气存内,邪不可干"。

三、诊断学的辩证观

中医辨证方法起源于《内经》的诊法和病机理论,如《素问·阴阳应象大论》说:"善诊者,察色按脉,先别阴阳"。疾病的变化是极其复杂的,《内经》理论能通过阴阳、表里、寒热、虚实,把复杂的病变概括起来,为后世认识疾病,辨别疾病的病位、病性以及正邪关系,提供了分析方法,为辨证论治理论打下了基础。《素问·太阴阳明论》说:"阳受风气,阴受湿气","阳受之则入六腑,阴受之则入五脏"。这是指病变的病位而言。《灵枢·刺节真邪》又说:"阳盛者,则为热;阴盛者,则为寒。"这又是对临床上最常见的两种不同病变性质的概括。阴阳偏盛,病变固可表现为寒为热,但因其尚有虚实内外的不同,故其寒热变化又有内外之分,如《素问·调经论》说:"阳虚则外寒,阴虚则内热;阳盛则外热,阴盛则内寒"。而且,病变寒热的变化也不是一成不变的,往往在一定条件下互为消长和转化。正如《灵枢·论疾诊尺》所说:"阴主寒,阳主热,寒甚则热,热甚则寒。"所以,任何一种疾病的发生和发展,阴阳的对立统一规律是其变化的根本原因。

四、治疗学的辩证观

辨证论治作为指导临床诊疗疾病的基本法则,由于它能辩证地看待病和证的关系,既可看到一种病包括几种不同的证,又看到不同的病在发展过程中可以出现相同的证。因此,在临床诊疗时,就可以采取"同病异治"或"异病同治"的方法来处理。其次,辨证论治很重视"人、病、证"三者之间的辩证关系,强调因人而异的特殊性,强调个体的差异性,而不是病的一般性。另外,由于证有动态的特点,从而决定了辨证论治是一种动态的诊疗体系。

第三节　治未病观

中医学治未病概念起源于《黄帝内经》。《素问·四气调神大论》中明确提出:"圣人不治已病治未病,不治已乱治未乱,夫病已成而后药之,乱已成而后治之,譬犹渴而穿井,斗而铸兵,不亦晚乎!"足以说明,古代医家早就认识到了预防医学的重要性。治未病观包括未病先防,既病防变和愈后防复三个方面。

一、未病先防

未病先防就是在疾病发生之前,做好预防工作。主要做好以下五个方面:

1. 调摄精神

精神情志的变化与人体的生理、病理都有密切的关系。不良的精神刺激或某种不良情志持续时间过久,都可以引起人体阴阳失调、气血运行紊乱、经脉不通而发生疾病。或者使正气内伤,抗病能力下降而招致外邪而诱发疾病。因此,要尽量减少不良的精神刺激和过度的情志变动,保持乐观愉快的情绪,对减少和防止疾病的发生是非常重要的。正如《素问·上古天真论》所说:"恬淡虚无,真气从之,精神内守,病安从来。"

2. 均衡饮食,劳逸适度

日常的饮食、起居和劳逸,对健康有着重要的影响。《内经》中就告诫人们要"饮食有节,起居有常,不妄作劳",反对"以酒为浆,……起居无节"。如果生活没有一定的规律,饮食、劳逸没有节制,就会削弱抗病能力而容易发生疾病。《素问·生气通天论》说:"高粱之变,足生大丁。"说明多食肥甘厚味,令人血热,易引起痈疽疮毒。又《通评虚实论》说:"消瘅仆击,偏枯痿厥,气满发逆,肥贵人则高粱之疾也"。由此可见,暴饮暴食,会损伤脾胃功能;多食肥甘厚味或辛辣腌制之品,或嗜酒,易助湿生热,腻滞生痰,痰浊阻滞脉络,蒙蔽清窍,易患中风、偏瘫和消渴等病;偏食及饮食不足,会导致营养不良,影响健康。生活没有规律或过劳、过逸,都可使气血失调或耗伤,由此而生疾病。

3. 锻炼身体

生命在于运动,早在汉代著名医学家华佗就有"户枢不蠹,流水不腐"的名言,并创造出"五禽戏"教人锻炼身体。后世在"五禽戏"的基础上不断演变出太极拳、气功等多种健身方法,不仅能增强体质,提高健康水平,预防疾病的发生,而且对某些慢性疾病的调治也有一定的作用。

4. 适应气候变化,避免外邪侵袭

自然界四时气候的寒、热、温、凉变化对人体有着重要的影响,必须根据自然界气候的不同变化采取相应的措施,才能保护身体健康。古人提出四时养生方法:"春养生、夏养长,秋养收、冬养藏,"就是根据四时气候的演变,采取相适应的方法,以维护身体的健康。如春天要披发宽衣,漫步庭院;夏天要心畅气和,益气舒畅;秋天要收敛神气,保持宁静;冬天要避寒取暖,潜藏阳气。由此我们可以体会到古人的预防思想和各种养生方法都是建立在"天人相应"的思想基础上的。

5. 人工免疫

我国《内经》等书中蕴含有丰富的免疫学思想,认为疾病的发生和发展都是正邪斗争的结果,"正气存内,邪不可干"、"扶正可以祛邪"等观点,都反映了免疫学思想。天花的预防接种是我国最早发现的。我国大约在 11 世纪即开始应用"人工种痘法"预防天花。16 世纪写成《种痘新书》。18 世纪中叶传到欧亚各国,成为世界医学在免疫学方面的先驱,为"人工免疫"预防接种的发明开辟了道路。直到 1796 年英国人贞纳试种牛痘,才逐渐取代了人工种痘法。

二、既病防变

疾病发展过程基本上是邪正斗争的消长过程。邪长正消则病进,正盛邪衰则病退。因此,及时治疗,既可控制病变蔓延,又免正气的过度耗伤。《金匮要略·脏腑经络先后病脉证》说:"夫治未病者,见肝之病,知肝传脾,当先实脾。"根据这一传变与防治规律,常在治肝病的同时,配合以健脾和胃的药物就是既病防变法则的具体应用。在临床治疗中,掌握时机,及早治疗,以防止病邪的发展和传变,避免不良后果,是非常关键的。

三、愈后防复

疾病痊愈后应进行适当的调理,防止复发,这是张仲景对《内经》中治未病思想的补充和发展。在《伤寒论》六经病篇之后,设有《辨阴阳易瘥后劳复病脉证并治》篇指出,伤寒新愈之后,若起居劳作或饮食不慎,就容易发生"劳复""食复"之变。提醒人们在疾病初愈之后,应该慎起居、节饮食、勿劳作,做好疾病愈后的巩固与调养,方能巩固疗效,防止疾病复发,以收全功。

第一节　阴阳学说

中医学中的阴阳,是具有对立统一辩证观点的古代哲学理论,这一理论渗透到医学领域,与中医学的理论和实践融为一体,便形成了中医学特有的思维方法和理论依据,在探索和揭示人体的生命活动规律、预防和诊疗疾病方面,具有重要的指导意义。

阴阳学说贯穿于中医学理论的各个方面,藉以阐明人类生命的起源和本质,人体的生理功能、病理变化,疾病的诊断和防治的基本规律,贯穿于中医学的理、法、方、药。长期以来,一直有效地指导着中医学临床实践。现分别叙述如下。

一、阴阳学说的基本概念

阴阳,是对自然界相互关联的某些事物和现象对立双方属性的概括。它既可以代表相互关联而性质相反的两种事物或现象,也可以说明同一事物内部所存在的相互对立的两个方面。

阴阳是对自然界一切事物对立双方的概括。一般来说,凡是活动的、外在的、上升的、明亮的、温热的、功能的、兴奋的、机能亢进的,都属于阳;凡是静止的、下降的、晦暗的、寒冷的、物质的、抑制的、机能减退的,都属于阴。如以天地而言,"天为阳,地为阴";以水火而言,"水为阴,火为阳";以动静而言,"静者为阴,动者为阳";以物质的运动变化而言,"阳化气,阴成形"。这就是阴阳的属性。

在中医学中,应用阴阳的属性,将人体的部位、组织、结构和生理活动等方面,分为阴阳两大类,如上部为阳,下部为阴;体表属阳,体内属阴;背部为阳,腹部为阴;四肢外侧为阳,四肢内侧为阴;六腑为阳,五脏为阴。也可以说明人体疾病表现的症候,如出现发热、面红、目赤等症状的,属阳证;表现畏寒、面白、肢冷症状的,属阴证。

但事物的阴阳属性不是绝对的,而是相对的。其相对性有两方面的内容,一方面表现在一定条件下,阴阳之间可以相互转化,阴可以转化为阳,阳也可以转化为阴。如春夏属阳,秋冬属阴。当冬天的寒冷气候发展到一定阶段,就会向温热的春夏季节转化。另一方面体现了事物的无限可分性,即阴阳之中还可以再分阴阳,如昼为阳,夜为阴;一日之中,上午为阳中之阳,下午为阳中之阴;前半夜为阴中之阴,后半夜为阴中之阳。所以,任何事物都可概括为阴阳两大类,任何事物的内部又都可以分为阴阳两个方面,而每一事物中阴或阳的任何一方都还可以再分阴阳,以致无穷。

二、阴阳学说的基本内容

1. 阴阳的相互对立

阴阳学说认为,自然界一切事物或现象都存在着相互对立的阴阳两个方面,如上与下、左与右、天与地、动与静、出与入、升与降、昼与夜、明与暗、寒与热、水与火等。阴阳两个方面的相互对立,主要表现在它们之间的相互制约,相互消长。如夏季本应阳热盛,但夏至以后阴气却渐次以生,用以制约炎热之阳;冬季本来是阴寒盛,但冬至以后阳气渐复,用以制约严寒之阴。相互对立着的双方,一方总是对另一方起着制约作用。在人体的正常生理状态下,阴阳两个对立面,不是平静和互不相关地共处于一个统一体中,而是在阴阳不断地相互排斥、相互斗争的过程中推动着人的生长壮老已的变化。

2. 阴阳的相互依存

阴阳是对立统一的,二者既相互对立,又相互依存,任何一方都不能脱离另一方而单独存在。如上为阳,下为阴,没有上,就无所谓下。没有下,也无所谓上;左为阳,右为阴,没有左,就无所谓右,没有右,也无所谓左;热为阳,寒为阴,没有热,就无所谓寒,没有寒,也无所谓热。所以说阳依存于阴,阴依存于阳,每一方都以其另一方的存在为自己存在的条件。如《医贯·阴阳论》说:"阴阳又各互为其根,阳根于阴,阴根于阳,无阳则阴无以生,无阴则阳无以化。"阴阳间的这种相互关系,称为阴阳互根。《素问·阴阳应象大论》说:"阳化气,阴成形","阴在内,阳之守也;阳在外,阴之使也"。就是对阴阳双方依存关系的很好说明。

由于阴阳的互根互用,所以阴阳中一方不能脱离另一方而单独存在,如果由于某种原因,使阴阳双方的这种互根互用关系遭到了破坏,就会导致所谓"孤阴""孤阳",甚至出现"阴阳离决,精气乃绝"的结局。生化和滋长消失了,人的生命也就终止了。

3. 阴阳的相互消长

阴阳的相互对立和依存不是处于静止不变的状态,而是始终处于"阳消阴长"和"阴消阳长"的运动变化之中。结合人体的生理功能而言,阴指物质(如精、血、津液等),阳指功能(如肺气、脾气、肾气等),物质居于体内,功能表现于外。所以说"阳为阴之使,阴为阳之守"。如人体内各种功能活动(阳)的产生,必须要消耗一定的营养物质(阴),这就是"阴消阳长"的过程;而各种营养物质(阴)的新陈代谢又必须消耗一定的能量(阳),这就是"阳消阴长"的过程。在正常情况下,这种"阴阳消长"是处于相对平衡状态下的。因为只有不断的消长和不断的平衡,才能推动事物的正常发展。对人体来说,也就才能维持正常的新陈代谢。如果这种消长关系超过一定的限度,不能保持相对平衡,就会出现阴阳某一方的偏盛或偏衰,在人体即是病理状态。所以《素问·阴阳应象大论》说:"阴盛则阳病,阳盛则阴病;阳盛则热,阴盛则寒。"

4. 阴阳的相互转化

阴阳对立的双方,在一定条件下,可以向其相反的方向转化,阴可以转化为阳,阳可以转化为阴。在疾病发展过程中,由阳转阴、由阴转阳的变化是经常可见的。如中毒性肺炎、中毒性痢疾等,由于热毒极重,大量耗伤机体正气,在持续高热的情况下,可突然出现体温下降、面色苍白、四肢厥冷、脉微欲绝等一派阴寒危象。这种病证的变化,即属于由阳转阴之证。在此种情况下,如抢救及时,处理得当,则正气可恢复,四肢渐转温,阳气渐生,病情即可转危为安。前者是由阳转阴,后者是由阴转阳。此外,临床上也不乏由实转虚、由虚转实、由表入里、由里出表等阴阳转化的例证。

三、阴阳学说在中医学中的应用

阴阳学说贯穿于中医学理论体系的各个方面,用来说明人体的组织结构、生理功能、疾病的发生发展规律,并指导临床诊断和治疗。

(一)说明人体组织结构

阴阳学说在阐释人体的组织结构时,认为人体是一个有机的整体,是一个极其复杂的阴阳对立统一体,人体内部充满着阴阳对立统一的现象。

人体脏腑组织的阴阳属性,以部位来说,上半身为阳,下半身属阴;体表属阳,体内属阴;体表的背部属阳,腹部属阴;四肢外侧为阳,内侧为阴。就体内脏腑功能特点来分,肝、心、脾、肺、肾五脏属阴,胆、小肠、胃、大肠、膀胱五腑属阳;五脏中上部的心、肺属阳,下部的肝、脾、肾属阴。心肺之中,心为阳,肺为阴;肝、脾、肾之间,肝为阳,脾、肾为阴;具体到每一脏腑,又有阴阳之分,如心有心阴、心阳;肾有肾阴、肾阳;胃有胃阴、胃阳等。总之,人体上下、内外各组织结构之间,以及每一组织结构本身,无不包含着阴阳的对立统一,都可用阴阳来加以概括说明。正如《素问·宝命全角论》所说:"人生有形,不离阴阳。"

(二)说明人体的生理功能

中医学应用阴阳学说分析人体健康与疾病的关系,提出了维持人体阴阳平衡的理论。机体阴阳平衡标志着健康,阴阳失衡标志着疾病。阴阳学说在生理学的应用主要是以下两个方面:

1. 物质与功能之间的关系

中医学把对人体有推动、温煦作用的称之为"阳",把对人体有营养、滋润作用的称之为"阴";把机能活动归属于阳,把物质基础归属于阴。人体生理活动的基本规律可概括为阴精（物质）与阳气（功能）的对立统一规律，属阴的物质与属阳的功能之间的关系，构成了动态平衡关系。

2. 人体生命活动的基本形式

升降出入是人体的气化功能活动的基本形式，是阴阳矛盾运动的基本过程。也是生命活动的基本特征。气化运动的基本形式是：阳主升，阴主降，阳主出，阴主入。人体的生理功能，都是通过阴阳的升降出入来实现的。如清阳上升，浊阴下降；清阳发腠理，浊阴走五脏；清阳实四肢，浊阴归六腑；以及脾升胃降，心火下降，肾水上升等，无不是属于阴阳升降出入的运动。

阴阳还常用来说明人体各种具体的生理功能和生命现象，如把固护、温煦肌表的气称之为"卫阳"或"卫气"；把能化生血液、起营养补益作用的气称之为"营阴"或"营气"。卫气昼行于阳，夜行于阴，行于阳则动而为寤，入于阴则静而为寐。总之，人体的一切生理功能，都可以用阴阳这个概念来说明它，故《素问·生气通天论》说："生之本，本于阴阳"。

（三）说明人体的病理变化

疾病的发生，就是阴阳平衡协调遭到破坏的结果。所以，阴阳失调，是一切疾病发生的根本原因，是各种复杂的病理变化的根本所在。

1. 分析邪气与正气的阴阳属性

疾病的发生、发展取决于两方面的因素，一是邪气，就是各种致病因素的总称。二是正气，泛指人体各脏腑的功能活动和防御功能。邪气有阴邪（如寒邪、湿邪）和阳邪（如风邪、热邪、火邪）之分。正气又有阴精与阳气之别。

2. 分析病理变化的基本规律

疾病的发生发展过程就是邪正抗争的过程。邪正抗争导致阴阳失调，而出现各种各样的病理变化。无论外感病还是内伤病，其病理变化的基本规律不外乎阴阳的偏盛或偏衰。

（1）阴阳偏胜

阴阳偏胜即阳胜或阴胜所导致的病证。

阳胜则热：阳胜是指阳邪侵犯人体，而使机体阳气亢盛所致病证。阳邪致病，可导致阳偏盛而阴受伤，表现为热证、实证。如暑热之邪侵入人体，可引起人体阳气偏盛，出现高热、汗出、口渴、面赤、脉数等表现，所以说"阳胜则热"。因为阳盛往往可导致阴精的损伤，如在高热、汗出、面赤、舌绛、脉数的同时，必然出现阴液耗伤而口渴喜饮的症状，故曰："阳胜则阴病"，"阳胜则外热"，是因阳邪过盛，损伤人体的阴精（津液）所致的疾病，说明其病位在阳，病性属热、属实，辨证为阳盛实热证。

阴胜则寒：阴胜是指机体感受寒湿阴邪，或过吃生冷，寒湿中阻，阳不制阴，而致阴寒内盛所形成的一种证候。其病机特点多表现为阴盛而阳未虚的寒实证。如形寒、肢冷、喜暖、口淡不渴，或腹痛、腹泻，舌淡苔白、脉迟等。阴盛往往可以导致阳气的损伤，所以在舌淡，苔白，脉沉的同时，必然出现阳气耗伤的形寒，肢冷症候。所以说"阴盛则内寒"。说明其病位在阴，病性属寒、属实，辨证为阴盛寒实证。

按阴阳消长的理论来分析，"阳胜则热"属于阳长阴消，"阴胜则寒"属于阴长阳消。

（2）阴阳偏衰

阴阳偏衰即阴虚、阳虚，是属于阴阳任何一方机能衰退的病变。

阳虚则寒：阳虚是指人体阳气虚衰的病理现象。根据阴阳动态平衡的原理，阴或阳任何一方的不足，必然导致另一方的偏盛。阳气虚不能制约阴，则发为阳虚阴盛的虚寒证。出现面色苍白、畏寒肢冷、神疲蜷卧、自汗、脉微等表现。其病变部位在阳，病变性质属寒。所以"阳虚则外寒"（《阴阳应象大论》）。

阴虚则热：人体的阴液亏损不能制约于阳，即可出现阴虚阳亢的虚热证。表现为潮热、盗汗、五心烦热、口舌干燥、脉细数等，其病变部位在阴，病变性质属热，所以"阴虚则内热"（《阴阳应象大论》）。

（3）阴阳互损

根据阴阳互根的原理,机体的阴阳任何一方虚损到一定程度,必然会影响到另一方。阳损及阴,阴损及阳,就是阳虚到一定程度时,便不能化生阴液,而出现阴虚的现象,称"阳损及阴"。同样,阴虚到一定程度时,不能化生阳气,而出现阳虚的现象,称"阴损及阳"。"阳损及阴"或"阴损及阳"最终都会导致"阴阳两虚"。阴阳两虚是阴阳的对立统一处在低于正常水平的病理状态。

临床上为了区别阳盛则热、阴盛则寒和阳虚则外寒、阴虚则内热,把阳盛则热称作"实热",把阴虚则内热称作"虚热";把阴盛则寒称作"实寒",把阳虚则外寒称作"虚寒"。阳损及阴,以虚寒为主,虚热次之;阴损及阳,以虚热为主,虚寒次之;而阴阳两虚则是虚寒虚热并存的状态。所以说,"阳损及阴"的病位在阳,病性属虚寒;"阴损及阳"的病位在阴,病性属虚热。

（4）阴阳转化

阴阳转化是指相互对立阴阳双方在一定条件下可以各自向其相反的方面转化,即阴可以转化为阳,阳可以转化为阴。在疾病的发展过程中,阴证和阳证之间的相互转化也是常常可以见到的。如某些温热病人出现高热、面红、口渴、脉数等症状,由于热邪极盛,严重耗伤正气,以致正不敌邪,可突然出现体温下降、面色苍白、四肢厥冷、脉微欲绝等虚寒危候,疾病由阳证迅速转化为阴证。又如一些哮喘病人,本来不发热,咳喘而痰液稀白,表现为寒证,但由于某些原因使寒邪郁久而化热,就出现了发热、痰黄黏稠等热证,疾病便由阴证转化为阳证。由于阴中有阳,阳中有阴,所以阴证和阳证虽然是对立的,有显著差别的,但这种对立又互相渗透,阳证之中还存在着阴证的因素,阴证之中也存在着阳证的因素,所以阳证和阴证之间可以互相转化。

（四）用于指导疾病的诊断

阴阳学说用于疾病的诊断,是以阴阳说明疾病的病变部位、病变性质以及邪正之间的关系,从而作为辨证的纲领。中医学对疾病提出治疗方法的依据,在于辨证。疾病的证候是复杂的,但总不离阴阳两大纲领。所以《素问·阴阳应象大论》说:"察色按脉,先别阴阳。"

1. 阴阳是辨别证候的总纲

在八纲辨证中,表、热、实属阳,里、寒、虚属阴。既是病位辨证的内容,又属病性辨证的内容。在临床辨证中只有辨明阴阳,才能抓住疾病的本质,所以辨别阴证、阳证是辨证的纲领,在临床上具有很重要的意义。如在虚证中,有气虚、阳虚、血虚、阴虚之分,前两者属阳虚范畴,后两者则属阴虚范畴。

2. 阴阳是分析四诊资料的纲领

在望诊中色泽鲜明者属阳,晦暗者属阴;如黄疸病,色泽鲜明者为阳黄,色泽晦暗者为阴黄;闻诊中声音洪亮者属阳,低微断续者属阴;在问诊中口渴喜冷饮者属阳,口渴喜热饮者属阴;在切脉中浮、大、滑、数、实属阳,沉、小、涩、迟、虚属阴。故《素问·阴阳应象大论》说:"善诊者,察色按脉,先别阴阳。"说明辨别阴阳在疾病诊断上居于首要地位。

(五)用于指导疾病的防治

调理阴阳,使之保持或恢复相对平衡,达到阴平阳秘,是防治疾病的基本原则,也是阴阳学说用于疾病防治的主要内容。

1. 指导养生防病

中医学十分重视对疾病的预防,不仅用阴阳学说来阐发摄生学说的理论,而且摄生的具体方法也是以阴阳学说为依据的。阴阳学说认为,人体内部的阴阳变化与自然界四时阴阳变化如能保持协调一致,就能够却病延年。所以主张人要顺应自然,做到春夏养阳,秋冬养阴,精神内守,饮食有节,起居有常。就是说,人在春夏季节要善于保护阳气,以为秋冬之用,这是防病摄生的根本。如《素问·上古天真论》所说的"法于阴阳,和于术数"。

2. 指导疾病的防治

由于疾病发生、发展的根本原因是阴阳失调,因此调理阴阳,补偏救弊,补其不足,泻其有余,促使阴阳保持或恢复相对平衡,达到阴平阳秘的正常状态,就是防治疾病的最终目的。阴阳学说用于指导疾病的防治,一是指导养生保健,二是确定治疗原则,三是归纳药物的性能。

(1) 指导养生保健

养生是保持健康的重要手段,而养生的根本就是要善于调理阴阳。人体有阴精、阳气,是生命的根本。自然界气候变化有春、夏、秋、冬,即所谓"四时阴阳"。善于养生者就要使人体中的阴阳与自然界四时变化相适应,以保持人与自然的协调统一。《素问·四气调神大论》说:"夫四时阴阳者,万物之根本也,所以圣人春夏养阳,秋冬养阴,以从其根,故与万物沉浮于生长之门。逆其根,则伐其本,坏其真矣。"指出调养四时阴阳的具体内容和预防疾病的重要性。

养生的方法很多,主要有起居有常,保持乐观,饮食有节和坚持适当运动四个方面。

(2) 确定治疗原则

《素问·至真要大论》说:"谨察阴阳所在而调之,以平为期。"一切疾病的发生是阴阳失调,故审察阴阳变化是确定治疗原则的前提。调理阴阳,是治疗疾病的根本法则。

阴阳偏盛的治疗原则:损其有余,实者泻之。阴阳偏盛,即阴或阳的过盛有余,为实证。若因阳热过盛伤及阴液,即"阳盛则阴病","阳盛则热"者,当损其有余之阳,用"热者寒之"的治法;若因阴寒过盛,伤及阳气,即"阴盛则阳病","阴盛则寒"者,应损其有余之阴,用"寒者热之"的方法治疗;若在阳盛或阴盛的同时,其相对的一方出现偏衰而构成虚证时,又当兼顾其不足,配合益阴或扶阳的治法。如相对的一方并没有构成虚损时,即可采用"损其有余"的原则治疗。若其相对的一方有偏衰时,则当兼顾其不足,配合以扶阳或益阴之法。阳盛则热,属实热证,宜用寒凉性质的药物以制其阳,即"热者寒之"。阴盛则寒,属寒实证,宜用温热性质的药物以制其阴,即"寒者热之"。因二者均为实证,所以称这种治疗原则为"损其有余"，即"实者泻之"。

阴阳偏衰的治疗原则：阴阳偏衰的病证有阴虚、阳虚、阴阳俱虚三种类型。因阴虚不能制阳所出现的虚热证，当滋阴以抑阳，即所谓"阳病治阴""壮水之主，以制阳光"的治则，即用滋阴降火之法，以抑制阳亢火盛；因阳虚不能制阴所表现的虚寒证，应扶阳以制阴，即所谓"阴病治阳""益火之源，以消阴翳"，即用扶阳益火之法，以消退阴盛。若属阴阳两虚，则应阴阳双补。

补阳配阴，补阴配阳：至于阳损及阴、阴损及阳、阴阳俱损的治疗原则，根据阴阳互根的原理，阳损及阴，则应治阳要顾阴，即在充分补阳的基础上，兼顾补阴（配阳补阴）；阴损及阳，则应治阴要顾阳，即在充分补阴的基础上，兼顾补阳（补阴配阳）；阴阳俱损者，则应阴阳双补，以纠正这种低水平的阴阳失调。

（3）归纳药物的性能

阴阳用于疾病的治疗，不仅用以确立治疗原则，而且也用来概括药物的性味与功能，作为指导临床用药的依据。治疗疾病不但要有正确的辨证和准确的治疗原则，同时还必须熟练地掌握药物的性味和功能。根据治疗原则选用适当药物，才能收到良好的疗效。

中药有四气五味，升降浮沉的特性。四气又称四性，即寒、热、温、凉。五味有酸、苦、甘、辛、咸。四气属阳，五味属阴。四气之中，温热属阳，如附子、肉桂；寒凉属阴，如黄芩、黄连。五味之中，辛味能散、能行，甘味能补，故辛甘属阳，如桂枝、党参；酸味能收敛，苦味能泻下，故酸苦属阴，如芍药、大黄；淡味能渗泄利尿，属阳，如茯苓、通草；咸味能润下，故属阴，如芒硝。按药物的升降浮沉特性分，药物质轻，具有升浮作用的属阳，如桑叶、菊花；药物质重，具有沉降作用的属阴，如石决明、代赭石。治疗疾病，就是根据疾病的阴阳偏盛偏衰，确定治疗原则，结合药物的阴阳属性和功能，组方用药，以达到"谨察阴阳所在而调之，以平为期"的目的。

第二节　五 行 学 说

五行学说是中国古代的哲学思想,运用于中医学领域,主要是运用五行属性进行归类,并以五行生克、乘侮等运动规律来阐释人体的生理、病理变化及其与外在环境的相互关系,从而指导临床诊断和治疗疾病。

一、五行学说的基本内容

(一) 五行学说的概念

五行由木、火、土、金、水五种基本物质所构成,每一行不仅代表一种物质,而且代表一种功能属性。如《尚书·洪范》说:"水曰润下,火曰炎上,木曰曲直,金曰从革,土爰稼穑。"归纳起来,五行的特性和作用如下。

1. 木的特性和作用

"木曰曲直","曲直"是指树木的生长形态具有枝干曲直、向上、向外周伸展的特性。从而引申为凡具有生长、升发、条达、舒展、能屈能伸等性质和作用的事物和现象,均归属于木。

2. 火的特性和作用

"火曰炎上","炎上"是指火性具有燃烧发热、升腾向上升的特性。从而引申为凡具有温热、升腾、明亮等性质和作用的事物和现象,均归属于火。

3. 土的特性和作用

"土爰稼穑",是指土能生长万物,具有播种和收获农作物的作用。从而引申为凡具有生化、承载、受纳等性质和作用的事物和现象,均归属于土。故有"土载四行"和"土为万物之母"之说。

4. 金的特性和作用

"金曰从革","从革"是指变革的意思。是指金有刚柔相济之性,从而引申为凡具有沉降、肃杀、收敛等性质和作用的事物和现象,均归属于金。

5. 水的特性和作用

"水曰润下",是指水具有滋润万物、向下流行的特性。从而引申为凡具有滋润、下行、寒凉、闭藏等性质和作用的事物和现象,均归属于水。

(二) 五行属性及归类

《黄帝内经》用取象比类的方法和推演络绎法,将自然界的五方、五季、五气、五味、五色与人体的五脏、五腑、五官、五体、五志等结合起来,分别归属于五行之中,借以说明人体各个脏腑组织器官之间及人体与自然界之间的相互联系。

1. 自然界五行属性及归类

（1）五方的五行归类

日出东方,与木相似,故东方属木;南方炎热,与火相似,故南方属火;中原肥沃,与土相似,故中央属土;日落于西,与金相似,故西方属金;北方寒冷,与水相似,故北方属水。

（2）五季的五行归类

五行学说将一年四季也分为五个变化阶段,即在夏秋之间(通常指农历六月)设立出一个"长夏",即为春、夏、长夏、秋、冬五个不同时令。《素问·阴阳应象大论》说:"东方生风,风生木;南方生热,热生火;中央生湿,湿生土;西方生燥,燥生金;北方生寒,寒生水。"说明:东方主春令,春季多风,风者天地之阳气,一切植物在春季温和气候中,才能蓬勃生长,故春季属木;南方主夏令,夏季在四季中最热,热极便是火,故夏季属火;长夏在农历六月,夏末秋初之际,其时土地湿润,是五谷成熟的时期,故长夏属土;西方主秋令,气候较为干燥,自然界逐渐呈现出一片肃杀之象,故秋季属金;北方主冬令,冬令严寒,寒冷阴凝之气,能化气为水,故冬季属水。

（3）五气的五行归类

一年之中,气候变化特点是春季多风,夏季暑热,长夏湿闷,秋季燥凉,冬季寒冽。故风属木,暑属火,湿属土,燥属金,寒属水。

（4）生化的五行归类

事物的生化过程可分为生、长、化、收、藏（或生、长、壮、老、已）五个阶段。生与春,长与夏,化与长夏,收与秋,藏与冬分别相应。

（5）五色的五行归类

颜色整体结构上可分为青、赤、黄、白、黑五种,在色泽变化上与五时相应,形成周期循环。即春季草木萌生,大地呈现青色;夏季烈日曝晒,现出赤色;长夏逐渐成熟,需要土地的养长,而土呈黄色;秋季天高气爽,万木开始凋落,田野空荡明亮,故显白色;冬季阳光微弱,夜长日短,给人以黑色之感,故呈黑色。

（6）五味的五行归类

《素问·至真要大论》说:"五味入胃,各归所喜攻,故酸先入肝,苦先入心,甘先入脾,辛先入肺,咸先入肾"。其原因正在于酸（木）、苦（火）、甘（土）、辛（金）、咸（水）依次与肝（木）、心（火）、脾（土）、肺（金）、肾（水）属于同一行。

2. 人体五行属性及归类

（1）五脏的五行归类

以五行的属性,通过推演络绎法,得知五脏的属性。例如肝属木,木有生长、升发、条达、舒展的特性,所以肝有条达、主疏泄的功能;心属火,火有温热、升腾的特性,所以心阳有温煦作用;脾属土,土有长养万物的特性,所以脾有生化气血的作用;肺属金,金有清肃、收敛的特性,所以肺有清肃、下降的作用;肾属水,水有寒润、向下的特性,所以肾有寒凉、滋润、向下运行的作用。

（2）五腑的五行归类

肝之经脉,属肝络胆,胆的经脉,又属胆络肝,二者通过经脉的互相络属构成表里关系,相依为用。既然肝属木,所以胆亦属木;心的经脉属心络小肠,小肠的经脉属小肠络心,二者通过经脉的互相络属构成表里关系,既然心属火,所以小肠亦属火;脾与胃亦是通过经脉的络属构成表里关系,胃主收纳腐熟,脾主运化,共同完成饮食物的消化、吸收及其精微物质的输布,所以脾与胃同属土;肺与大肠亦通过经脉的络属构成表里关系,大肠的传导功能依靠肺气的肃降,肺气的宣发和肃降,亦与大肠的传导有关,故肺与大肠皆属于金;肾与膀胱,有经脉互相络属,相为表里,膀胱的贮尿、排尿功能,依赖于肾的气化作用,故肾与膀胱皆属于水。

（3）五官的五行归类

肝开窍于目,故目属木。舌为心之苗,故舌属火。《灵枢·脉度》说:"脾气通于口,脾和则口能知五谷矣。"所以口亦属土。肺开窍于鼻,所以有"鼻为肺之窍"之说,故鼻属金。《素问·阴阳应象大论》中提到肾"在窍为耳",《灵枢·脉度》也说:"肾气通于耳,肾和则耳能闻五音矣",故耳属水。

（4）形体的五行归类

《素问·阴阳应象大论》说:"肝生筋",《灵枢·九针》也说:"肝主筋",说明筋与肝有一定的关系。肝既属木,筋亦属木。《素问·痿论》说:"心主身之血脉",又《脉要精微论》说:"夫脉者,血之府也",说明心脏是全身血脉的总枢纽,血脉是血液运行的通道,心属火,脉亦属火。《素问·痿论》说:"脾主身之肌肉",脾之所以主肌肉,是因脾为后天之本,气血生化之源,脾属土,所以肌肉亦属土。《素问·痿论》说:"肺主身之皮毛",是肺与皮肤、汗孔具有特殊联系,肺属金,故皮毛亦属金。《素问·宣明五气篇》说:"肾主骨",《六节藏象论》也说:"肾者主蛰,封藏之本,精之处也,其华在发,其充在骨",说明肾具有促进骨骼生长、发育的功能。肾既属水,所以骨亦属水。

（5）情志的五行归类

《素问·阴阳应象大论》说:"人有五脏化五气,以生喜怒悲忧恐",说明人的情志变化与五脏均有关联。肝主怒,心主喜,脾主思,肺主悲,肾主恐。所以怒属木,喜属火,思属土,悲属金,恐属水。

表1　自然界与人体的五行归类简表

自然界					五行	人体				
五味	五色	五气	五方	五季		五脏	五腑	五官	形体	情志
酸	青	风	东	春	木	肝	胆	目	筋	怒
苦	赤	暑	南	夏	火	心	小肠	舌	脉	喜
甘	黄	湿	中	长夏	土	脾	胃	口	肉	思
辛	白	燥	西	秋	金	肺	大肠	鼻	皮毛	悲
咸	黑	寒	北	冬	水	肾	膀胱	耳	骨	恐

二、五行学说的基本规律

五行学说并非静止地、孤立地将事物归属于五行，而是以五行间的相生、相克关系来探索和阐述事物间的相互联系和相互协调。同时，还以五行相乘、相侮规律来探索和阐述事物间的协调平衡被破坏后的相互影响，借以说明事物的复杂变化。

（一）五行的相生、相克

在五行之间存在着相生、相克的联系规律。所谓相生，即相互滋生、促进助长之意。所谓相克，即相互制约、抑制之意。生克关系是五行学说用以概括和阐述事物间的相互联系和相互协调的基本观点，是整个五行系统的基础。

1. 五行相生、相克的关系

相生的关系是，木生火、火生土、土生金、金生水、水生木，依次孳生，如环无端，生化不息。相克的关系是，木克土、土克水、水克火、火克金、金克木。这种克制关系，也是往复无穷的。

2. 生我和我生的关系

在相生关系中，任何一"行"都具有"生我""我生"两方面的关系。生我者为母，我生者为子，所以，五行相生的关系又称为"母子关系"。以"水"为例，生我者"金"，则金为水之母；我生者"木"，则木为水之子，其他四行，以此类推。

3. 克我和我克的关系

在相克关系中,任何一"行"都具有"克我""我克"两方面的关系。我克者为"我所胜",克我者为我"所不胜",所以,五行的相克关系又称为"所胜"与"所不胜"的关系。以"木"为例,克我者为"金",我克者为"土",所以土就是木之"所胜",金就是木之"所不胜"。其他四行,以此类推。

4. 制化

制化有相互制约、生化的意思,是把相生、相克联系在一起而言。如果五行只有相生而没有相克,则不能维持正常的平衡;如果仅有相克而没有相生,则万物无从生化,所以生克不能截然分开。以火为例,在正常情况下,火受到水的制约,火虽然没有直接作用于水,但是火能生土,而土有克水的作用。火通过生土间接地对水产生制约性的反作用,以使水对火的克制不致太过,造成火的偏衰。同时,火还受到木的滋助,火虽然没有直接反作用于木,然而火通过生土,加强土对水的克制,从而削弱水对木的滋养,使木对火的促进不致太过,因而火不产生偏亢。其他四行,可依此类推。由此可见,五行所达到的平衡,不是绝对的、静止的平衡,而是建立在运动基础上的动态平衡。所以,五行的关系实际上就是相互生化,相互制约,制中有化,化中有制,亦化亦制的关系。正如《素问·六微旨大论》中说:"亢则害,承乃制,制则生化。"

(二)五行的相乘、相侮

相乘与相侮,是五行关系在某种因素作用的影响下所产生的反常现象。乘有欺凌之意,亦即乘虚侵袭的意思。侮即恃强凌弱之意。相乘,即相克太过,超过了正常制约的限度,从而使五行之间的生克制化关系遭到破坏,便出现不正常的相克现象。此种反常现象的产生,一般有两种情况:一是被乘者本身虚衰,乘袭者乘其虚而凌其弱。二是乘袭者过于亢盛,不受他行的制约,恃其强而袭其应克之行。如金本克木,木本克土,但当木气亢盛,土气虚衰,金不能对木加以正常克制的时候,亢盛的木不仅要乘土之虚而制之,同时还会反过来"侮金"。相反,如木气虚弱,金气亢盛,势必导致金将"乘"木,土反"侮"木的结局。这种五行的乘侮关系,是事物内部相互间的关系失去正常协调的表现。因此《素问·五运行大论》说:"气有余,则制己所胜而侮所不胜;其不及,则己所不胜侮而乘之,己所胜轻而侮之。"

三、五行学说在中医学中的应用

五行学说应用于中医学,就是以事物属性的五行分类方法和生克乘侮关系的变化规律,来解释人体生理功能、病理变化,以及生理功能与病理变化在整体方面的各种联系,并指导临床诊断和治疗。

(一)说明脏腑间的生理功能

五行学说用于说明人体的生理功能,主要是把五脏以其功能不同,分别归属于五行,以五行的生克制化规律,来说明五脏各自的功能特点,以及五脏之间在生理上的相互联系。

1. 以五行的属性说明五脏的功能

以五行取象比类的方法,说明五行与五脏功能的关系,前已述及。即肝属木,喜条达、主疏泄的功能;心属火,心阳有温煦作用;脾属土,能生化气血;肺属金,有清肃下降的特性;肾属水而藏精,具有滋生的特性。

2. 以五行相生、相克规律说明五脏相互滋生,相互制约的作用

肾精以养肝,为水生木;肝藏血以济心,为木生火;心之阳热以温脾,为火生土;脾化生水谷精微以充肺,为土生金;肺的精气下行以滋肾,为金生水,以上是五脏在生理上相互滋生的关系。肺气清肃下降,可以抑制肝气的冲逆,为金克木;肝的疏泄,可以克制脾土的壅滞,为木克土;脾的运化,可以防止肾水的泛滥,为土克水;肾水的上济,可以防止心火的亢烈,为水克火;心的阳热,可以制约肺金的清肃太过,为火克金,是五脏在生理上相互制约的关系。正因为五脏之间存在着这种相生相克的关系,所以才使五脏在功能上保持着协调统一和动态平衡,成为一个有机的整体。

(二)说明脏腑间病理变化的相互影响

脏腑病变相互影响和传递,谓之传变,即本脏之病可以传至他脏,他脏

之病亦可以传于本脏。从五行规律来说,病理上的传变主要体现于五行相生的母子关系及五行相克的乘侮关系。

1. 相生关系传变

相生关系传变包括"母病传子"和"子病及母"两种情况。

（1）母病传子

母病传子,又称"母虚累子",系病变从母脏传来,并依据相生关系传于子脏。临床多先见母脏症候,继则又见子脏症候。如水不涵木,即肾阴亏虚,不能滋养肝阴,以致肝阳上亢,临床可见:腰膝酸软,眩晕,健忘,失眠,急躁易怒,咽干口燥,五心烦热,颧红盗汗等症。

（2）子病犯母

子病犯母,又称"子盗母气",系病变从子脏传来,侵及母脏,临床多见先有子脏症候,继则又见母脏症候。如心肝火旺证,即心火亢盛而致肝火上炎,可见心烦失眠,或狂躁谵语,口舌生疮,舌尖红赤疼痛,又兼见烦躁易怒,头痛眩晕,面红面赤等症。

2. 相克关系传变

相克关系传变包括"相乘传变"和"相侮传变"两种情况。

（1）相乘传变

相乘传变即相克太过而致疾病传变。如木本克土,但当木气亢盛,土气虚衰,木亢乘土,可见"肝脾不和证"或"肝胃不和证"。此证多由肝气横逆,侵犯脾胃所致。一般多先见肝气横逆证,继则出现脾气虚弱或胃失和降证。肝气横逆表现为烦躁易怒,胸闷胁痛,眩晕头痛等症。胃失和降则见恶心,嗳气,吞酸,呕吐等胃气上逆之证。脾气虚弱则见纳呆,厌食,脘腹胀满,大便溏泄等脾虚失运之证。

（2）相侮传变

相侮传变即反克为病。如木火刑金,即肝火犯肺之证,临床多见肝郁气滞,肝火亢逆,上犯肺金,灼伤肺络或肺津,一般先见胸胁疼痛,口苦,烦躁易怒,脉弦数等肝火亢盛之证,继则又见咳嗽,甚至咯血,或痰中带血等肺失清肃之症候。由于肝病在前,肺病在后,病变由被克脏传来,故属相侮规律传变。

(三) 用于疾病的诊断

1. 五行学说四诊中的应用

将望、闻、问、切四诊的表现如面色、声音、气味、神态、舌象、脉象等,按五行所属及其生克乘侮的变化规律来判断病变部位、病变性质以及预后与转归。人体本身是一个有机的整体,内脏有病必然会反映到机体的体表,通过四诊,便可推断病变之所在。正如《难经·六十一难》所说:"望而知之者,望见其五色,以知其病。闻而知之者,闻其五音,以别其病。问而知之者,问其所欲五味,以知其病所起所在也。切脉而知之者,诊其寸口,视其虚实,以知其病,病在何脏腑也"。由于对五脏与五色、五音、五味等都以五行进行分类归属,作了一定的联系,形成五脏系统的层次结构,所以,为疾病的诊断奠定了理论基础。因此,在临床诊断上,我们就可以综合四诊资料,根据五行所属及其生克乘侮规律来推断疾病的病变部位、病变性质以及预后与转归。如患者面色发青,喜食酸味,两胁胀满,脉弦,即可作出病位在肝的诊断;若面见赤色、口苦、舌尖红或糜烂,脉洪或数,便可作出病位在心,病性为火盛的诊断。

2. 五行学说在疾病预后中的应用

以五行生克乘侮的变化规律,推断内脏之间病变的相互影响,以及病情的预后和转归。如脾虚患者,见面色青、脉弦,为木来乘土;心脏病患者,见面色黧黑、脉沉,为水来克火;肝病患者,见面黑、水肿、脉沉,为子病及母;肾阴虚患者,见眩晕、烦躁易怒、面红面赤、脉象弦,是水不涵木,肝阳上亢,为母病及子等等。内脏病证常相互传变,从五行生克关系来看,其病情的预后是按相生顺序传变者为顺,病势较轻;按相克顺序传变者为逆,病势较重。

(四) 用于疾病的治疗

1. 控制疾病的传变

疾病的发生,主要在于机体脏腑阴阳气血功能的失调,而脏腑组织功能的失调也必然反映于脏腑生克制化关系的失常。因此,疾病的传变则常是一脏受病而波及他脏,或他脏受病传及本脏。因此,临床上除对所病之脏进行治疗外,特别应考虑到与其有关脏腑之间的传变关系,并应根据五行的生克乘侮规律来调整其太过或不及,以控制或防止其疾病的传变,使之恢复其正常的功能。如肝脏有病,则应首先健脾胃,以防其传变。脾胃不虚,则疾病不易传变,且易痊愈。故《难经》说:"见肝之病,则知肝当传之于脾,故实脾气。"

2. 确定治则与治法

确定治则与治法主要是根据相生、相克规律来确定治疗原则和治疗方法,具体有以下几种。

(1) 根据相生规律来确定治则与治法

根据相生规律来确定治则与治法多用于母病及子或子病犯母(即子盗母气)等病证。治疗原则是补母或泻子,即"虚则补其母,实则泻其子"。

补母:主要适用于母子关系失调的虚证。如肺气虚弱发展到一定程度,可影响脾的运化功能,导致脾虚。脾土为母,肺金为子,土能生金,故可用补脾土益肺金方法进行治疗,此即虚则补其母之法。

泻子:主要适用于母子关系失调的实证。如肝火上炎的实热证,临床可见头痛,眩晕,面红目赤,急躁易怒,胁肋灼痛,舌红苔黄,脉弦数者,宜采用清心泻火法治疗,此即实则泻其子之法。

补母泻子法,在临床上常用的方法有以下三种:

● 滋水涵木法,又称滋肝养肾法、滋补肝肾法、乙癸同源法,主要适用于肝肾阴虚而致的肝阳上亢的病证。

● 金水相生法,是滋补肺肾阴虚的一种治疗方法,又称补肺滋肾法、滋养肺肾法,主要适用于肺虚不能输布津液以滋肾,或肾阴不足,精气不能上荣于肺,导致的肺肾阴虚证。

● 培土生金法,主要适用于脾虚胃弱不能滋养肺脏而致的肺脾两虚证。

（2）根据相克规律来确定治则与治法

临床上多用于相克关系紊乱而出现的乘侮病证,主要有相克太过、相克不及和相侮（反克）之不同。其治疗原则主要是抑强或扶弱,并侧重于制其强盛,以使虚弱者恢复元气。此外,在必要时,亦可在强盛之一方尚未发生相乘病变时,利用相克规律,预先加强被克者的力量,从而防止病情之发展。

抑强:主要适用于相乘或相侮病证。如肝气横逆犯胃或乘脾,出现肝胃不和或肝脾不调证,称之为木亢乘土。治则应以疏肝、平肝之法为主。若由脾胃壅滞,影响及肝,而致肝气失于调达疏泄,形成土郁证,其治疗原则应以运脾和胃为主。总之,抑制其强,则被克者之机能自然易于恢复协调。

扶弱:主要适用于相克作用不及,或因虚而被相乘所产生的病证。如肝虚气郁,影响脾胃之健运,则称木不疏土,治宜补肝和肝为主,兼顾健脾之法。若木来乘土所致的肝脾不调或肝胃失和证,则应以扶土抑木或疏肝健脾法治疗。总之,扶其弱则有助于相互制约协调关系的恢复。

（3）抑强扶弱在临床上常用的治疗方法

● 扶土抑木法,是采用健脾疏肝药物治疗脾虚肝气亢逆证的一种方法,又称疏肝健脾法。主要适用于脾虚肝郁证。

● 培土制水法,是采用健温运脾阳或健脾益气药物,治疗水湿停聚病证的一种方法,又称健脾利水法。主要适用于脾虚不运,或脾阳虚损,水湿泛滥证。

● 佐金平木法,通过清肃肺气以抑制肝火亢盛证的一种治疗方法,又称清肺泻肝法。主要适用于肝火亢逆,灼伤肺金,影响肺气清肃而致的“木火刑金”证。

● 泻南补北法,指通过泻心火,补肾水以交通心肾的一种治疗方法。又称泻火补肾法、滋阴降火法。主要适用于肾阴不足,心阳偏亢,水火失济,心肾不交之证。

3. 指导药物的选用

中药有不同的气味和颜色,以气味辨,有酸、苦、甘、辛、咸五味;以颜色分,有青、赤、黄、白、黑五色。药物的五色和五味,都是以其天然色味为基础,以它们的不同性能与归经为依据,按照五行归属来确定的。反过来又可根据药物的色味来选择药物。如青色入肝,赤色入心,黄色入脾,白色入肺,黑色入肾;酸味养肝,苦味泻心,甘味补脾,辛味宣肺,咸味益肾。

第三节　藏 象 学 说

藏象学说,是研究人体各脏腑的形态结构、生理功能、病理变化及脏腑之间、脏腑与精气血津液、脏腑与形体、官窍、脏腑与自然环境之间关系的学说。它是中医学特有的人体生理病理的理论,也是中医学理论体系的重要组成部分,对疾病的诊断和防治具有重要的指导意义。

早在春秋战国时期,古人对人体脏腑的形态已有了初步的认识,并应用于医疗实践,到了《黄帝内经》时期,对人体解剖结构已有了进一步认识。如《灵枢·经水》说:"若夫八尺之士,皮肉在此,外可度量切循而得之,其死可解剖而视之。"足见,藏象学说中所指的五脏五腑(除脾),就是人体内的脏器。与现代医学不同之处,主要在于对脏腑生理功能和病理变化的认识上明显不同。

藏象学说是透过人体外部神、色、形、态的变化,来认识、研究人体内在脏腑的生理功能、病理变化及其相互之间的关系。它是我国历代医学家在对人体解剖初步认识的基础上,在阴阳五行学说的指导下形成的理论,是中医学理论体系中极其重要的组成部分。

近代有不少学者,将"藏象学说"称之为"脏腑学说",这与藏象的内涵完全不同,是带有西医观点的诠释。藏象学说以"有诸内,必形诸外"的观点来辨认疾病在脏腑或经络的部位、性质以及机体对疾病的反应性。如肝开窍于目,主筋,其华在爪,在液为泪,在情志变化上为怒。这就是藏象学说的内涵,而用脏腑学说就无法解释五脏与体表、形体以及情志方面的内在联系。因此,我认为还是以"藏象学说"的命名为宜。

一、藏象学说的主要内容和特点

(一)藏象学说的主要内容

藏象学说研究的对象,包括脏腑、经络等组织器官和人体精、气、血、津液、神。脏腑,是内脏的总称。按其生理功能特点,可分为三类:五脏,即肝、心、脾、肺、肾;五腑(传统称为六腑,笔者认为三焦是无形的,它并非是腑,而是阐述人体气化功能的学说。)即胆、小肠、胃、大肠、膀胱;奇恒之腑,包括脑、髓、骨、脉、女子胞。五脏的生理功能主要是化生和贮藏精气;五腑的生理功能主要是收纳和腐熟、传化水谷。正如《灵枢·本藏篇》所说:"五脏者,所以藏精神血气魂魄者也;六腑者,所以化水谷而行津液者也"。《素问·五藏别论》说:"所谓五脏者,藏精气而不泻也,故满而不能实;六腑者,传化物而不藏,故实而不能满也。"这是脏腑功能的区别。脑、髓、骨、脉、女子胞,在形态上类似传化物的腑,但生理功能上却具有脏的贮藏精气的功能。所以古人将其称之为"奇恒之府"。

精、气、血、津液,是构成人体的最基本物质,是脏腑功能活动的物质基础。神,是生命活动的外在表现。它们都是脏腑生理功能的产物,是人体生命活动的物质基础。因此,藏象学说的主要内容包括两大部分:一是阐述各脏腑组织器官的生理功能、病理变化及其相互之间的关系;二是阐述精、气、血、津液、神的生理功能、病理变化及其相互关系。

(二)藏象学说的特点

藏象学说认为,人体各组织器官之间在形态结构上不可分割,在生理功能上相互协调,在气血灌注上相互补充,在病理变化上相互影响,构成为一个高级、复杂的有机生命整体。

1. 形成以五脏为核心的整体观

藏象学说以五脏为核心,通过经脉的联络和气血的灌注,内联五腑,外联五官、形体、官窍、四肢百骸等全身组织器官,将人体构成为一个完整的有机体。五脏与五腑,一阴一阳,相为表里,各有外候,与形体五官各有特定的联系。如肝与胆相表里,是由于足厥阴肝经与足少阳胆经相互络属于肝、胆之间。故肝胆之病,其临床表现亦多相似。肝开窍于目,主筋,其华在爪,在液为泪,在情志变化上表现为怒。肝与其他四脏之间,亦是相互滋生,相互制约,形成一个有机的整体。

2. 构成人体解剖、生理、病理学的紧密结合

藏象学说中的脏腑不单纯是一个解剖学的概念,更重要的是概括了人体某一系统的生理和病理学概念。如肾藏精,主生长、发育与生殖,主水,主纳气,主骨、生髓,通于脑,其华在发,开窍于耳及二阴,在志为恐,在液为唾,与膀胱相为表里等等,构成一个肾系统。肾一旦患病,便会出现生长、发育迟缓,阳痿或不育,水肿,气喘,骨软无力,头晕健忘,发白早脱,耳鸣耳聋,二便失常等症候。临床上出现的这些证候,从肾论治常会收到好的疗效,印证了肾的上述生理功能。

藏象学说中的肝、心、脾、肺、肾,虽与现代医学脏器名称相同,但在生理、病理的内涵上却不完全相同,这是由于五脏在中医学里不单纯是一个解剖学概念,更重要的是一个生理或病理学概念,也是一个多功能的单位。中医学中的一个脏的功能,往往涉及好几个现代医学脏器的功能;一个现代医学脏器的功能,往往分散在好几个中医脏腑的功能之中。例如心,除了代表解剖学上的实体心脏主血脉外,还包括一部分神经系统,尤其是大脑方面的某些功能,所以藏象学说中的"心",不能完全和现代医学解剖学的心等同起来。

3. 指导辨证论治的理论基础

由于脏腑本身是一个解剖、生理、病理学相结合的体系,所以,藏象学说就成为临床辨证论治的理论基础。中医学的各种辨证方法,最终定位都要落实到脏腑的病理变化上,论治也就在于改善脏腑的病理改变。譬如患者表现腰酸冷痛,畏寒肢冷,神疲乏力,性欲减退,夜尿清长,舌淡苔白,脉沉细无力。这是因为腰为肾之府,肾阳虚衰,不能温养筋骨,故腰酸冷痛;元阳不足,失于温煦,则畏寒肢冷;阳虚机体功能低下,故神疲乏力,性欲减退;阳虚无力运行气血,血脉不充,故舌淡苔白,脉沉细无力。综合分析,其病位在肾阳,病性属虚、属寒,辨证为肾阳虚寒证,治以温补肾阳,药用桂附地黄丸加减。

二、脏腑的生理功能

(一)五脏

1. 肝

肝位于腹腔,横膈之下,右胁之内,有分叶。肝的生理特性是主疏泄,恶抑郁而喜条达,故有"刚脏"之称。胆附于肝,足厥阴肝经与足少阳胆经相互络属于肝与胆,互为表里。肝在五行中属木,为阴中之阳,与自然界春气相通应。可见中医学的肝是一个多功能的脏器,涉及现代医学的肝脏以及神经、血液循环、内分泌等系统的部分功能。

(1)肝的生理特性

肝主升发,主要指肝气以"升散"、"宣发"为主的气机运行特点。肝在五行中属木,在季节为春,肝就像春天的树木一样,具有充满生机、升发生长的特性。人体气机的升降出入运动具体体现在脏腑经络的各种功能活动中,其中肝对气机的影响最大,主要表现为升发、疏通的作用。肝的升发功能正常,则疏泄、调畅气机、促进消化、调畅情志、调节血量等功能正常。若肝的升发作用太过,则易化火、上逆、亢动、生风而导致肝火上炎、肝阳上亢、肝风内动等病理变化,临床上常常看见急躁易怒、头疼目赤、眩晕震颤等表现。这些都说明肝具有刚强躁急的特性,故古人有"肝主升、主动、为刚脏"之说,临床诊疗常从柔肝、滋肝或清降潜镇立法,遣方用药,以遂其升发之性。

(2)肝的生理功能

肝主疏泄:疏泄就是疏通、发泄、升发的意思。肝主疏泄,是指肝具有疏通、畅达和升发的生理功能。肝的疏泄功能,对于人体气机的通畅起着重要的调节作用。古人比喻为春天的树木调达舒畅,充满生机,有一种向上生发,不可压抑的特性。所以肝能疏通人体全身的气机,使气的升降出入运动协调平衡,人体才能保持健康。所以,肝的生理活动既不可亢奋太过,又不能阻遏抑郁,必须保持一种舒展、调达的状态,人才能心情愉快,气血调畅。

肝疏泄功能的具体表现,主要有以下几个方面:

第一,调畅气机。肝的生理特性是升发、条达,对气机的疏通、畅达、升发是一个重要的因素。所以,肝气的疏泄作用能使人体脏腑、经络之气运行通畅。肝的疏泄功能正常,则气机调畅,气血和调,经络通利,脏腑、器官等的活动也相应正常和调。若肝的疏泄功能失常,则可表现为"肝气郁结"和"肝气上逆"两种病理变化。

第二,促进血液与津液的运行和输布。人体血液的运行和津液的输布,均有赖于气机的调畅,气机的调畅又有赖于肝的疏泄功能。所以说,肝的疏泄功能,能调畅气机,使全身脏腑经络之气运行畅达而有序,血液的循环畅达而无瘀。"气为血之帅",气能运血,能推动血液在血脉中正常运行,畅达而无瘀滞。若肝的疏泄功能减退,就会导致血运不畅,血液瘀滞停积而为瘀血、癥积、或肿块,在妇女可出现经行不畅、月经后期、痛经、经闭等。若肝气上逆,迫血上涌,又可使血不循经,出现呕血、咯血、晕厥,或女子月经过多、崩漏不止等症。气能行津,气行则津布,因此肝的疏泄作用能促进津液的输布与代谢,使之无聚湿成水,生痰化饮之患。

第三,促进脾胃的运化功能和胆汁的分泌排泄。脾主运化,胃主收纳,脾以升为健,胃以降为和。脾胃的消化吸收功能,与肝的疏泄功能有密切的关系。因为肝的疏泄功能,影响着脾胃的升降功能。肝的疏泄功能正常,脾胃的运化功能也就旺盛,消化能力增强。另一方面肝的疏泄功能还能调节胆汁的分泌与排泄,胆汁又可帮助脾胃对饮食物的消化吸收。可见,肝的疏泄功能是人体消化吸收功能的重要组成部分。临床上常见到由于肝的疏泄功能失常,导致脾胃升降失常。除见肝郁气结的症候外,还可出现脾气不升的眩晕、纳呆、腹胀、泄泻等肝脾不调的症候,又可出现胃气不降的呕逆、嗳气、胃脘胀痛等肝胃不和的症候。同时,由于肝的疏泄功能影响胆汁的排泄,所以肝气郁结即可导致胆汁排泄不畅或郁滞,可见目黄、口苦纳呆、胁肋疼痛,甚至出现黄疸。

第四,调节人的精神情志。情志活动,指人的情感和情绪的变化,是精神活动的一部分。人的精神情志活动除心所主外,与肝的疏泄功能亦密切相关,特别是人的情感变化与肝尤为密切。肝的疏泄功能正常,气机调畅,气血和调,则精神愉快,心情舒畅;肝的疏泄不及,肝气郁结,则精神抑郁,沉闷不乐,多愁善虑;肝的疏泄太过,肝阳上亢,则精神亢奋,烦躁易怒,失眠多梦。反之,人的情志变化也能影响肝的疏泄功能,如暴怒之后,胸胁胀满,不思饮食等。故《素问·阴阳应象大论》有"怒伤肝"的说法。

第五,疏泄男子精液与女子月经。男子排精、女子排卵是肾的封藏功能和肝的疏泄功能协同作用的结果。肝疏泄功能正常,则精液、卵子排泄通畅有度;肝失疏泄,则排精与排卵不畅或紊乱。肝的气机调畅,又是女子月经能否正常的重要条件之一。肝疏泄功能正常,则月经周期正常,经行通畅;如肝疏泄功能不及,则月经周期紊乱,经行不畅、痛经。

肝主藏血:肝藏血,是指肝脏具有贮藏血液、调节血量和防止出血的功能。人体各部位的血液流量,常随着人体的活动、情绪的变化以及外界因素的影响有所改变。当剧烈活动时,或情绪激动时,肝脏把所贮存的血液输出,以供全身的需要,这时血液的流量就会增加。而当休息、安静和情绪稳定时,部分血液便归藏于肝脏。所以《素问·五脏生成论》王冰注释说:"肝藏血,心行之,人动则血运于诸经,人静则血归于肝脏。"正是说明了肝脏具有贮藏血液,调节血量的功能。如果肝脏有病,藏血功能失常,可致血液亏虚或血液妄行。如肝血不足,上不能滋养于目,外不能濡养于筋,就会出现双目干涩昏花,视物不清,或为夜盲;血不养筋,则筋脉拘挛,肢体麻木,屈伸不利;冲任脉虚衰,则妇女月经量少,甚至闭经。所以《素问·五脏生成篇》说:"肝受血而能视,足受血而能步,掌受血而能握,指受血而能摄。"

人体血液的运行,不仅需要心、肺之气的推动和脾气的统摄,而且还需要肝疏泄功能的协助,才能保持气机的调畅使血行不致瘀阻。肝疏泄功能正常,气机才能调达,气行则血行,说明肝的疏泄与藏血功能之间有着密切的联系。唐容川在《血证论·脏腑病机论》中说:"肝属木,木气冲和调达,不致过郁,则血脉得畅"。若疏泄不及,肝郁气滞,则血也可随之而瘀,瘀血阻滞经脉,即可出现胸胁刺痛,经行不畅,甚或经闭,癥瘕,以及《血证论·血臌》所说的"蟹爪纹路"或"血丝缕"等症;若疏泄太过,气机紊乱,血不循经,就可出现衄血、呕血、吐血及妇女血崩等病症。

(3)肝在体合筋,其华在爪,在窍为目,在液为泪

筋是一种连接关节和肌肉,专司肢体运动的组织,《素问·五脏生成篇》说:"诸筋者皆属于节"。筋的收缩、弛张,可使关节运动自如。筋司运动的功能,有赖于血的滋养。肝血充盈,筋得所养,关节运动灵活自如。如果肝的精血衰少,不能供给筋以充分的营养,则筋的活动力就会减退,出现手足震颤,肢体麻木,屈伸不利等表现。诚如《脉要精微论》所说的:"膝者筋之府,屈伸不能,行则偻附,筋将惫矣",若热邪劫伤精血,血不营筋而见四肢抽搐,甚则牙关紧闭,角弓反张,称为"肝风内动"。《素问·至真要大论》所说的:"诸风掉眩,皆属于肝",就是对肝筋病变的高度概括。

爪,即爪甲,为筋之延续,故称"爪为筋之余"。肝血的盛衰可影响爪甲的荣枯。肝血充足,则筋力健壮,爪甲坚韧,红润光泽;肝血不足,爪甲薄软,变形脆裂。所以《素问·五脏生成篇》说:"肝之合筋也,其荣爪也。"

肝"开窍于目",其经脉又上连于目系。眼睛的视力有赖于肝气的疏泄和肝血的濡养。所以,人的视觉正常,目光炯炯,能视万物,能辨五色,全赖肝血濡养。《五脏生成篇》说:"肝受血而能视。"《灵枢·脉度》说:"肝气通于目,肝和则目能辨五色矣。"由此可见,肝的生理功能正常与否,往往可从眼睛反映出来,如肝血不足,则视物不清,或为夜盲;肝阴不足,则双目干

涩;肝经风热,可见目赤痒痛;肝火上炎,可见目赤多眵;肝阳上亢,可见头目眩晕;肝风内动,可见目斜上吊等。故临床所见之眼病,从治肝入手,常可收到显著效果。泪从目出,有濡润、保护眼睛的作用。若肝阴不足,泪液分泌减少,则双目干涩;若风火赤眼,肝经湿热,则迎风流泪,目眵增多。

（4）肝与情志的关系

人的情感、情绪的变化,是精神活动的一部分,也是人的大脑对客观事物的反映。人的一切思维活动是在"心"的支配下进行的,但精神活动中的某些情志变化,如情绪的好坏(兴奋或抑郁),忿怒等,又与肝的疏泄功能有关。因此,人的情志活动除了由"心"所主之外,与肝也有密切的关系。肝的疏泄功能正常,气机调顺舒畅,血液藏泄适度,脏腑功能协调,五志才能安和,心情方可舒畅,人的情绪就能轻松愉快。所以《素问·至真要大论》说:"疏其气血,令其条达,而致和平。"由此可见,肝的疏泄功能正常,情志才能舒畅。肝的疏泄功能失常,就能引起情志的异常变化,甚至发生疾病。情志变化一般表现为太过和不及两方面,如果肝气疏泄不及,常呈抑郁状态,可见胸胁胀满,嗳气叹息,抑郁不乐,多疑善虑,甚至闷闷欲哭,或胸闷胁痛,咽中如有异物,不思饮食,月经不调等气机不畅的证候。如果肝气疏泄太过,常呈兴奋状态,可见急躁易怒,心烦失眠。头痛头晕,目赤胁痛以及吐血、衄血。反之,情志变化也能影响肝的疏泄功能。故《素问·阴阳应象大论》有"怒伤肝"的说法。

2. 心

心位于胸腔之中,两肺之间,隔膜之上,外有心包卫护,其形态圆而下尖,形似倒垂的未开莲花。其主要生理功能是主血脉,司血液循环;主神志,司人的精神、意识、思维活动。

手少阴心经与手太阳小肠经相互络属于心与小肠,互为表里。心在五行中属火,为阳中之阳,与自然界夏气相通应。

（1）心的生理特性

心为阳脏,在五行中属火,故又称"火脏"。说明心有主持阳气而恶热的生理特性。心之阳气能兴奋精神,推动和鼓舞人的精神活动,而且还有温养全身的作用,能推动全身的血液循环,以维持人的生命活动,使其生机不息。如心阳不足,温煦鼓动无力,既可导致精神委顿,神志恍惚,又可因血脉瘀阻而影响全身其他脏腑气血运行。

以脏腑气机而言,在上者宜降,在下者宜升。心居膈上,心火必须下降于肾,温肾阳以制肾水之寒。如果心阳虚衰,不能下降以温肾水,就可致水寒不化;如心火不降反升,可致心火上炎,出现心火亢盛的种种病证。

（2）心的生理功能

心主血脉:心主血脉,是指心气有推动血液在脉管内运行,流注全身,发挥营养的作用。《素问·痿论》说:"心主身之血脉。"明代医学家李梴《医学入门》说:"人心动,则血行于诸经。"这些论述,说明心脏是全身血脉的总枢纽,血脉是血液运行的通道,血液通过心气的推动运行于周身。血液在脉管内能够运行不止,主要是靠心气的推动,周流不息,营养全身。如《素问·举痛论》说:"经脉流行不止,环周不休。"心气充沛,血液充盈,脉道通畅,血液就能正常运行,周流不息,营养全身,呈现面色红润光泽,脉象缓和有力;若心气不足,心血亏虚,则脉道不畅,血脉空虚,常见心悸怔忡或心胸憋闷疼痛,唇舌青紫,脉象细涩或结代等症候。

心主神志:又称主神明或藏神。心主神的生理功能包括两个方面,一是指主宰人体的生命活动及其外在表现。二是指人的精神、意识、思维活动,亦即大脑的功能由心所主。

血液是神产生功能的主要物质基础。《灵枢·营卫生会》说:"血者,神气也。"所以神的功能与心主血脉的功能密切相关。心的气血充盈,五脏五腑得以血的濡养,才能发挥正常的功能,表现出神志清晰,思维敏捷,精力充沛;若心的气血不足,则可出现心神不宁,失眠健忘,精神萎靡;血热扰心,则神志昏迷,谵语狂妄。

（3）心在体合脉,其华在面,在窍为舌,在液为汗

心在体合脉,其华在面,是说人体全身的血脉均归属于心统摄。华,是

光彩的意思。由于人的头面部血脉极为丰富,所以面部的色泽便可反映出人体气血的功能是否正常,故谓"其华在面"。心气旺盛,心血充盈,则面部红润光泽;若心气不足,则面色㿠白、晦暗;心血亏虚,则见面色无华;心火亢盛,则见面色红赤;心脉瘀阻,则见面色青紫。

在窍为舌,《素问·阴阳应象大论》说:"心主舌",《千金要方·心脏脉论》说:"舌者,心之官,故心气通于舌"。就是说"心气"与舌体相通,心直接支配舌的功能活动。心之所以能与舌窍相通,是由于经络的循行而联系起来的。如《灵枢·经脉》说:"手少阴之别,循经入于心中,系舌本。"故舌的正常功能有赖于心主血脉和主神的功能。所以说,"心开窍于舌""舌为心之苗"。如心的气血充足,则舌体红润灵活,味觉敏感,语言流利;若心的阳气不足,则舌质淡白胖嫩;心血不足,则舌质淡红、瘦薄;心火上炎,则舌尖红,甚至生疮;心血瘀阻,则舌质紫暗,或有瘀斑;若热入心包或痰迷心窍,则舌卷、舌强、语謇,甚或失语等症。

在液为汗,汗是津液通过阳气的蒸化后经汗孔排于体表的液体。"心在液为汗"的含义,说明汗是津液的重要组成部分,血为心所主,所以说"血汗同源""汗为心之液"。如汗出过多,耗伤心阴、心血,则见心悸、怔忡;若心气不足,卫表不固,则自汗多;心阴虚弱,阳不敛阴,则可盗汗。

（4）心与情志的关系

心的生理功能与精神情志的"喜"有关。一般来说,喜乐愉悦属良性刺激,有益于心的功能。但喜乐过度,又可使心神涣散。若心主神志的功能过亢,则使人嬉笑不休,不足则使人易悲。

【附】心包络

心包络,又称心包,是心脏外围的包膜,有保护心脏的作用。外邪侵袭于心,心包络首当其冲。故《灵枢·邪客》说:"故诸邪之在于心者,皆在于心之包络。"所以,明清温病学派受心包有"代君受邪"思想的影响,故在温病学说中将外感热病出现的神昏谵语等神志功能失常的病理变化称之为"热入心包"。实际上,心包受邪所出现的病症,即是心经的病症。

3. 脾

脾在古医籍中没有实体解剖部位与形态的描绘,故后世争议颇多。笔者认为,中医学中的"脾"并非现代解剖学上的脾,而是泛指人体的整个消化系统,即由口腔—食道—胃—胰—胆—小肠—大肠—直肠等整个消化系统。

脾的主要生理功能是主运化和主统血。脾胃同居中焦,是人体消化、吸收和输布营养物的重要脏象。

足太阴脾经与足阳明胃经相互属络于脾与胃,互为表里,脾在五行属土,为阴中之至阴。脾与长夏之气相同应,旺于四时。由于脾胃是气血生化之源,为人体赖于生存的"后天之本",故在藏象学说中占有重要的地位。

（1）脾的生理特性

脾的生理功能特点以上升为主,故说"脾气上升",具体表现为主升清和升举内脏两个方面。

升清转输:脾居中焦,通过脾气的升运转输作用,才能将胃肠道吸收的水谷精微和水液等营养物质,上输于心、肺、肝等脏,再通过心、肺、肝的作用化生为气血以营养濡润全身。所以人体营养物质的供应全赖于脾的升运转输作用。若脾气虚弱或脾为湿困,升运转输功能失常,水谷精微和水液的输布运化也就失常,气血的化生和输布障碍,各脏腑经络组织器官因得不到精气血津液的滋润、濡养,就会产生各种各样的代谢失常的病证。

升举内脏:脾气上升能起到维持内脏位置的相对稳定、防止其下垂的作用。由于脾位于中焦,脾气主升,因而脾气上升,肌肉收缩有力,保障了内脏的正常位置。若脾气虚弱,升举无力,就会导致内脏下垂,如胃下垂、肾下垂、子宫脱垂、脱肛等。临床诊疗内脏下垂病证,常采用健脾升举法。

（2）脾的生理功能

运化功能是脾的主要功能之一,对人体十分重要。因为脾胃的消化与吸收功能正常,人体才能得到充分的营养,脏腑组织才能发挥正常的生理功能,化生精、气、血、津液,故中医学称脾胃为"气血生化之源,""后天之本"。脾的生理功能包括运化水谷精微和运化水液两个方面。

脾主运化:脾主运化功能主要体现在运化水谷精微和水液两部分。

第一,运化水谷精微。脾有消化和吸收食物及转输精微的功能。食物经过胃的受纳和腐熟,被初步消化后,将食糜输送到小肠作进一步消化吸收,"泌别清浊",并将精微部分通过脾气的升运和转输,将精、气、血、津液输送到全身,内养脏腑,外养四肢百骸、皮毛、筋肉。所以说,脾气的作用推动了胃和小肠的消化、吸收和转输功能。脾的运化功能健全,则能为化生精、气、血等,为人体提供足够的养分,机体才能发挥正常的生理功能。

脾主运化的功能,主要依赖于脾气的升运和转输功能。脾运化功能强健,饮食的消化、吸收和运送营养物质的功能才能旺盛,称之为"脾气健运";反之,"脾失健运",则消化、吸收和运送营养物质的功能失常,便出现食少、纳呆、脘腹胀满、便溏以致倦怠、消瘦,以及气血生化不足等症的发生。

第二,运化水液。脾不仅有运化水谷精微的功能,对水液亦有吸收、转输和代谢的功能。《素问·经脉别论》说:"饮入于胃,游溢精气,上输于脾。脾气散精,上归与肺,通调水道,下输膀胱,水精四布,五经并行。"指出饮水入胃后,经脾的吸收,将其中的"精气"(即津液)首先运送于肺,到达肺的水液,又分为清浊两部分,将"清"的部分,经心气的推动,输布于全身以营养脏腑组织器官;将"浊"的部分,经肺的宣发作用输布于皮肤而为汗,又将浊的另一部分,经肺的肃降和通调作用,下归于肾。在肾中又将浊中之清者,经肾阳的气化又复归于肺,其浊中之浊者下输膀胱而为尿液排出体外。可见,人体水液的代谢、输布及平衡调节,脾起了转输的主要作用。

脾的运化功能直接影响到水液的代谢与输布,所以,脾气健运时,水液一般不易停滞;如果脾的运化功能减退,则水液就容易停滞而成为导致疾病的水湿之邪。日常生活中久居湿地,或冒雨涉水,水湿之气侵犯人体时,若脾的功能正常,则侵入的水湿之邪通过脾的运化功能排出体外。反之,当脾的功能减退时,则水湿停滞而成各种病变。如水湿凝聚而成痰饮;

溢于肌肤,而成水肿;停于胃肠,而为泄泻。所以,《素问·至真要大论》说:"诸湿肿满,皆属于脾";《素问·阴阳应象大论》说:"湿胜则濡泻"。由此可见,脾有喜燥而恶湿的特性,所以,临床上对泄泻、痰饮、水肿等湿盛的病证,治疗上多采取健脾利湿的方法治疗,就是根据这一理论制定的。

脾主统血:脾统血是指脾有统摄和控制血液在脉管内运行,防止溢出脉外的功能。脾统血的功能主要是由于脾为气血生化之源,气能摄血。如沈月南《金匮要略注》中说:"五脏六腑之血,全赖脾气统摄。"清·唐容川《血证论·脏腑病机论》也说:"脾统血,血之运行上下,全赖于脾,脾阳虚,则不能统血。"气属阳,脾气健运,则气血充盈,气的统摄作用健全,血液不致外溢。如果脾气虚弱,脾的健运功能减退,则脾的统血作用便发生障碍,血液就容易溢出血脉之外而引起各种出血病证,如皮下出血、吐血、便血、尿血、崩漏等为多见。

脾能统血,也能生血。脾生血和脾统血为脾的双重生理功能。若脾胃气虚,饮食减少,或脾失健运,化源不足,皆能导致血虚。清·武之望《济阴纲目·论心脾为经血主统》指出:"血生于脾。"清·沈金鳌《杂病源流犀烛·诸血源流》也说:"血生于脾,统于心,藏于肝,宣布于肺,根于肾,灌溉于一身,以入于脉。"说明脾生血的功能,在我国清代已经有所认识。

(3)脾在体合肉,主四肢

《素问·痿论》说:"脾主身之肌肉。"《素问·至真要大论》又说:"脾生肉。"脾之所以主肌肉,是因为脾主运化,为气血生化之源,全身的肌肉、四肢都要靠其来营养,所以说脾主肌肉、四肢。脾的运化功能旺盛,可将饮食物中的营养成分输送到全身肌肉中去,营养肌肉,则肌肉丰满、壮实,四肢轻健有力。正如《素问集注·五脏生成篇》的注释说:"脾主运化水谷之精,以生养肌肉,故主肉。"若脾的运化功能减退,不能正常吸收和运送营养物质,则肌肉消瘦、痿软,四肢倦怠无力,甚或痿废不用。所以《脾胃论·脾胃盛衰论》说:"脾胃俱旺,则能食而肥;脾胃俱虚,则不能食而瘦",又说:"脾虚则肌肉削"。清·黄元御《四圣心源·形体结聚》说:"脾气盛则肌肉丰满而充实。"足见脾的运化功能健全与否,关系着肌肉的壮实与痿软。临床上常见一些慢性疾病,特别是患有慢性消化系统疾病的患者,常因营养不良,出现肌肉消瘦等症状,根据"脾主身之肌肉"的理论进行治疗,往往会取得一定的疗效。

人体的四肢,同样需要气血的濡养,才能发挥其功能活动。脾气健运,输送营养充足,四肢肌肉丰满,指掌活动运用自如。故《素问·阴阳应象大论》说:"清阳实四肢。"反之,若脾失健运,则清阳不布,气血不能濡养四肢,以致肌肉痿软,四肢倦怠无力。所以《素问·太阴阳明论》说:"脾病而四肢不用何也? 四肢皆禀气于胃,而不得至经,必因于脾,乃得禀也。今脾病不能为胃行其津液,四肢不得禀水谷气,气日以衰,脉道不利,筋骨肌肉,皆无气以生,故不用焉。"说明四肢活动的正常与否,与脾的运化水谷精微的功能,密切相关,所以《素问·太阴阳明论》有"脾病而四肢不用"之说。

(4)脾开窍于口,其华在唇,在液为涎

口腔是消化道的门户,脾开窍于口,说明人的食欲、味觉均与脾的运化功能有关。脾气健运,人的食欲就旺盛,口味也就正常;脾失健运,则食欲不振,口淡乏味;湿邪困脾,则口腻、口甜;脾经有热,则口苦、口臭。

口唇的肌肉由脾所主,口唇的色泽能反映出脾主运化的功能状况。脾气健运,气血充足,营养良好,口唇红润光泽;脾失健运,气血虚少,营养不良,口唇淡白无华。所以《素问·五脏生成篇》说:"脾之合肉也,其荣唇也。"说明脾的精气之所以能够反映于口唇,除了与脾主肌肉,其气通于口的功能有关外,并与脾胃经的经络循行于口唇有关。所以,临床上观察口唇的色泽变化,即可以测知脾胃的功能和病理变化。

(5)脾与情志的关系

思是思考、思虑。意是意识。它们都是人的思维活动,也是精神活动的一种表现。"脾主思","脾藏意"的含义,是说脾与人的精神活动有关。实际上,这是由于思维变化影响脾的生理功能的反应,古人有思虑伤脾的论点,就是根据《内经》的这些理论提出的。思虑过度,或所思不遂,可使人的气机结滞不畅,脾胃的运化和升降功能失常,出现不思饮食,脘腹胀闷,即所谓"思伤脾"的表现。正如《素问·举痛论》所说:"思则心有所存,神有所归,气留而不行,故气结矣。"说明,思虑的产生与"心"有关,但脾胃虚弱则是思虑过度导致的结果。

4. 肺

肺位于胸腔,左右各一,覆盖于心之上,有分叶。

肺的主要生理功能是主气司呼吸;主行水;肺朝百脉,主治节。肺易受外邪侵袭,不耐寒热燥湿诸邪之侵,故肺又有"娇脏"之称。

手太阴肺经与手阳明大肠经相互属络于肺与大肠,互为表里。肺在五行中属金,为阳中之阴,与自然界秋气相通应。

（1）肺的生理特点

肺主宣发:肺主宣发主要体现在三个方面:一是呼出体内浊气;二是将脾所转输来的津液和部分水谷精微上输头面诸窍,外达全身皮毛肌腠;三是宣发卫气于皮毛肌腠,以温分肉、充皮肤,司开阖,将代谢后的津液化为汗液,并控制和调节汗液的排泄。正如《灵枢·决气篇》所说:"上焦开发,宣五谷味,熏肤、充身、泽毛,若雾露之溉,是谓气"。这里所说的"上焦开发",就是对肺的宣发功能作了具体说明。

肺主肃降:肺主肃降主要体现在三个方面,一是吸入自然界之清气,并将其与谷气相融合成的宗气向下布散至脐下,以资元气;二是将脾转输至肺的津液及部分水谷精微向下向内布散于其他脏腑,以发挥濡润作用;三是将脏腑代谢后产生的浊液下输于肾和膀胱,成为尿液排出体外。

肺的宣发与肃降功能相辅相成,在生理上相互制约、相互为用,在病理上相互影响。宣发与肃降正常,则肺气出入通畅,呼吸调匀,保持人体内外气体的交换。如果二者功能失去协调就会发生呼吸功能障碍、水液代谢失常。临床即可出现呼吸短促,喘息,咳痰,胸闷等肺气上逆的症候。或津液停聚,形成痰饮,或为水肿等肺津不布的症候。

（2）肺的生理功能

肺主气,司呼吸:肺主气包括主呼吸之气和主一身之气两个方面的功能。

肺主呼吸之气,是指肺通过一呼一吸的功能,吸入自然界的清气,呼出体内的浊气,吸清呼浊,吐故纳新,实现人体与外界环境之间的气体交换,以维持人体的生命活动。肺主呼吸的功能,主要是由肺气的宣发与肃降作用来实现。肺气宣发,浊气得以呼出;肺气肃降,清气得以吸入。肺主气的功能正常,则气道通畅,呼吸均匀和调。如肺气不足,不仅会引起肺的呼吸功能减弱,而且也会影响宗气的生成,出现呼吸无力,或少气不足以息,以及声低气怯,身倦无力等气虚的症状。若一旦肺丧失呼吸功能,清气不能吸入,浊气不能呼出,宗气不能生成,随着呼吸的停止,人的生命也就终结。

肺主一身之气,这是由于肺与宗气的生成有密切的关系。人体通过呼吸运动,不仅把大自然的清气吸入于肺,而且还通过脾胃的消化吸收功能,把饮食物中的水谷精气,由脾上输于肺。清气与谷气在肺内结合,积聚胸中,便成为"宗气"。宗气上出喉咙,以促进呼吸功能;贯通心脉,以促进心主血液运行。这样,肺就起到了主一身之气的作用。所以《素问·五脏生成篇》说:"诸气者,皆属于肺。"

肺主行水:肺主行水,是指肺气的宣发和肃降作用有推动和调节人体的水液代谢。中医学认为,肺主宣发,其性肃降,即可将津液布散于全身并司汗液的排泄,又能通调水道,使浊液下输于肾与膀胱,排出体外,以保持水液代谢的正常运行,故有"肺为水之上源""肺主行水"的说法。肺对水液代谢的这种疏通、调节作用,称之为"通调水道"。《素问·经脉别论》说:"饮入于胃,游溢精气,上输于脾,脾气散精,上归于肺,通调水道,下输膀胱。"这是对水液代谢过程的精辟概述。肺在水液代谢过程中起着重要作用,如肺受外邪侵袭,肺失宣发,则水液不能外达皮毛,或致腠理闭塞便会出现无汗或皮肤水肿等症。若肺失宣降,则水液停聚,生痰,成饮,甚则水肿。

肺朝百脉,主治节:肺朝百脉是指人体全身的血液都通过百脉流经于肺,经肺的呼吸进行气体交换,然后再通过肺气宣降作用,将富有清气的血液通过百脉输送到全身。虽然,血液的运行主要靠心气的推动,但尚需肺的呼吸调节功能的协助。正如《经脉别论》所说:"脉气流经,经气归于肺,肺朝百脉,输精于皮毛。"故在生理上,肺气充沛,宗气旺盛,气机调畅,则血运正常;在病理上,若肺气壅塞,不能助心行血,则可导致血脉运行不畅,甚至血脉瘀阻,出现心悸胸闷,唇青舌紫等症候;反之,心气虚,心阳不振,心的血脉运行不畅,也能影响肺气的宣通,而出现咳嗽、气喘等症状。

肺主治节,是指肺气具有治理调节肺本身及全身气、血、津液的作用。《素问·灵兰秘典论》说:"肺者,相傅之官,治节出焉。"说明肺有辅佐心脏共同治理、调节人体的呼吸功能、血液循环和津液代谢。

（3）在体合皮,其华在毛,开窍于鼻

皮毛,包括皮肤、汗腺、毫毛等,为一身之表,是人体抵御外邪侵袭的屏障。肺气主表,故合于皮毛。《素问·五脏生成论》说:"肺之合皮也,其荣毛也。"说明肺与体表组织之间具有特殊联系。皮毛为一身外卫,靠肺布散的卫气以温养,所以,《灵枢·经脉》有:"太阴者(指手太阴肺),行气温于皮毛者也。"肺主呼吸,而皮肤之汗孔也有散发气以调节呼吸的作用,所以《素问·生气通天论》称汗孔为"气门"。由于生理上肺与皮毛密切联系,所以在病理上也常互相影响,如外邪侵袭,常由皮毛而犯肺,出现恶寒、发热、鼻塞、咳嗽甚则气喘等"肺气不宣"的证候。《素问·咳论》所说:"皮毛者,肺之合也。皮毛先受邪气,邪气以从其合也。"即指出了此种病证的病理特点。肺气固则卫外固密,邪不易侵犯;肺气虚则卫外不固,易患感冒。又由于卫气与肺气的宣发有关,卫气司汗孔的开阖,所以卫气虚,久肌表不固,则常自汗出。而肺卫闭实,又常见无汗的症状。至于外感发热,无汗而喘的表实证,治疗时应用解表发汗的方法,祛邪以从皮毛外出,汗出表解之后,就会热退喘平。这种治疗原则就是根据"皮毛者,肺之合",及《素问·阴阳应象大论》谓"其在表者,汗而发之"的理论而制定的。

肺开窍于鼻,鼻和喉是呼吸出入的信道和门户,外邪侵袭,多从鼻喉而入,所以有"鼻为肺之窍""喉为肺之门户"的说法。鼻和喉的通气、鼻的嗅觉和喉的发音,都是依赖肺气的作用。肺气和,呼吸畅,嗅觉也就灵敏,声音也就洪亮。所以《灵枢·脉度》说:"肺气通于鼻,肺和则鼻能知臭香矣。"而且鼻又为邪气侵犯肺脏的主要门户,所以《素问·阴阳应象大论》说:"在脏为肺,在窍为鼻"。若风寒袭肺,则鼻塞、嗅觉不灵;肺经有热,则鼻塞涕黄;邪热壅肺,可见气急鼻扇。临床上常把鼻的变化作为推断肺脏病变的依据之一,而鼻的疾患也常从肺脏进行治疗。喉咙是呼吸信道,肺之门户,也是发音的器官,故喉的通气与发音,直接受肺气的影响,所以肺有病变时,往往可以引起声音嘶哑及喉部的病变。如外邪犯肺,肺气不宣,常可导致咽喉不利或失音。

（4）在志为忧（悲）,在液为涕

肺的功能与情志方面的忧、悲有关。因为忧伤和悲伤都会伤气,肺主气,气伤肺必伤。反之,肺气虚弱时,也易于产生忧伤、悲切的情绪。在日常生活中常见,一个人过度悲伤之后,常常出现气短、乏力的表现。也见到患有肺病的人,也常常表现得悲痛哀伤。涕源于鼻,润泽鼻腔,肺有病变,可反映于鼻,如鼻塞、鼻流清涕;肺热,鼻涕黄浊;肺燥,鼻干少涕。

在五行中肺与秋同属于金,时令至秋,万物凋零,一片肃杀之气,使人触景生情,引发悲伤之感。情志不舒往往会产生抑郁病症,据调查显示,在秋冬之际,"抑郁症"的发病率约高达38%,秋季的自杀率也是全年中最高的,故称之为"悲秋综合征"。那么什么原因会导致秋季抑郁症的发生率最高呢? 研究发现,人脑的深部,有一个内分泌腺叫"松果体",这个腺体对阳光和黑暗非常敏感。夏季,强烈的阳光可以抑制松果体的功能,使松果体激素分泌减少。立秋以后,白天渐短,日照减少,松果体开始分泌大量的松果体激素,这种激素能抑制甲状腺素和肾上腺素的分泌。当这两种激素在血液中的浓度降低,人的精神也开始消沉,人就变得无精打采,善感之人更会愁肠满腹,所以秋冬之际,抑郁症发病率最高。

5. 肾

肾位于腰部,脊柱两侧,左右各一。

肾的主要生理功能是:主藏精、主水液的输布与排泄、主纳气。由于肾藏有先天之精,主生殖,为人体生命之源,故称肾为"先天之本"。肾藏的精气化生的肾阴、肾阳,有推动、协调和促进人体全身脏腑阴阳,故肾又称为"五脏阴阳之本"。肾藏精,主蛰,为"封藏之本"。

肾在体合骨,生髓,通脑,其华在发,开窍于耳和二阴,在志为恐,在液为唾。足少阴肾经与足太阳膀胱经相互属络于肾与膀胱,互为表里。肾在五行中属水,为阴中之阴,与自然界冬气相通应。

近年来,我国学者对"肾"的实质进行了一系列实验研究工作,初步认为:中医五脏中的肾除了包括泌尿系统的功能之外,与神经、内分泌、免疫等系统均有密切关系。肾阳虚具有下丘脑—垂体—肾上腺皮质系统和下丘脑—垂体—性腺、甲状腺系统功能低下的表现,为揭示"肾"的奥秘取得了若干进展,出现了可喜的苗头。

(1)肾的生理特性

肾主蛰藏是肾的主要生理特性,是对肾藏精功能的高度概括,体现了肾的生理功能的主要特点。肾主藏精、主纳气、主生殖、主二便等功能,都是肾主蛰藏生理特性的具体体现,故称肾为"封藏之本"。肾主蛰藏则精气盈满,人体生机旺盛。若肾主封藏功能减退,则会表现为滑精喘息、遗尿,甚则小便失禁、多汗、大便滑脱不禁及女子带下不止、崩漏、滑胎等,充分体现了肾主蛰藏生理特性的临床意义。

(2)肾的生理功能

肾的生理功能极为广泛,作用特殊,它包括了肾阴、肾阳两个方面的作用,肾阴包括肾精,肾阳亦即命门之火。肾阴对人体各脏腑组织起着濡润、滋养的作用,为人体阴液的根本;肾阳对人体各脏腑组织起着温煦和生化的作用,为人体阳气之根本。肾阴、肾阳都是以肾藏的精气为物质基础的,与人体的生长、发育、生殖功能有密切关系。肾阴和肾阳在人体内互相滋生,相互制约,共同发挥调节人体水液代谢,促进人体生长、发育和生殖功能,壮骨,生髓,化血,充脑,润泽须发,开窍于耳及二阴等生理功能。

肾藏精:肾藏精是指肾具有贮存和封藏人体精气的功能。精是构成人体和维持人体生命活动的基本物质,是生命之源,是脏腑、形体、官窍功能活动的物质基础。肾所藏之精包括先天之精和后天之精两部分。先天之精禀受于父母,是构成生命的原始物质,具有促进生长、发育和生殖功能。如《灵枢·决气篇》说:"两神相搏,合而成形,常先身生,是谓精。"这种精因其具有繁殖后代的作用,故又称为"生殖之精"。后天之精来源于脾胃化生的水谷之精微,通过心脉输布于全身,以营养脏腑、组织、五官、百骸,以维持人体生命活动,促进人体生长、发育。因为这种精是各脏腑产生功能活动必不可少的营养物质,故又称为"脏腑之精"。先天之精和后天之精是相互依赖,相互为用的。先天之精的充沛,必须得到后天之精的不断充养;而后天之精的化生,又必须依赖先天之精活力的资助。二者相辅相成,共同发挥促进人体生长、发育和生殖的功能。

肾所藏之精,称为肾精。肾精所化之气,称为肾气。肾精与肾气互为体用,故常将二者合称为"肾之精气"。肾精属于肾阴,肾气属于肾阳。肾阴又称"元阴""真阴""真水";肾阳又称"元阳""真阳""真火"。实际上肾阴和肾阳概括了肾脏生理功能的全部。肾的功能活动必须要有肾精这种物质作为基础才能发挥作用,没有肾精这种物质,就无从产生功能活动,而功能活动又是化生肾精必不可少的动力。故肾精充足,肾气就旺盛;肾精不足,肾气也随之而衰减。所以古人认为肾为五脏之本。肾阴为人体阴液之源,肾阳为人体阳气之根,肾阴和肾阳又都是以肾精为物质基础的,二者在人体内相互依存,相互制约,形成一种对立的动态平衡,以维持人体正常的生理活动。正如《素问·生气通天论》所说:"阴平阳秘,精神乃治。阴阳离决,精气乃绝。"所以当人体的这一阴阳对立统一关系,一旦由于某种原因遭到破坏时,体内便产生阴阳偏胜或偏衰的病理变化,临床上就会出现肾阴虚、肾阳虚或肾阴阳两虚的一系列症候。肾阴虚既可出现肾精亏损所引起的腰膝酸软无力,头目眩晕,健忘失眠,舌红少津,脉细数等肾阴不足的证候,亦可出现阴虚阳亢的潮热盗汗,头晕耳鸣,以及男子遗精,女子梦交等虚火妄动的表现。肾阳虚,既可出现由于肾气不足,阳气衰减所引起的精神疲惫,腰膝冷痛,形寒肢冷,小便频数,舌淡胖大,有齿痕,苔白,脉沉弱等肾阳不足的证候,也可出现男子阳痿早泄,女子宫寒不孕等生殖功能减退的表现。由于肾阴虚和肾阳虚的本质都是肾的精气不足,同时二者之间又存在着相互制约、相互依存的内在联系,亦即"阴阳互根"的关系,因此,肾阴虚到一定程度时可累及肾阳,而肾阳虚到一定程度时,也可伤及肾阴,形成阴损及阳,阳损及阴的阴阳两虚证。

促进人体生长、发育和生殖功能:人的生殖功能,生长、发育和衰老过程均与肾所藏之精气的盛衰有密切关系。人从幼年开始,由于肾的精气逐渐充盛,便产生了更换乳齿等生理变化,发育到了青春期,由于肾的精气进一步旺盛,体内便产生了一种"天癸"的物质,于是男子就能产生精子,并能排精而可以育子,女性就能出现月经周期,并能排卵而可以妊娠。所以说"天癸"的产生,标志着男女性功能已经发育成熟,并有生殖能力。到了壮年,由于肾的精气更加充盛,人的发育到了顶峰阶段。四十岁之后,开始进入老年阶段,肾的精气开始逐渐衰减,性机能和生殖能力也随之逐渐减退,进而丧失,形体也就逐渐衰老。这种发育、生长、成熟而至衰老的过程,从年龄上讲,男女是有一些差异的,一般女子较男子发育稍早,但衰老也较早。《内经》对人体的这种自然规律和肾之间的关系,作了精辟的论述,如《素问·上古天真论》说:"女子七岁,肾气盛,齿更发长;二七而天癸至,任脉通,太冲脉盛,月事以时下,故有子;三七肾气平均,故真牙生而长极;四七筋骨坚,发长极,身体盛壮;五七阳明脉衰,面始焦,发始堕;六七三阳脉衰于上,面皆焦,发始白;七七任脉虚,太冲脉衰少,天癸竭,地道不通,故形坏而无子也。丈夫八岁肾气实,齿更发长;二八肾气盛,天癸至,精气溢泻,阴阳和,故能有子;三八肾气平均,筋骨劲强,故真牙生而长极;四八筋骨隆盛,肌肉满壮;五八肾气衰,发堕齿槁;六八阳气衰竭于上,面焦,发鬓须白;

七八肝气衰,筋不能动,天癸竭,精少,肾脏衰,形体皆极;八八则齿发去。肾者主水,受五脏六腑之精而藏之,故五脏盛,乃能泻。今五脏皆衰,筋骨解惰,天癸尽矣。故发鬓白,身体重,行步不正而无子耳"。由此可见,性功能的成熟和减退,人体的生长、发育和衰老,乃是肾气由盛而衰的结果。说明肾气是代表了人体内促进生长和发育的重要物质。而"天癸"又是直接与性机能和生殖功能的成熟有密切关系的一种物质。因此,在临床上常常可以看到,肾虚的人往往会出现一系列未老先衰的症状,如腰痛、脱发、耳鸣、牙齿松动、记忆力减退、性功能低下等。

调节人体水液代谢:肾主水液,是指肾有主持和调节人体水液输布和排泄的功能。该功能,主要是靠肾中阳气的作用来实现的。人体水液代谢包括两个方面:一是将从饮食物中所化生的津液(指人体正常水液),输送到全身去,以发挥补充血液容量和滋养五脏五腑、组织器官的作用;二是把各脏腑组织利用后的水分(包括机体的代谢产物),变为汗和尿液,排出体外。这两个方面的作用,必须在肾阳所产生的"气化"作用下才能完成。

肾中阳气主持和调节人体水液代谢的主要方式是"升清降浊"。进入人体的水液通过胃的受纳,脾的运化,肺的宣降,三焦的通调,肾的气化,使清者上升于肺,输布于全身,以滋养脏腑、组织器官,这个过程叫做"升清";浊者经过肺的肃降,下注而归于肾,再经过肾的气化,使浊中之清者,升腾回流而发挥其营养作用,其浊中之浊者下注膀胱而排出体外,这个过程叫做"降浊"。如此循环,以维持人体水液代谢的动态平衡。《素问·经脉别论》中说:"饮入于胃,游溢精气,上输于脾,脾气散精,上归于肺,通调水道,下输膀胱,水精四布,五经并行。"正是古人对人体水液代谢的精辟论述。

人体水液代谢是一个比较复杂的过程,是由多脏腑相互协调配合而进行的,除了肺、脾、肾、胃、小肠、大肠、三焦、膀胱之外,与肝气的疏泄,心气的推动,也有一定关系,但其中以肺、脾、肾三脏关系最为密切。三脏之中又以肾的作用更为重要,因为肾中的阳气具有气化功能,它能升清降浊,以调节体内水液的输布和排泄。同时,肾之阳气为一身阳气之根,脾的运化,肺的宣降,三焦的通调,膀胱的开阖,无不依赖肾中阳气的作用,才能发挥正常的功能。所以,肾在维持人体水液代谢方面起着主导作用。如果肾的阳气不足,气化功能就要失常,升降就要紊乱,就会引起水液代谢的障碍而导致疾病。水肿一证,正是如此。所以《素问·水热穴论》中说:"肾者胃之关也,关门不利,故聚水而从其类也,上下溢于皮肤,故为胕肿。胕肿者,聚水而生病也。"

肾主纳气:肾主纳气是指肾有摄纳肺气以助呼吸之功能。人体的呼吸功能虽为肺所主,但吸入之气,必须下纳于肾,才能保持呼吸均匀,气道通畅,故有"肺为气之主,肾为气之根"和"肺主呼气,肾主纳气"之理论,说明人体的呼吸功能是由肺、肾二脏共同完成的。由此可见,肺的呼吸功能,需要肾的"纳气"作用协助,才能形成呼吸的出入升降运动。当肾中阳气充足,肺得其温养才能气道通畅,呼吸匀调,气体出纳正常。若肾中阳气不足,摄纳无权,气便不得归元而上浮,就会出现呼多吸少,动则气喘,呼吸困难等症。笔者于20世纪70年代初将中医肺、肾的这一关系,名之曰"肺肾相关"理论,这一理论在防治慢性阻塞性肺病上确有一定的指导意义。国内也有不少报道,对慢性支气管炎、阻塞性肺气肿和支气管哮喘,采取"发作时治肺,缓解时治肾"的治疗原则,取得了满意的疗效,远期疗效显著地提高。这一事实也说明了"肾主纳气"是构成人体呼吸生理的重要一环。

(3)壮骨、生髓、充脑,其华在发

人体的骨骼有维持形体,保护脏器和支撑体重方面的作用。正如《灵枢·经脉》所说"骨为干"。骨、骨髓和脑的生成和功能,都与肾有密切的关系。骨的生长有赖于肾之精气的濡养。《素问·宣明五气篇》说:"肾主骨。"《素问·阴阳应象大论》说:"肾主骨髓。"《素问·六节脏象论》也说:"肾者主蛰,封藏之本,精之处也,其华在发,其充在骨。"说明肾具有促进骨骼生长、发育的功能。骨中有髓,《素问·阴阳应象大论》说:"肾生骨髓",说明肾有促进骨髓生长的功能。髓上通于脑,脑为髓的汇聚之处,故《灵枢·海论》说:"脑为髓之海",《素问·五脏生成篇》也说:"诸髓者,皆属于脑"。说明骨髓和脑髓都是由肾的精气化生而成,二者同属于一种物质,只是因分布部位不同,而有不同的名称,分布于脑者,名脑髓,分布于骨中者名骨髓。

骨虽为肾所主,但又需要骨髓的滋养,《素问·痿论》说:"髓者骨之充也",说明肾藏精,精生髓,髓居于骨中,汇聚于脑,故"脑为髓之海",滋养骨骼和大脑。骨髓充盈,则能增进骨骼的坚强。可见骨、髓、脑三者在生理状态下是相互滋生的,但其根本仍在于肾。因此肾精充足,肾气旺盛,则骨髓生化有源,骨骼得髓之滋养,则坚韧有力,耐久立而强劳作。髓足则脑海充盈,聪敏而多智能。正如《灵枢·海论》所说:"髓海有余,则轻劲多力,自过其度",《素问·灵兰秘典论》也说:"肾者作强之官,伎巧出焉。"说明人的精力充沛和聪敏智慧,均与肾所藏精气的盛衰有密切关系。肾精虚少,则骨髓生化乏源,形成如《素问·逆调论》所说的"肾不生精则髓不能满"。骨髓不足又会影响骨的生成,产生《素问·痿论》所说的"骨枯而髓减,发为骨痿"。髓不足则髓海虚,出现《灵枢·海论》所说的"髓海不足,则脑转耳鸣,胫酸眩冒,目无所见,懈怠安卧,"之症。所以,临床上,肾虚病人往往出现胫酸腿软,疲乏无力,头昏健忘,智力衰退等"髓海不足"的表现,临床上采用补肾益精的药物治疗,多能收到良好的效果。对骨折病人,采用补肾药物治疗,确能促进骨折的愈合。

中医学还认为,牙齿和骨同出一源,都是由肾的精气所化生,故有"齿为骨之余"之说,所以牙齿的生长和坚固,也依赖于肾精的充养。《素问·上古天真论》说:"丈夫八岁肾气实,齿更发长","三八肾气平均,筋骨劲强,故真牙生而长极","四八筋骨隆盛,肌肉满壮","五八肾气衰,发堕齿槁",说明牙齿的生长、更换与脱落,反映了肾脏精气由盛而衰的过程。故肾精充沛,牙齿坚固而不易脱落;肾精不足,牙齿易于松动而不坚,甚至早期脱落。临床上对肾虚而引起的牙齿松动,采用补肾之法治疗多能获效。

中医学还认为,毛发的生长与脱落,润泽与枯槁,也是反映肾的精气盛衰的一个标志。精与血是相互滋生的,精足则血旺,血旺则发茂而有光泽,故有"发为血之余"之称。发的营养来源于血,但其生机则根源于肾,故《素问·六节脏象论》有肾"其华在发"之说。青壮年肾气充沛,毛发光泽,老年人肾气虚衰毛发变白而脱落,一般来说这是人体正常发展规律,但临床所见未老先衰,头发枯萎、早脱、早白者,多责之于肾。

（4）肾与耳的关系

耳是听觉器官,听觉功能的灵敏与失聪,与肾之精气的盛衰有密切关系。《素问·阴阳应象大论》中提到肾"在窍为耳"。《灵枢·脉度》也说:"肾气通于耳,肾和则耳能闻五音矣。"清·王清任《医林改错》中解释说:"两耳通脑,所听之声归于脑。"这就说明,肾的精气充足,脑海充盈,听力才能灵敏。如果肾的精气不足,不能生髓充脑,脑海空虚,耳失其养,便出现耳鸣、耳聋等症。正如《海论》所说的:"髓海不足,则脑转耳鸣。"老年人由于肾精虚衰,故多见听力失聪,所以临床上常常把耳的听觉变化,作为推断肾气盛衰的一个标志。

（5）在志为恐,在液为唾

肾与情志活动中的"恐"密切相关。恐是人感到威胁而尚无应对办法时一种害怕的情绪反应。恐与肾的关系也是古人通过长期生活观察得出的。由于肾藏精而位居下焦,肾精化为肾气之后,必须通过中上二焦,才能布散全身。人在恐惧状态下,上焦的气机闭塞不畅,精气不能上行,反而下走,使肾气不能正常布散,所以说"恐伤肾"、"恐则气下"。恐伤肾,可导致肾气不固,出现二便失禁。所以,在日常生活中见到一个人因突然受到惊恐,便会出现二便失禁。

人的唾液与涎同为口腔分泌的津液,只不过较黏稠者为唾(唾液),较稀薄者为涎(口水)。唾液俗称"人参果",为肾精所化,常吞咽唾液,可起到滋养肾精的作用;多唾或久唾,则耗伤肾精。

6. 命门学说

"命门"一词最早见于《灵枢·根结》,其说:"太阳根于至阴,结于命门,命门者目也"。可见此命门,是指眼睛和睛明穴。将命门作为脏腑功能提出,则始于《难经》。《难经·三十六难》说:"肾两者,非皆肾也,其左者为肾,右者为命门。"自《难经》之后,汉、晋、隋、唐、宋诸代医书中,很少提到命门的作用,只提到"肾气"的功能。直到明朝,命门学说始为医家所重视,其代表人物首推孙一奎(1522—1619年),他认为,命门为两肾之间的动气,人的生命活动,有赖于肾间动气的维护和推动,所以,他治疗疾病非常重视维护肾间之动气。赵献可(1537—1644)明确提出,命门属火,位于两肾之间,亦即"两肾间动气",是人生命的原动力,并形象地把人体比作"走马灯",将命门之火比作"走马灯"中的火,火旺则灯转动迅速,火微则转动缓慢,火熄则寂然不动。这与同时代医学家张介宾(1563—1640)所见相同。概括起来,命门的功能主要有以下五个方面:

一,为人身阳气之根本,是生命活动的原动力,对人体各脏腑、组织的生理活动,起着温煦和推动作用。

二,主持和调节人体水液代谢。

三,能温运脾阳,帮助脾对营养物质的消化、吸收与转输。

四,有促进人体生长、发育和生殖功能的作用。

五,有摄纳肺气,参与人体呼吸生理的功能。

(二)五腑

中医自古以来一直把脏腑称为"五脏六腑",笔者认为六腑中的三焦并非一腑,而是一种讲人体气化的学说,即"三焦学说"。因为它是按人体五脏五腑所处的部位和功能作了一个区域划分,称上、中、下三焦。如上焦为膈肌以上的部位,包括心、肺;中焦为膈以下,脐以上部位,包括脾、胃、肝、胆;下焦为脐以下部位,包括肾、小肠、大肠、膀胱。从功能上来看,《素问·灵兰秘典论》说:"三焦者,决渎之官,水道出焉",说明三焦的主要功能是疏通水道。分而论之,"上焦如雾",实际上就是心、肺运行气血、宣发精微物质的功能;"中焦如沤",实际上就是脾胃(肝)受纳、腐熟和运化水谷的功能;"下焦如渎",实际上就是肾、膀胱、大肠排泄尿液和粪便的功能。所以,三焦实际上是一个学说,是讲"气化作用"的学说。所以,不应作为

"腑"列入脏腑之中。

五腑包括胆、胃、小肠、大肠、膀胱,其共同功能是受纳和腐熟水谷,传化精微,排泄糟粕。所以《素问·五脏别论》说:"六腑(应该是五腑)者传化物而不藏,故实而不能满也。"就是说五腑能将饮食物消化吸收,将其中的精微成分输入五脏,将糟粕排出体外,而不使其储留,故称"实而不能满"。同时古代医学家早就认识到人体的整个消化道,由唇齿开始,经食道、胃、小肠、大肠到肛门,共有七个门户,《难经》称为"七冲门"(即冲要的门户),并明确指出它的部位和各自的名称。如《难经·四十四难》说:"唇为飞门,齿为户门,会厌为吸门,胃为贲门,太仓下口为幽门,大肠小肠会为阑门,下极为魄门,故曰七冲门也"。"七冲门"的命名是有一定含义的,即在现代人体解剖学上,消化道中的某些交接处的名称,亦仍然沿用着《难经》中的命名,如贲门、幽门即是。

1. 胆

胆位于右胁下,附于肝之短叶间,其形如囊,内藏胆汁。《难经·四十二难》说:"胆在肝之短叶间,重三两三铢,盛精汁三合。"精汁即胆汁,味苦色黄,来源于肝,由水谷之精转化而来。肝与胆有经络互相络属,构成表里关系,故《灵枢·本藏》说:"肝合胆"。又《灵枢·本输》称:"胆者,中精之府。"胆的生理功能是主疏泄,助消化。古人将胆列入五腑之一,又为奇恒之腑,是因为胆具有腑的"传化物而不藏"的功能,但所藏之物并非糟粕,而为精纯的胆汁之故。

(1)主疏泄

肝与胆相表里,胆的生理功能与肝极为相似。胆气亦喜升发调达,主疏泄。肝与胆的疏泄功能正常,则人气机调顺,心情舒畅。若胆的升发太过,容易暴躁易怒,耳鸣耳聋,头痛口苦;胆的疏泄不及,胆气郁结,可产生胸胁胀满,情绪苦闷,善太息。足见胆的疏泄功能与肝的关系极为密切。

(2)助消化

胆汁依赖肝胆的疏泄作用,注入小肠,以助饮食物的消化,使脾胃的运化功能得以正常进行。肝胆的疏泄功能正常,胆汁排泄通畅,脾胃运化才能健旺。胆汁排泄不利,肝胆疏泄失常,就会影响到脾胃的消化、吸收功能,可见胸胁胀痛,厌食油腻,腹胀腹泻;胆汁外溢,可出现黄疸;胆汁上逆,泛吐黄绿苦水。

至于胆是否有主决断的作用,如《素问·灵兰秘典论》所说的:"胆者,中正之官,决断出焉"。所谓中正即公正、公平的意思,就是处事不偏不倚,有判断事物并作出决断的作用。笔者认为,对事物的决断属于思维范畴,与心的功能有关。古人之所以将"决断"的功能归之于胆,可能是受到"胆量""胆怯"等人类语言和文字的影响有关。摘除了胆囊,受到影响的应该是人的消化功能,而不是将人变成优柔寡断。

2. 胃

胃位于膈下,腹腔上部,上接食管,下通小肠。胃与食道相接处名贲门,与小肠相接处名幽门。胃分上、中、下三部,上部名上脘,下部名下脘,上下脘之间名中脘,统称胃脘。我国古代医学家对胃的大小、形态、位置和重量等,已有较为详尽的记述。如《灵枢·肠胃》说:"胃纡曲屈,伸之长二尺六寸,大一尺五寸,径五寸"。现知胃大弯的长度约为 40cm,周代的二尺六寸,约合 52cm,虽较偏大,但亦证明古人是经过解剖观察的。

（1）主受纳水谷

由于胃有受纳水谷的功能,故称为"水谷之海""仓廪之官"。饮食物进入胃中,在胃气的通降作用下,经过初步消化,变为食糜的这一过程,中医称之为"腐熟"。《素问·经脉别论》说:"饮入于胃,游溢精气,上输于脾,脾气散精,上归于肺,通调水道,下输膀胱,水精四布,五经并行。"说明饮食物在胃中经过腐熟消化后,形成食糜,下传到小肠,其精微成分经脾的运化和肺气的宣发输布到全身,以营养五脏五腑、组织百骸。胃的这种受纳水谷的功能,主要取决于胃气的盛衰,胃气盛则善纳,反之,便不能盛受。李东垣称胃气为元气,他在《脾胃论·脾胃盛衰论》中说:"胃中元气盛,则能食而不伤,过时而不饥。脾胃俱旺,则能食而肥;脾胃俱虚,则不能食而瘦。"能食,是受纳的功能强。不能食,是受纳功能减退的表现。胃的受纳和腐熟水谷的功能直接影响人体的营养来源,关系到脏腑的功能活动和生命的存亡,所以《灵枢·五味》说:"胃者,五脏六腑之海也",《素问·玉机真藏论》也说:"五脏者,皆禀气于胃;胃者,五脏之本也"。

胃的受纳和腐熟水谷的功能正常,人体就健康;若受纳和腐熟水谷的功能失常,则会出现胃脘胀痛,纳呆厌食,嗳腐食臭,或多食善饥。可见,能食与不能食是胃受纳功能的具体反映,也就是胃中元气盛衰的具体表现。正因为胃经常盛受着水谷,故有"胃喜润而恶燥"之说。胃之喜润,是喜水谷而言。所恶之燥,是指水谷不足而干燥之意。所以《用药宜禁论》说:"人禀天之湿化而生胃也,胃之于湿,其名虽二,其实一也。湿能滋养于胃,……胃之不足,惟湿物能滋养。"说明胃所喜之湿,是水谷湿物,而非水湿邪气。中医常说"有胃气则生,无胃气则死",足见中医诊病对胃气是非常重视的,认为"人以胃气为本",诊脉须察胃气的有无,治疗以保护胃气作为重要的原则。所谓"胃气"实际上就是指人体的消化、吸收功能。

（2）主通降

饮食物在胃中,经胃气腐熟之后,精微与糟粕各寻其清浊之道分别转输于各个脏腑。精微部分由脾输入各脏腑组织,发挥其营养作用;糟粕部分,经大肠、肛门排出体外。所谓胃气主降,主要是指它的通降功能。所以胃气以降为和,以通为用,以保障水谷的不断下输和消化吸收。若胃失通降,不仅影响食欲,而且因浊气上逆而出现口臭,脘腹胀满或疼痛,大便秘结。若胃气上逆,则可恶心、呕吐、呃逆、嗳气。

3. 小肠

小肠,包括十二指肠、空肠和回肠,是机体对饮食物进行消化、吸收,下传其糟粕的重要脏器。

小肠上接胃之幽门,下口与大肠在阑门相连,是一个比较长的、呈迂曲回环叠积之状的管状器官。我国古代医学家在《灵枢·肠胃》和《难经·四十二难》中,对小肠的长短、形态、位置、重量等均有较详尽的记载。

小肠主要生理功能是受盛化物和泌别清浊。

（1）受盛化物

小肠接受胃所传下的食糜，进一步进行消化，将其中的精微物质吸收，故《素问·灵兰秘典论》说："小肠者，受盛之官，化物出焉"。"化物"即消化之意，是指饮食物通过小肠内进一步消化、吸收。将其中的精微物质吸收，并将糟粕下输于大肠。若小肠受盛化物的功能失常，临床上便可出现腹胀、腹痛、腹泻、便溏等症。

（2）泌别清浊

泌别清浊即分清别浊之意。小肠对饮食物消化吸收的同时，进行分清别浊的工作，将饮食物中的精微成分吸收，将食物残渣下输大肠，形成粪便，经肛门排出体外。将多余的水液经肾的气化渗入膀胱，形成尿液。正如明·张介宾注《素问·灵兰秘典论》所说的："小肠居胃之下，受盛胃中水谷而分清浊，水液由此而渗于前，糟粕由此而归于后，脾气化而上升，小肠化而下降，故曰化物出焉。"小肠泌别清浊的功能，与水液代谢有密切关系。《灵枢·经水》说："手太阳……内属小肠，而水道出焉。"说明小肠泌别清浊的过程也参与了水液代谢过程。小肠这一功能正常，水液和糟粕各走其道，则大便正常。如果小肠这一功能失常，就会出现小便短赤，大便稀溏。

4. 大肠

大肠居腹中，其上口在阑门处与小肠相接，其下端连接肛门。大肠的上段称为"回肠"，包括西医解剖学中的回肠和结肠上段；下端称为"广肠"，包括乙状结肠和直肠。大肠的主要生理功能是传化糟粕和主津液。

（1）传化糟粕

大肠接受由小肠下传的食物渣滓，吸收其中多余的水分，使食物残渣形成粪便，经广肠由肛门排出体外。故大肠被称作"传道之官"。正因为大肠主传导，及时而有规律地将水谷之糟粕由肛门排出体外，饮食物的消化才能"胃实而肠虚"，"肠实而胃虚"地正常进行。若大肠的功能失调，主要表现为传导失常和粪便的改变。大肠湿热，气机阻滞，可见腹痛下痢，里急后重;大肠实热,肠液干枯,可见便秘;大肠虚寒,水谷杂下,可见腹痛、肠鸣、泄泻。

大肠与肺有经络互相络属,构成表里关系。《灵枢·本藏》说:"肺合大肠。"肺的生理功能正常,肺气充足,则大肠的传导功能亦通畅。否则,若肺气虚弱或肺气宣降失常,皆可导致大肠传导功能的失常,出现气虚便秘。肺合皮毛,若人突然身体受到寒冷刺激,立刻出现腹泻症状。这都与"肺合大肠"有关。

（2）主津液

所谓大肠主津液是指大肠接受由小肠下传的含有大量水液的食物残渣,将其中的水分吸收,其糟粕成为粪便,这种功能亦称谓燥化作用。大肠吸收水液,参与体内的水液代谢,故说"大肠主津"。明·张介宾说:"大肠与肺为表里,肺主气,而津液由于气化,故凡大肠之或泄或秘,皆津液所生之病,而主在大肠也。"说明,大肠所主之津液,是由肺气所化,因此肺气不足,不能化津,或热结大肠,耗伤津液,均可造成大便或秘或泄的病变。若大肠虚寒,无力吸收水分,或传导太快,水分来不及吸收,则水与糟粕俱下,可出现肠鸣、腹痛、腹泻等症;若大肠实热,消烁津液,或传导过慢,水分吸收过多,大便津亏,肠道失润,又会导致便秘;若大肠湿热,则可见腹痛、泄泻或里急后重、下痢脓血。

5. 膀胱

膀胱位于小腹部,主要功能是贮存和排泄尿液。人体的水液代谢是通过肺、脾、肾等脏的共同作用,将津液布散全身,发挥其滋养、濡润机体的作用。其代谢后的浊液下归于肾,经肾气的蒸腾气化作用,再次升清降浊,清者复回流体内,重新参与水液代谢,浊者下输于膀胱,成为尿液,贮存起来,膀胱储存到一定容量,便及时自主地排出体外。这种排尿功能的正常与否,决定于肾与膀胱的升降气化作用。若肾和膀胱的气化、固摄作用失常,则膀胱开合失权,既可出现小便不利或癃闭,又可出现尿频、遗尿、尿失禁等症。

（三）奇恒之腑

奇恒之腑包括脑、髓、骨、脉、胆、女子胞。那么古人为什么将这些器官称之为"奇恒之腑"呢？原因是它们在形态上中空像腑,而在功能上则"藏精气而不泻"又像脏。为了既区别于腑,又区别于脏,故称"奇恒之腑"。髓、骨、脉、胆前已述及,这里仅对脑和女子胞作一介绍。

1. 脑

脑位于颅内,由髓汇集而成,故《灵枢·海论》说:"脑为髓之海"。《素问·五脏生成篇》说:"诸髓者,皆属于脑。"对于脑的作用,《内经》中已有简要的说明。如《素问·脉要精微论》说:"头者,精明之府。"《灵枢·大惑论》指出:目系"上属于脑"。明·李时珍明确指出:"脑为元神之府。"汪昂《本草备要》说:"人之记性,皆在脑中。"清·王清任《医林改错》中则把思维、记忆、语言及视、听、嗅等感觉功能皆归于脑。《灵枢·海论》还指出:"髓海不足,则脑转耳鸣,胫酸眩冒,目无所见,懈怠安卧。"足见,我国古代医学家对脑的认识与近代医学对脑的认识基本相同。

脑的功能在脏象学说中主要归属于心,"心藏神"是心的主要功能之一。但又提出"五脏皆藏神",即心藏神,主喜;肝藏魂,主怒;脾藏意,主思;肺藏魄,主悲;肾藏志,主恐。其中,特别是心、肝、肾与脑的关系更为密切。因为心主神明,五脏藏神都在心的统领和协调下而发挥作用;肝主疏泄,调节精神情志;肾藏精,精生髓,髓聚为脑。因此,对于精神、意识、思维、情志方面的病证,常以心为主,按照五脏来辨证论治。

2. 女子胞

女子胞又称胞宫,即子宫,位于小腹中,有孕育胎儿和定期产生月经的作用。《素问·五脏别论》首先提出女子胞之名。明·张景岳《类经》注此云:"女子之胞,子宫是也,亦以出纳精气而成胎孕者为奇。"因为它具有蓄藏精血、孕育胎儿的作用,故把它列为奇恒之腑之一。

（1）主月经

女子胞和肾脏及冲、任二脉的关系最为密切,因生殖机能由肾精所主,而冲、任二脉同起于胞中。当人发育到一定的年龄,肾中精气旺盛,冲、任二脉气血充足时,胞宫才能"月事以时下",具备了生殖和孕育胎儿的功能。《素问·上古天真论》说:"女子……二七而天癸至,任脉通,太冲脉盛,月事以时下,故有子。"明确指出,女子到了 14 岁以后,由于肾中精气开始旺盛,任脉通,太冲脉盛,性器官发育成熟,月经来潮,就有了生育功能。到了 40 岁以后,由于肾中精气逐渐衰减,天癸渐竭,冲任二脉的气血也逐渐衰少,月经紊乱,而至绝经。此外,胞宫与心、肝、脾三脏亦有密切关系。因为月经的产生,胎儿的孕育,都有赖于血液。心主血,肝藏血,脾不但能统血而且又是血液生化之源,故当心、肝、脾三脏功能失调时均可影响胞宫的正常功能而出现月经失调和不孕等疾患。故临床上见到妇女月经不调及胎孕等病证,首先要考虑到肾及冲任二脉的病变,其次要分析心、肝、脾三脏的功能是否正常,治疗时应多从肝肾方面着手。

(2) 孕育胎儿

月经正常来潮后,女子胞就具备了生殖和养育胎儿的能力,受孕之后,女子胞就成为保护胎儿、孕育胎儿的主要器官。由于胎儿的孕育主要依赖气血的充养,所以正常妊娠与心、肝、脾、肾及冲、任二脉均有密切关系。

三、脏腑之间的相互关系

人体是一个完整的有机体,是由脏腑、经络、五官、百骸等所组成。各脏腑之间,通过经络的联结作用,建立了不可分割的密切联系。中医学的脏象学说,不但系统地阐述了脏腑各自的生理功能,而且认为这些生理功能的正常运行,是脏腑之间相互依赖、相互配合、相互制约的结果。脏与脏,脏与腑之间在生理功能上互相联系、协作,在病理上又互相影响、传变,构成了一个有机的整体。

(一) 脏与脏之间的相互关系

1. 心与肺的关系

心肺同居上焦,心主血脉,肺主气,朝百脉;心主行血,肺司呼吸。故心肺两脏是气血相互为用的关系。心血和肺气是相互依存的。血的运行虽为心所主,但必须依赖肺气的推动,而气的输布亦需要血的运载。气寓于血中,二者不可分离,故有"气为血之帅,血为气之母"之说。在病理上,若肺气虚弱,则血液运行迟滞,可出现胸闷气短、心悸、唇青、舌紫等心血瘀阻之症候。若心气不足或心阳不振,血脉运行不畅,也会影响肺的宣降功能,从而出现咳喘、气促、胸闷憋气等肺气上逆的症状。

2. 心与脾的关系

心主血脉,脾统血为气血生化之源。心与脾之间的关系,主要表现在血液的生成和运行方面。心血赖脾气健运以化生,而脾气的运化功能又赖心血的滋养和心阳的推动。血液在脉管中正常循行,既赖心气的推动,又靠脾气的统摄,使血行脉中而不致溢出脉外。在病理上,若脾气虚弱,运化失职,则心血的化生不足,可导致心血不足;脾不统血而使血液溢出脉外,亦可导致心血亏损。若心血不足,血虚无以滋养于脾,则可致脾气虚弱。思虑过度会影响脾的运化功能,运化失常亦会导致心血不足。以上情况均可出现心悸、失眠、腹胀、食少、倦怠、面色无华等症,中医称之为"心脾两虚证"。

3. 心与肝的关系

心主血,肝藏血。心血充足,则肝有所藏,才能发挥其贮藏血液和调节血量的功能。心血充足,肝血亦旺,肝得阴血濡养,疏泄才能正常。反之,肝的疏泄功能正常,血行不致瘀滞,有助于心主血脉功能的正常进行。所以,心血不足和肝血亏虚,常常可见心悸、失眠、面色白、视物昏花、月经量少而色淡等血虚病证。另外,心藏神,肝藏魂,肝主疏泄,心主神志,都与精神情志有关。故《灵枢·本神》说:"肝藏血,血舍魂,肝气虚则恐,实则怒。……心藏脉,脉舍神,心气虚则悲,实则笑不休。"由此可知,在某些精神因素所致的疾病中,心烦失眠与急躁易怒等精神症状亦常同时并见。

4. 心与肾的关系

心为阳脏,位居于上,属火,其性易动;肾为阴脏,位居于下,属水,其性喜静;在生理状态下,心火下交于肾,使肾水不寒;肾水上济于心,使心阳不亢。如此心肾之阴阳、上下、水火之间,保持着相互制约、相互依赖的生理平衡。古代医家把这种心火下降、肾水上济的关系叫做"心肾相交"或"水火既济"。在病理情况下,若心阳衰微,心火不能下温肾水,以致水寒不化,上凌于心,可出现心慌气短、水肿、不能平卧等"水气凌心"的证候。若肾水不足,不能上济于心,或肾阳不足,不能蒸化肾水,上济于心,皆可导致心阳独亢,出现心悸、怔忡、心烦、失眠、健忘、耳鸣等证候。心火独亢于上,还可出现口舌生疮、口干少津、五心烦热等"阴虚火旺"的证候。

心主血,肾藏精,精血之间又能互相滋生。所以,肾精亏损与心血不足亦常互为因果。肾藏精、生髓、充脑,脑为精髓所汇聚的元神之府。肾精亏损,则"髓海空虚",便可出现神疲、健忘、眩晕、失眠、耳鸣、多梦等症。心主血脉而藏神,心血不足,亦常出现神疲、健忘、心悸、失眠、多梦等心神失常之症状。充分说明了心血和肾精在病理上互相影响的关系。

5. 肺与脾的关系

肺主气,司呼吸,脾主运化,为气血生化之源。肺与脾之间的关系,主要表现在气的生成和水液的代谢方面。肺吸入的清气与脾化生的水谷精气,是构成宗气的主要物质基础。脾的运化功能有赖于肺气的宣发和肃降功能予以资助,而肺气的生成也离不开水谷精微的不断充养,故说:"脾为生气之源,肺为主气之枢。"肺的宣降和通调水道,有助于脾运化水液;脾转输水液于肺,不仅是肺通调水道的前提,而且是肺中津液的来源。若脾气虚损,常会导致肺气不足;脾失健运,水液停聚,则生痰、成饮,影响肺的宣降,可见咳喘,痰多。故说:"脾为生痰之源,肺为贮痰之器。"反之,肺病日久,可致脾的运化失常,或脾气虚弱,出现纳食不化,腹胀,便溏,甚至水肿。

6. 肺与肝的关系

肺居上焦,其气肃降;肝居中焦,其气升发。肺与肝的关系,主要表现在气血的调节和气机的升降方面。肝气主升,肺气主降,相互协调,是维持人体气机正常升降的重要环节。如肝气升发太过,或肺气肃降不及,则可气火上逆,出现咳逆上气,甚则咯血,称为"肝火犯肺"。相反,肺失清肃,也可导致肝的疏泄不利,常在咳嗽的同时,出现胸胁胀痛,头晕头痛,面红目赤等症。

7. 肺与肾的关系

肾与肺的关系,主要表现在水液代谢和呼吸功能两个方面。肺主气,具有通调水道之功能,故为"水之上源"。肾主开阖,通过气化作用于膀胱。人体的水液代谢是一个多脏腑共同完成的复杂过程。进入人体的水液,通过胃的受纳、脾的运化、肺的宣降、三焦的通调、肾的气化,使清者上升于肺,输布于全身,以滋养脏腑、组织、器官。浊者经过肺的肃降,下流而归于肾,再经过肾的气化,使浊中之清者,升腾回流于肺,再次输布于全身,浊中之浊者下注膀胱而排出体外。如此循环,以维持人体水液代谢的动态平衡。

在呼吸功能方面,肺主呼气,肾主纳气,二者共同完成呼吸的出入升降运动。人体的呼吸功能虽为肺所主,但吸入之气,必须下纳于肾,才能保持呼吸均匀,气道通畅,故有"肺为气之主,肾为气之根"和"肺主呼气,肾主纳气"之说,说明肾也参与了人体的呼吸生理。肾的纳气功能主要是靠肾中阳气的作用,吸入之气,经过肺的肃降,才能使之下纳于肾,二者相互协同以维持人体气机的出入升降功能。当肾中阳气充足,肺得其温养才能气道通畅,呼吸匀调,气体出纳正常。若肾阳不足,摄纳无权,气便不得归元而上逆,就会出现呼多吸少,动则气喘,呼吸困难等症。中医学中的这一"肺肾相关理论",在防治慢性阻塞性肺疾病上确有一定的指导意义,应用得当,必能收到良好的效果。国内许多学者对慢性支气管炎、阻塞性肺气肿和支气管哮喘,采取"发作时治肺,缓解时治肾"的治疗方法,使这些疾病的远期疗效显著地提高。这一事实也说明"肾主纳气"是构成人体呼吸生理的重要一环。

8. 肝与脾的关系

肝主疏泄,脾主运化;肝藏血,脾生血、统血。肝与脾之间的关系,主要表现在消化和血液两方面。

　　脾胃的升降运化,有赖于肝气的疏泄,肝的功能正常,疏泄调畅,则脾胃升降正常,运化旺盛。若肝失疏泄,就会影响脾胃的升降、运化功能。临床常见有两种情况,一是肝气横逆,克伐脾脏,称为"肝脾不调",常见胸胁胀满、食欲不振、腹胀便溏等症;二是肝气横逆乘袭胃腑,称为"肝胃不和",常见胸胁胀满疼痛、胃脘痛、呕恶、嗳气泛酸等症。反之,脾病亦可影响及肝。若脾虚不运,气血生化无源,或脾不统血,失血过多,均可导致肝血不足;若脾失健运,水湿内停,久蕴成热,湿热郁蒸,使肝胆疏泄不利,则可形成黄疸。总之,肝病可以传脾,脾病可以及肝,在临床上都是常见的病证。

9. 肝与肾的关系

　　肾藏精,肝藏血,肝血与肾精是相互滋养,相互滋生的。《张氏医通》说:"气不耗,归精于肾而为精;精不泄,归精于肝而化清血"。肝血充盛,血可化为精,则肾精充盛,精足又可化生血。故有"精血同源"之论。肝阴须依赖肾阴的滋养,肝的功能才能正常。肝肾同位于下焦,同属于相火,故有"肝肾同源"之说。在病理上,肝肾二脏的病变常互相影响,如肾精亏虚,可导致肝阴不足;肝阴不足,亦可引起肾精亏损。再如肾阴不足,可引起肝阴不足而导致的肝阳偏亢;肝火太盛,亦可下灼肾阴,导致肾阴不足,凡此种种均为临床所常见。

10. 脾与肾的关系

　　肾为先天之本,脾为后天之本。脾的健运,须借助于肾阳的温煦作用,才能充分吸收饮食物的营养成分,故有"脾阳根于肾阳"之说。肾主藏精,其精有先后天之分。先天之精禀受于父母,后天之精来自饮食物,经过脾的健运化生而生成。故《素问·上古天真论》中说:"肾者主水,受五脏六腑之精而藏之。"这里所说的"五脏六腑之精",即是后天之精。也就是说,肾所藏的先天之精,必须依赖脾所化生的后天之精的滋养,才能不断得到补充和完善。因此,在生理功能上,肾与脾是相互资助、相互促进的。在病理上亦常互相波及,譬如肾阳不足,不能温煦脾阳,就会出现腹部冷痛、下利清谷或五更泄泻、水肿等症。若脾阳久虚,进而损及肾阳,除出现脾阳虚的上述症状外,还可见畏寒肢冷、腰酸腿软、或腰部冷痛,或见男子阳痿、早泄、遗精,女子不孕等肾阳虚症状。临床上见到以上两种情况,可统称为"脾肾阳虚"证。

(二)脏与腑之间的相互关系

1. 肝与胆

胆附于肝,肝之经脉,属肝络胆,胆的经脉属胆络肝。胆汁来源于肝,故《东医宝鉴·内景篇》说:"肝之余气,溢入于胆,聚而成精"。说明肝与胆,相依为用。胆汁所以能正常排泄和发挥其作用,有赖于肝的疏泄功能。反之,肝的疏泄失常,就会影响胆汁的分泌与排泄。胆汁排泄不畅,又会影响肝的疏泄。因此,肝胆的病症常常同时出现。临床上疏肝作用的药物,都有利胆的功效。

2. 心与小肠

心的经脉属心络小肠,小肠的经脉属小肠络心。二者通过经脉的互相络属构成表里关系。在正常情况下,心阳下达布于小肠,则小肠"受盛化物""泌别清浊"之功能正常。在病理上表现较为突出的,如心火过盛,移热于小肠,便会影响小肠"泌别清浊"的功能,煎灼津液,引起尿少、尿赤、尿热、尿痛等小肠火热症状。反之,若小肠有热亦可循经上炎于心,可见心烦、舌赤、口舌生疮等症。故在临床治疗上述病症,泻心火、利小便的药物常常并用。

3. 脾与胃

脾与胃通过经脉的络属构成表里关系。脾与胃运纳协调,升降得宜,燥湿相济,共同完成饮食物的消化吸收和水谷精微的输布,故称脾胃为"后天之本""气血生化之源"。

脾主运化,胃主受纳,共同完成饮食物的消化、吸收及其精微的输布,以营养全身。脾气主升,胃气主降。脾气升清,使水谷之精微得以上输于脾;胃气下降,食物残渣才能得以下行而排出体外。同时,脾胃的升降功能,也是人体气机上下升降的枢纽。脾为阴脏,喜燥恶湿;胃为阳腑,喜润恶燥。脾与胃燥湿相济,升降得宜,阴阳相合,二者相辅相成,人体饮食物的消化、吸收功能才能正常进行。在病变时,若脾脏受邪,运化失职,清阳不升,可影响胃的受纳与和降,出现食少、恶心、呕吐、腹胀痛等症。若胃腑受病,胃失和降,亦可影响脾的升清与运化,出现腹胀、泄泻等症。故《素问·阴阳应象大论》说:"清气在下,则生飧泄;浊气在上,则生䐜胀。"在治疗上,治脾用药宜燥,治胃用药宜润。于此,临床常运用的健脾消导或醒脾和胃等脾胃同治的方法也就不难理解了。

4. 肺与大肠

肺与大肠通过经络的相互络属而密切联系。大肠的传导作用,依靠肺气的肃降。肺气的吸附和肃降,亦与大肠的传导有关。肺气肃降正常,大肠传导如常,则粪便排出通畅。若肺气失于肃降,津液不能下达,可见大便困难;肺气虚弱,气虚推动无力,可见大便秘结,临床称"气虚便秘";若气虚不能固摄则可见大便溏泄。若大肠实热积滞,腑气不通,则又可引起肺气宣降失常,而产生咳喘胸满等症。

5. 肾与膀胱

肾与膀胱有经脉互相络属,互为表里。膀胱的贮尿和排尿功能,全依赖于肾的气化功能。肾气充足,则固摄有权,膀胱开阖有度,排尿功能才能正常。如果肾气不足,气化失常,固摄无权,则膀胱开阖失度,可出现小便不利或失禁、遗尿、尿频等症。故在临床上见到尿液潴留和排泄失常的病症,除膀胱本身外,多与肾气虚弱有关。老年人的尿失禁,亦多由肾气衰弱所引起。

(三)腑与腑之间的关系

五腑的主要功能是"传化物"。在饮食物的消化、吸收及废物的排泄等过程中,腑与腑之间亦相互联系,密切配合。

饮食入胃,经胃的腐熟和初步消化,下传于小肠。小肠进一步消化,胆排泄胆汁进入小肠以助消化。经过小肠分别清浊,清者为水谷精微和津液,经脾的转输,以营养全身。浊者为剩余的水液和食物残渣。水液经肾的气化,一部分渗入膀胱,形成尿液,再经肾和膀胱的气化,排出体外。进入大肠的糟粕,经燥化与传导作用而为粪便,由肛门排出体外。在饮食物的消化、吸收和糟粕的排泄过程中还有赖于胆汁的输泄以助消化。由于五腑传化水谷,需要不断地受纳、消化、传导和排泄,宜通畅不宜留滞,故《素问·五脏别论》有:"传化物而不藏"和"胃实而肠虚""肠实而胃虚"的论述。后世医家所谓"六腑以通为用"和"腑病以通为治"的理论,即是根源于此。

在病理上,腑与腑之间亦可相互影响。如果胃有实热,消灼津液,可使大便燥结,大肠传导不利。大便燥结,便秘不行,亦可影响胃的和降,导致胃气上逆,出现呕恶、口臭、食欲不振等症。胆火炽盛,常可犯胃,可见呕吐苦水。脾胃湿热,侵及肝胆,则使胆汁外溢,可见黄疸等病证。

四、精、气、血、津液、神

精、气、血、津液是构成人体和维持人体生命活动的基本物质。这些物质的生成和代谢,有赖于脏腑经络及组织器官的生理活动,而脏腑经络及组织器官的生理活动又必须依靠气的推动和温煦及精、血、津液的滋养和濡润功能。因此,精、气、血、津液与脏腑经络及组织器官的生理和病理皆有密切的联系。神是人体生命活动的总体表现,也是精、气、血、津液旺盛与否的外在表现。精、气、血、津液旺盛,人才能表现出精神健朗,神志清晰,思维敏捷。

(一)精

精是具有生命活力的精微物质,也是构成人体和维持人体生命活力的基本物质。故《素问·金匮真言论》说:"夫精者,身之本也。"指出精是生命的根本。凡人体内的一切具有支持生命活动及生殖机能的精微物质,统称谓精。精分先天之精和后天之精两大部分。先天之精,秉受于父母,是构成胚胎的原始物质,也称生殖之精;后天之精来源于饮食物所化生的水谷之精,是维持人体生命活动所必需的物质基础,故又称脏腑之精。就人体而言,精既是构成人体的基本物质,又是人体生长、发育、生育繁殖及脏腑组织器官功能活动的物质基础。在构成人体与营养人体的生命活动中,先天之精不断地依靠后天水谷精微的充养,乃得以滋养壮大,从而维持着生命的正常活动。先天之精和后天之精均藏于肾,成为肾精的重要组成部分,故《素问·上古天真论》有"肾受五脏六腑之精而藏之"的说法。由此可见,精在人体是非常重要的物质,是生命的基础,功能活动的源泉。人若精气充盈,五脏充盛,则身体强壮,精神健朗,抗病力强,不易招受病邪。《金匮真言论》说:"夫精者,生之本也,故藏于精者,春不病温。"反之,若精气亏损,则身体虚弱,精神萎靡,抗病力弱,容易遭受病邪侵害。因此精的充沛与否,对人体正气有直接关系,精充则正气旺,精衰则正气弱。

(二) 气

中医学认为,气是人体内活力很强的、运行不息的极其细微物质,是构成人体和维持人体生命活动的最基本物质。气运行不息,推动和调控着人体内的新陈代谢,维系着人体的生命进程。一旦气的运行停止,则意味着生命的终止。

1. 气的生成和运动

人体之气是由先天之气、后天水谷之气及自然界的清气,通过肺、脾胃和肾等脏腑的协同作用而生成。先天之气来源于父母的生殖之精。人在出生之前,受之于父母的先天之精,化生先天之气,成为人体之气的根本。后天之气包括水谷之气和自然界的清气。水谷之气来源于饮食物,饮食物被摄入人体后,经过脾胃的腐熟作用,化生为水谷精微,再通过心肺之气的布散,输布于全身,以维持脏腑组织的功能活动,成为人体气的主要部分。

气的运动称作"气机",气的运动有多种形式,可归纳为升、降、出、入四种基本形式。所谓升,就是指气由下而上的运动;降,是指气自上而下的运动;出,是指气由内向外的运动;入,是指气自外向内的运动。由于气的升、降、出、入运动,推动和激发着人体的各种生理功能,而且只有在脏腑、经络等组织器官的生理活动中,才能得到具体体现。如肺的呼吸功能,呼出浊气是出,吸入清气是入;肺气宣发为升,肃降为降;脾胃的消化功能,脾主升清,胃主降浊。虽然各个脏腑的生理活动形式有所侧重,但从整个机体的生理活动来看,气的升和降、出和入之间,必须协调平衡,只有这样,才能保持"气机调畅"。只有气机调畅,才能维持正常的生理功能。如肝、脾主升,肺、胃主降;心火下降,肾水蒸腾等。

2. 气的功能

气对人体具有十分重要的作用,它既是构成人体的基本物质之一,又是推动脏腑功能活动的动力。分布于人体不同部位的气,有其各不相同的功能特点,概括起来有以下五个方面。

（1）推动作用

气是一种活力很强的精微物质,能激发和促进人体的生长发育,激发和促进各脏腑、经络等组织器官的生理功能,推动血的生成和运行,以及津液的生成、输布和排泄等。当气的推动作用减弱时,可影响人体的生长发育,出现生长发育迟缓或早衰;脏腑、经络等组织器官的生理功能减退,出现血液和津液生成不足,运行迟缓,输布、排泄障碍等病理变化。

（2）温煦作用

阳气气化产热是人体热量的来源。气能维持人体体温的相对恒定,维持人体各脏腑、经络、组织等正常生理活动,维持人体精、血、津液等液体物质正常的循行和代谢。若气的温煦作用减退,阳气不足,产热过少,则可见虚寒性病变,表现为畏寒喜暖、四肢不温以及脏腑生理功能衰退、精血和津液代谢减弱、运行迟缓等虚寒证。

（3）防御作用

《素问·生气通天论》说:"阳者,卫外而为固也。"说明,人体的卫气布散于肌表,既有防御外邪入侵袭的功能,又有与侵入的病邪产生抗争的作用。人体的阳气旺盛,则肌腠固密,病邪无从入侵。相反,若阳气不能卫外,则腠理疏松,病邪得以随时入侵,正如《素问·评热病论》所说:"邪之所凑,其气必虚"。若气的防御功能减弱,则易于受邪而患病,或患病后不易痊愈。

（4）固摄作用

固摄作用指气对血、津液、精液等液态物质有一种统摄、控制的作用。气能统摄血液,使其在脉中正常运行,不致溢出脉外;固摄汗液、尿液、唾液、胃液、肠液,使其有规律地分泌、排泄;固摄精液,防止其妄加排泄。因此,若气的固摄作用减弱,则可导致体内液态物质的大量丢失。如,气不摄血可引起各种出血;气不摄津可引起自汗、多尿、小便失禁、流涎、泛吐清水、泄泻滑脱等;气不固精可以引起遗精、滑精、早泄等病症。

（5）气化作用

人体内精微物质的化生及其转化,叫做气化。精微物质的化生以及精微物质转化为功能和废物,都是气的作用。气化作用主要表现在两个方面:一是指精、气、血、津液的化生及其相互转化,即是精气之间的相互化生。二是指脏腑的某种功能活动,及体内代谢产物的产生和排泄。如尿液的产生和排泄是肾和膀胱的气化作用。如果机体的气化功能失常,则能影响到气、血、津液的新陈代谢,影响到汗液、尿液、糟粕的排泄,从而导致各种代谢异常的病变。所以说气化作用过程,实际上是体内物质代谢的过程,是物质转化和能量转化的过程。

3. 气的分类

人体的气充沛于全身,由于来源、分布部位和功能特点的不同而有不同的名称。

（1）元气

元气又称"原气""真气",是人体最基本、最重要的气,是人体生命活动的原动力。元气有促进和调节人体生长发育、生殖以及推动和调控各脏腑、经络、形体、官窍生理活动的作用。元气主要由肾中精气所化生,并依靠后天水谷精气的滋养不断充盛而成。元气的盛衰与先天禀赋及后天的营养,特别是肾和脾胃的功能有密切关系。元气发于肾,以三焦为通道,循行全身,内而五脏六腑,外而肌肤腠理,无处不到。人体各脏腑组织得到元气的激发,才能各自发挥其不同的功能。由此可见,元气充沛,脏腑组织功能健旺,身体健康而少病。若因先天禀赋不足,或后天失调,或久病损伤元气,则会出现元气虚弱,脏腑虚衰,机体抗病能力低下而多病。

（2）宗气

宗气是由肺所吸入的清气与脾胃运化而来的水谷精气相结合而成。宗气的盛衰与肺、脾胃的功能密切相关。它的主要功能是促进肺的呼吸和推动血液的运行。如《灵枢·邪客》说:"宗气积于胸中,出于喉咙,以贯心脉,而行呼吸焉。"临床上凡语言、声音、呼吸的强弱,以及气血的运行,心搏的强弱和节律,肢体的活动和寒温等均与宗气的盛衰有关。

（3）营气

营气主要由脾胃运化的水谷精微所化生,是水谷之气中比较柔润,并富有营养的物质。它分布在血脉之中,是血液的重要组成部分。营运于全身而发挥其营养作用。故《素问·痹论》说:"营者,水谷之精气也,和调于五脏,洒陈于六腑,乃能入于脉也,故循脉上下,贯五脏,络六腑也。"由于营气存在于血液之中,对于血液的生成具有重要的催化作用,所以《灵枢·邪客》说:"营气者,泌其津液,注之于脉,化以为血。"正因为营与血气有着如此密切的关系,故常常相提并论称之谓"营血"。

（4）卫气

卫有护卫、保卫之意。卫气是行于脉外而具有保卫作用的气。卫气与营气相对而言,属于阳,故又称"卫阳"。卫气来源于脾胃运化的水谷精微中慓悍滑利的部分,属于阳气之一。故《素问·痹论》说:"卫者,水谷之悍气也。"卫气其性慓悍滑利,不受脉道的约束,行于经脉之外,外而肌腠皮毛,内而胸腹脏腑,布散全身。故卫气的主要功能是防御外邪入侵,温养机体全身,调节控制腠理的开阖和汗液的排泄。因此,卫气充盛则护卫肌表,不易招致外邪侵袭;卫气虚弱则常易于感受外邪而发病。卫气充足,则可维持人体体温的相对衡定。若卫气虚亏则温煦之力减弱,易致风、寒、湿等阴邪乘虚侵袭肌表,出现阴盛的寒性病变。卫气能调节腠理的开阖和汗液的排泄,使机体维持相对衡定的体温,从而保证了机体内外环境之间的协调平衡。

(三) 血

血即血液,是构成人体和维持人体生命活动的基本物质之一。脉是血液运行的管道,起着约束血液运行的作用,故又称为"血府"。如因某种原因,血液在脉中运行迟缓、涩滞,停积不行则成为瘀血。若血液在脉中运行受阻,或溢出脉外,便成为"离经之血"。离经之血若不能及时排出或消散,即变为瘀血。

1. 血的生成

血液的生成主要来源于脾胃化生的水谷精微,如《灵枢·决气》说:"中焦受气取汁,变化而赤是谓血"。由于脾胃接受食入的水谷,经腐熟消化之后,摄取其中的精微,成为血液生成的基本物质。水谷精微经脾的运化上输于肺,与肺吸入之清气结合,再通过心肺的气化作用,注之于脉,化而为血。另一方面,精和血的关系非常密切,它们可以相互转化。肾藏精,精生髓,精髓可以化血,诚如《张氏医通》所说:"气不耗,归精于肾而为精,精不泄,归精于肝而化清血"。此即后世"精血同源"学说之由来。由此可知血的生成,是以水谷精微和精髓作为物质基础,通过脾、胃、肺、心、肾、营气的共同作用而完成的。

2. 血的功能

血在气的推动下,内至五脏五腑,外达皮肉筋骨,循行全身,对全身组织器官起着营养和滋润作用。正由于血的营养作用,五脏五腑、四肢百骸才能发挥正常功能。正如《素问·五脏生成论》说:"肝受血而能视,足受血而能步,掌受血而能握,指受血而能摄。"张介宾在此基础上对血的作用进行了更全面地说明。《景岳全书·血证》说:"凡为七窍之灵,为四肢之用,为筋骨之和,为肌肉之丰隆,以至滋脏腑,安神魂,润颜色,充营卫,津液得以通行,二阴得以调畅,凡形质所在,无非血之用也。是以人有此形,惟赖此血,故血衰则形萎,血败则形坏。而百骸表里之属,凡血亏之处,则必随所在而各见其偏废之病,倘至血脱,则形何以立?亡阴亡阳,其危一也。"同时,血又是神志活动的物质基础,故有"神为血气之性"之说。人的神志活动虽由心所主,但其功能的产生必须得到血的供养,血气充盛,血脉通畅,人才能神志清晰,精神健朗,思维敏捷。故《素问·八正神明论》说:"血气者,人之神。"《平人绝谷》说:"血脉和利,精神乃居。"都说明神志的产生是以血气为其物质基础的。

3. 血的循行

血液循行于脉管之中,循环不已,流布全身,发挥其营养全身作用。血液的正常循行,是由于心、肺、肝、脾共同作用的结果。心主血脉,心气是推动血液运行的主要动力。肺主气,又朝百脉,肺气与宗气的功能就是贯心脉以行气血,血液才能输布全身。肝主藏血,具有贮藏血液和调节血量的功能。脾主统血,血液的循行有赖于脾气的统摄,方能不溢于脉外。由此可见,血液的正常循行,是在多脏腑的相互配合下进行的。其中任何一脏的功能失调,都可以引起血行失常的病证。例如,心气不足,血运无力,进而可导致心血瘀阻证。肺气(或宗气)不足,则血行无力,可引起瘀血证。脾气虚不能统摄血液,可产生各种出血证。肝血不足,可见妇女月经量少,甚至闭经;肝气不调,疏泄失职,又可导致吐血、衄血及妇女崩漏等症。

(四)津液

津液是人体内各种正常水液的总称,包括各个脏腑组织器官内的液体及其正常的分泌物,如肺津、胃液、肠液、唾液、涕、泪等,是构成人体和维持人体生命活动的基本物质之一,是人体必不可缺少的组织成分。

中医学认为,津和液是有区别的。它们虽然同属于水液,同源于饮食物,均有赖于脾胃所生成,但在性状、功能及其分布部位等方面又有区别。一般来说,性质清稀,流动性大,主要布散于体表皮肤、肌肉和七窍,并能渗注于血脉,起滋润作用的,称为津。性质较稠厚,流动性小,灌注于关节、脏腑、脑、髓等组织,起濡养作用的,称为液。由于津和液可以互补转化,所以在临床上津和液不再严格区分,而统称为"津液"。

1. 津液的生成、输布与排泄

津液的生成主要来源于饮食水谷,通过脾胃的腐熟和运化及有关脏腑的密切配合而形成。《素问·经脉别论》说:"饮入于胃,游溢精气,上输于脾,脾气散精,上归于肺,通调水道,下输膀胱,水精四布,五经并行。"这是对津液的形成与输布的简要说明。饮食物在通过胃的"游溢精气",小肠的"分清别浊"和大肠的"传导"过程中,吸收部分水分,其清者经脾的运化,即为津液。进入大肠的多余水分,经过重吸收,又化为津液。

津液的排泄主要有两个途径:一部分是通过肺气的宣发功能,由肺呼出体外和化为汗液经皮肤排出;一部分经过肾的气化,化为尿液,经膀胱排出。

由此可见,津液的代谢有赖于多脏腑组织,尤以肺、脾、肾最为重要。若肺、脾、肾三脏功能失调,均可影响津液的生成、输布与排泄。津液代谢的平衡一旦受到破坏,临床上便会出现伤津、脱液等津液不足表现,或水湿、痰饮等津液输布或排泄障碍,引发水肿、腹水等水液停聚的病症。

2. 津液的主要生理功能

(1)滋润和濡养作用

滋润和濡养作用表现为布散于体表的津液能滋养皮毛和肌肉,渗入于体内的津液能润泽脏腑,输注于孔窍(如泪、涕、唾液等)的津液能润泽眼、耳、鼻、口等官窍,渗注于骨、脊、脑的津液能充养骨髓、脊髓和脑髓,流入关节的津液能滋润关节和滑利关节。

(2)补充血液容量作用

津液是血液的重要组成部分,与营气共同渗注于脉中,化生为血液,循环全身发挥滋润、濡养作用。《灵枢·邪客》说:"营气者,泌其津液,注之于脉,化以为血。"说明津液和血液之间是相互渗透、相互为用的。津液有调节血液浓度的作用,当血液浓度增高时,津液就渗入脉中以稀释血液。《注解伤寒论·平脉法》说:"水入于经,其血乃成",就是指此而言。由于津和血互相渗透,所以,当机体的津液亏乏时,血中之津液可以从脉中渗出以补充体液。汗是津液所化,所以大出血的病人不宜用发汗法,汗出过多的病人亦不宜用耗伤血的药物。故《灵枢·营卫生会》说:"夺血者无汗,夺汗者无血。"

(五) 神

神有广义和狭义之分。广义的神是指人体的生命活动及其外在表现。如《素问·五常政大论》所说:"根于中者,命曰神机,神去则机息;根于外者,命曰气立,气止则化绝。"这里所说的"神",就是对人体生命活动的概括。狭义的神,是指人的精神活动,包括人的意识、思维、情志、感觉、智能等。这些神志活动虽各有区别,但总体主宰者是心。故《灵枢·本神》说:"所以任物者,谓之心。"《素问·灵兰秘典论》说:"心者,君主之官,神明出焉。"《灵枢·邪客》说:"心者,五脏六腑之大主,精神之所舍也。"这里所说的"神明""神""精神"等,都是指心所主宰的神志,即人的精神、意识和思维活动。

1. 神的生成

神在人的生命之初即产生了,如《灵枢·本神》说:"两精相搏谓之神"。说明人一生下来,就有了本能活动,随着后天水谷精微的滋养,神的功能日趋完善。所以,《灵枢·平人绝谷》说:"神者,水谷之精气也。"《素问·八正神明论》说:"血气者,人之神。"说明了先天之精和后天水谷精气相结合是产生神(生命)的物质基础。

中医学认为,形神合一。形乃神之宅,神乃形之主。形存则神在,形亡则神灭。如《素问·上古天真论》说:"形与神俱。"《灵枢·天年》说:"百岁五脏皆虚,神气皆去,形骸独居而终矣。"

2. 神的作用

神为心所主,总领各脏腑的功能活动。如《素问·灵兰秘典论》说:"心者,君主之官也,神明出焉。"又说:"主明则下安,……主不明则十二官危。"古人所说的十二官,指五脏六腑和膻中。

人的精神活动对人体的健康有直接影响,七情和谐,精神内守,脏腑功能正常,人体健康。七情过激,气血失和,脏腑功能失调,易于患病。

神气的盛衰是反映人体生命活动和病理变化的重要指针。人体精气充沛,气血调和,血脉充盈,生命活动健壮,神气表现旺盛,可见精神健朗、面色红润光泽,双目炯炯有神;反之,精气不足,血脉空虚,脏腑功能失调,神气表现衰败,则见精神萎靡,面无光泽,目无神采。所以《素问·移情变气论》说:"得神者昌,失神者亡。"因此,观察人的神气可以判断人体健康状况及病势的轻重安危,是望诊的重要内容。

(六) 精、气、血、津液、神的相互关系

人体是一个有机的整体,精、气、血、津液、神之间相互依存,相互化生,相互制约。从人体生命活动来看,人体可分为形、神两大部分。精、气、血、津液属于"有形物质",是人体内的精微物质,是产生一切功能活动和维持生命的物质基础。神属"无形物质",是人体生命活动的外在表现,包括精神、意识、思维活动,并产生于有形物质的基础上。现将它们之间的关系分述如下。

1. 气和血的关系

气和血是构成人体两大基本物质。《景岳全书·血证》说:"人有阴阳,即为血气。阳主气,故气全则神旺;阴主血,故血盛而形强。人生所赖,唯斯而已。"气和血皆为水谷所化,气属阳,血属阴,二者不可分离。气具有推动、温煦的作用;血具有营养、滋润的作用。因此二者无论在生理或病理上都是相互依存,相互滋生,相互制约,相互影响的。

气为血之帅,主要表现在以下几方面。

气能生血:从饮食物转化为水谷精微,再从水谷精微转化为营气和津液,营气和津液再转化为血,都离不开气和气化的作用。气足则血充,气虚则血虚。所以气虚常可以进一步导致血虚,而见气短、乏力、面色不华、头昏、眼花、心悸等气血两虚症候。临床治疗时常于补血药中,配以益气之品,就是取"气能生血"之义。清·吴鞠通《温病条辨·治血论》中说:"故善

治血者,不求之有形之血,而求之无形之气。"《成方切用·独参汤》说:"盖有形之血不能速生,无形之气所当急固。"

气能行血:血的循行主要有赖于心气的推动,肺气的输布,肝气的疏泄。《血证论·阴阳水火气血论》说:"运血者即是气。"气行则血行,气虚、气滞皆可引起血行不畅,甚至导致血瘀。故临床上治疗血瘀证时,常于活血化瘀药中配以补气药,或行气药,才能获得较好的疗效。

气能摄血:"脾统血",脾气有统摄血液的作用。脾气健旺,统摄功能正常,血液才能正常运行于脉络之中,而不致溢出脉外。若脾气虚弱,失去对血液的统摄作用,则会导致各种出行性疾病,称为"气不统血"或"脾不摄血"。治疗时必须用健脾益气的方法,方能达到止血的目的。

血为气之母,主要表现在以下几方面。

血能载气:气存在于血液之中,血是气的载体,气必须依附于血。若气失去血的依附,则便浮散而无根。《医学真传·气血》说:"人之一身皆气血之所循行,气非血不和,血非气不运,故曰气主煦之,血主濡之。"《血证论·阴阳水火气血论》说:"守气者,即是血。"都是说明气和血相辅相成的关系。所以,大出血时,往往气随血脱,急当益气固脱。

气能行血:气存血中,血以载气的同时,血不断为气的功能活动提供物质基础,使其不断得到补充,所以气不能离开血而存在。气与血相辅相成两者的关系不可分割。所以周澂之《读医随笔·气能生血,血能藏气》说:"气充则血耗,血少则气散,相辅而成,不可偏者也。"

2. 气与津液的关系

气属阳,津液属阴。津液的生成、输布与排泄主要依赖于气的升、降、出、入运动,离不开肺、脾、肾、三焦的气化功能。肺气的宣发、脾气的运化、肾阳的温化和三焦的气化作用,保证了津液的生成、输布和排泄的正常运行。若气的功能障碍,则会影响津液的代谢而发生病变。若气化失职,则水液停留,或为痰饮,或为水肿。若气虚不固,开合失司,可引起自汗、多汗、多尿、遗尿,甚至小便失禁等津液代谢失常的病变。另外,气须依附血和津液而存在,津液损伤,也必然导致气的损伤。如大汗、大吐、剧烈腹泻,皆可导致"气随液脱"的亡阳证。水液停留,痰饮积聚,亦能阻碍气机的流畅,即所谓"水停则气阻"的病理变化。

3. 津液与血的关系

津液与血都是水谷精微所化,二者相互渗透,相互转化,故有"津血同源"之称。它们又都是人体内液体状态的精微物质,营养、滋润是它们的共同功能。津液与血同属阴,在生理上津液是血液的重要组成部分,津液渗入脉中即扩充了血的容量。如《灵枢·痈疽》:"中焦出气,如露,上注溪谷而渗孙脉,津液和调,变化而赤为血。"反之,血液中清稀部分渗出脉外,即为津液。在病理情况下,如果失血过多,血管外的津液就会大量渗入于脉中,可导致脉外的津液不足,出现口渴、尿少、皮肤干燥,中医称作"耗血伤津";津液大量耗损,不仅渗入脉中的津液不足,甚至血脉中的一部分津液还可渗出脉外,导致血脉空虚,称为"津枯血燥"。临床上治疗失血的病证,不宜使用发汗药;治疗大汗伤津的病人,不要用温燥耗血的药物。故《灵枢·营卫生会》说:"夺血者无汗,夺汗者无血。"《伤寒论》第八十六条云:"衄家,不可发汗,汗出必额上陷,脉急紧,直视不能眴,不得眠。"八十七条云:"亡血家,不可发汗,发汗则寒栗而振。"以上都说明了津液与血的关系,并指出了在疾病过程中应当注意的事项。

4. 精与气、血的关系

精能化气,气能生精,精与气相互滋生,相互依存。特别是肾精和肾气互生互化,互为体用,常合称为肾中精气,是构成人体生命活动的物质基础。若肾精不足,则可导致肾气虚;肾气虚,亦可引起肾精不足,在临床上常可出现腰痛、脱发、耳鸣、牙齿松动、记忆力减退、性功能低下等。

精能生血,血能化精,精与血相互滋生,相互转化,故有"精血同源"之称。血虚可致精亏,精亏也可导致血虚,形成精血亏损。

5. 神与精、气、血、津液的关系

精、气、血、津液是神的物质基础,神是精、气、血、津液生理活动和病理

变化的外在表现。产生神的物质基础充盛,则人精神活动正常,精力旺盛,思维敏捷;反之,精、气、血、津液化生不足,便可导致神的活动紊乱,精神失守,神气衰微。

五、三焦学说

自古以来中医把三焦列为六腑之一,但由于找不出与五脏相对应的表里关系,故又将三焦称之谓"孤腑"。六腑之中胆、小肠、胃、大肠、膀胱五腑均为有形之腑,唯独三焦是一个无形的概念。所以,历代医家对三焦的形体亦有许多争论。争论的焦点是有形和无形的问题。主张"有名无形"论述的医家,主要根据《难经·十八难》所说:"脏唯有五,腑独有六,何也?然,所以腑有六者,谓三焦也。有原气之别焉,主持诸气,有名而无形"。虽然它是有名无形,但都一致认为它有一定的功能。这种功能主要和命门相火、肾间动气联系起来,认为三焦只不过是一种原气而已,从而也就形成了"三焦气化"学说。主张"有名有形"论述的医家,主要是根据《灵枢·营卫生会》所说的:"上焦出于胃上口,并咽以上,贯膈而布胸中,……;中焦亦并胃中,出上焦之后,……下焦者,别回肠,注于膀胱而渗入焉。"后世医家,如明·虞抟《医学正传·医学或问》谓"胸中肓膜之上,曰上焦;肓膜之下,脐之上,曰中焦;脐之下,曰下焦,总名曰三焦。"清·唐容川《血证论·脏腑病机论》称三焦"即人身上下内外相联之油膜也"。近世学者从形态学、生理学方面来认识三焦,如陆渊雷、章太炎则认为是淋巴系统,有的认为是组织间隙等。

笔者认为,三焦既不能看作有形之腑,也不能列入五腑之中。它是古人根据脏腑所处的人体部位划分了三个区域,用气化学说阐述了三个区域内的脏腑生理功能和其相互联系。所以,它只是一种讲人体气化运行的学说,而不能作为一腑列入五腑之中。

(一)三焦学说的起源与形成

三焦学说导源于《内经》《难经》,将人体胸腹腔划分成三个生理、病理区域横膈以上为上焦，横膈以下至脐为中焦，脐以下为下焦。如《灵枢·营卫生会》指出："上焦出于胃上口，并咽以上，贯膈而布胸中"，"中焦亦并胃中"，"下焦者，别回肠，注于膀胱而渗入焉"。《难经·三十难》也说："上焦者，在心下，下膈，在胃上口"，"中焦者，在胃中脘，不上不下"，"下焦者，当膀胱上口"。足见，古人所说的三焦，实际上指的就是胸腔和腹腔。如明·张景岳注《灵枢·本输》中说："盖即脏腑之外，躯体之内，包罗诸脏，一腔之大腑也。"至于三焦的功能，《内经》和《难经》已作了论述。如《灵枢·营卫生会》说："上焦如雾，中焦如沤，下焦如渎。"《难经·三十一难》进一步指出上、中、下三焦在物质代谢过程中的不同作用，如上焦"主内而不出"，中焦"主腐熟水谷"，下焦"主分别清浊，主出而不内，以传导也"。说明，三焦的生理功能实际上就是所在脏腑的生理功能。如上焦包括心、肺的功能；中焦即脾、胃和肝的功能；下焦即肾、膀胱、小肠、大肠的功能。到了金元时期，温病学家将三焦学说应用于病理学上，特别是温病学派，对三焦病机的研究，更加广泛深入。如金元四大家之一的刘河间，不仅从多方面论述了外感、内伤疾病的三焦病机变化，还根据三焦病变作为外感热病的分期，即上焦为初期，中焦为中期，下焦为后期。到了清代，逐步形成了以卫气营血和三焦病机为核心的温病学理论体系。如喻嘉言强调瘟疫的三焦病机定位。他在《尚论篇·驳正序例》中说："然从鼻从口所入之邪，必先注中焦，依次分布上下。"对温病学作出杰出贡献的叶天士，在创立卫气营血理论阐明温病病机的同时，并论及了三焦所属脏腑的病理变化及其治疗方法。继叶氏之后，著名温病学家吴鞠通，系统论述了三焦所属脏腑的病机及其相互传变的规律。同时依据病机确立了三焦辨证纲领和总结出了相应的治疗方药。至此，三焦病机学说臻于完善。

（二）三焦的生理功能

由于三焦纵贯于人体躯壳之内的上、中、下三部，包罗诸脏腑，所以其生理功能和相应脏腑的生理功能是分不开的。

1. 总司人体的气化功能

三焦有总领五脏五腑、营卫、经络、内外、上下之气的功能,五脏五腑的气化功能都是通过三焦来实现的。如《难经·三十一难》说:"三焦者,水谷之道路,气之所终始也。"《三十八难》谓三焦"有原气之别焉,主持诸气"。《六十六难》说"三焦者,原气之别使也,主通行三气,经历于五脏六腑。"原气是人体的根本之气,它源出于肾,通过三焦而输布全身,推动脏腑气化功能,为人体生化动力之源泉。换言之,人体的元气,是通过三焦而运行于全身,故称三焦为元气循行之通道。《中藏经·三焦虚实寒热证顺逆》说:"三焦者,人之三元之气,号曰中清之府,总领五脏六腑、营卫、经络、内外、左右、上下之气也。三焦通则内外左右上下皆通也,其于周身灌体,和内调外,营左养右,导上宣下,莫大于此者也。"

2. 协助脏腑输布水谷精微、排泄废物

人体的饮食物,特别是水液的消化、输布与排泄,是由多脏腑参与共同完成的一个复杂的代谢过程,但都与三焦有关。

（1）上焦的功能

《灵枢·决气》说:"上焦开发,宣五谷味,熏肤、充身、泽毛,若雾露之溉。"说明,上焦的功能是将水谷物中的精微,布散于人的全身,如同自然界的雾露一样喷灌大地。故曰"上焦如雾"。由此可见,上焦的功能实际上就是心、肺的运行气血、输布营养物质的功能。

（2）中焦的功能

《灵枢·营卫生会》说:"中焦亦并胃中,……此所受气者,泌糟粕,蒸津液,化其精微,上注于肺脉。"说明,中焦的功能主要是受纳腐熟水谷,泌别清浊,将水谷之精微转输于肺,将糟粕部分传输于下焦。故曰"中焦如沤"。可见,中焦的功能实际上就是脾、胃、肝受纳、腐熟和运化水谷的功能。

（3）下焦的功能

《灵枢·决气》说:"下焦者,别回肠,注于膀胱,而渗入焉;故水谷者,常并居于胃中,成糟粕,而居下于大肠,而成下焦,渗而俱下,济泌别汁,循

下焦而渗入膀胱焉。"这是对下焦功能和气化过程的概括。故曰"下焦如渎"。可见,下焦的功能实际上就是大肠、肾和膀胱的功能。

由上可见,三焦对于水谷的作用,实际上概括了饮食物在体内消化、吸收及其精微的输布和废物排泄的整个代谢过程,是脾、胃、心、肺、大肠、小肠、肾和膀胱等脏腑共同作用的结果。

3. 疏通水道,运行水液

三焦是人体内水液运行的通道。《素问·灵兰秘典论》说:"三焦者,决渎之官,水道出焉。"所谓"决渎"即疏通水道的意思,说明三焦的生理功能是疏通水道,运行水液。我们知道,人体水液代谢是由多脏腑相互协调配合共同完成的一个比较复杂的过程,其中胃的受纳,脾的运化,肺的宣降,肝的疏泄,心气的推动,肾与膀胱的气化,使清者上腾于肺,输布于全身,以滋养脏腑、组织、百骸。浊者再经过肺的肃降,下流归于肾,再经过肾的气化,使浊中之清者,升腾回流发挥其营养作用,其浊中之浊者下注膀胱而排出体外。如此循环,以维持人体水液代谢的动态平衡。《素问·经脉别论》说:"饮入于胃,游溢精气,上输于脾,脾气散精,上归于肺,通调水道,下输膀胱,水精四布,五经并行。"正是古人对人体水液代谢过程的简要说明。

第四节　经络学说

经络学说是中医学理论的重要组成部分,是研究人体经络系统的生理功能、病理变化及其与脏腑之间相互关系的学说。如《灵枢·经别》中说:"夫十二经脉者,人之所以生,病之所以成,人之所以治,病之所以起,学之所始,工之所止也,粗之所易,上之所难也。"明·喻嘉言《医门法律》也说:"凡治病不明脏腑经络,开口动手便错。"从以上记载就可以看出经络学说的重要性。它与阴阳五行学说、藏象学说、气血津液学说等,组成了中医学独特的理论体系。

一、经络的含义

经络是人体运行气血、联络脏腑、沟通内外、贯穿上下的径路,包括经脉和络脉两部分。"经"是路径的意思,是经络系统的主干。"络"有网络的含义,是经脉别出的分支。两者在体内的循行方向和分布深浅各不相同。从经络循行的走向来看,经脉是直行的干线,络脉是横行的分支。从经络分布的深浅来看,经分布在较深部位,而络分布在较浅部位。经络内属于脏腑,外络于肢节,沟通于脏腑和体表之间,把人体的五脏五腑、四肢百骸、五官九窍、皮肉筋脉等组织器官构成一个统一的有机整体,使人体各部位的功能活动保持相对的协调和平衡。

二、经络学说的主要内容

经络系统是由经脉和络脉组成的,其中经脉包括十二经脉和奇经八脉,以及附属于十二经脉的十二经别、十二经筋、十二皮部。络脉有十五络、浮络、孙络等。十二经脉,即手三阴经(肺、心包、心),手三阳经(大肠、三焦、小肠),足三阴经(脾、肝、肾),足三阳经(胃、胆、膀胱)的总称,是经络系统的主体,故又称为"十二正经"。奇经八脉包括督脉、任脉、冲脉、带脉、阴跷脉、阳跷脉、阴维脉、阳维脉。十二经别是从十二经脉所别出,所以称为别出的正经,其作用主要是对十二经脉起着离、合、出、入于表里经之间,加强表里两经的联系,有濡养脏腑的作用。十二经筋是十二经脉之气结聚散络于筋肉关节的体系,其主要作用是约束骨骼,利于关节的屈伸活动,以保持人体正常的运动功能。十二皮部是十二经脉在体表一定皮肤部位的反应区,居于人体最外层,所以是机体的卫外屏障。络脉方面,以十五络脉为主,可以加强表里阴阳两经的联系与调节。络脉中浮行于浅表部位的称为"浮络"。络脉中最细小的分支称为"孙络",遍布全身,难以计数。

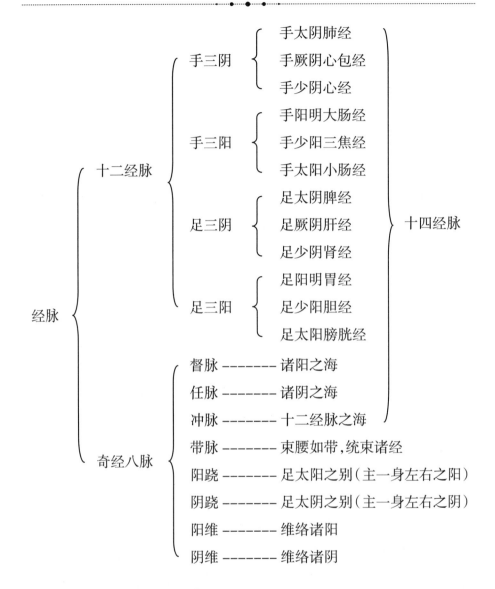

手三阴 ｛ 手太阴肺经 / 手厥阴心包经 / 手少阴心经 ｝

手三阳 ｛ 手阳明大肠经 / 手少阳三焦经 / 手太阳小肠经 ｝

足三阴 ｛ 足太阴脾经 / 足厥阴肝经 / 足少阴肾经 ｝

足三阳 ｛ 足阳明胃经 / 足少阳胆经 / 足太阳膀胱经 ｝

十二经脉

十四经脉

督脉 ------- 诸阳之海
任脉 ------- 诸阴之海
冲脉 ------- 十二经脉之海
带脉 ------- 束腰如带，统束诸经
阳跷 ------- 足太阳之别（主一身左右之阳）
阴跷 ------- 足太阴之别（主一身左右之阴）
阳维 ------- 维络诸阳
阴维 ------- 维络诸阴

奇经八脉

经脉

三、十四经的分布与循行

（一）十四经的分布

　　十四经包括隶属于脏腑的十二经脉和前后正中线的任脉、督脉。凡分布在上肢掌面、下肢内侧的经脉及头身前正中线的任脉，称阴经；分布在上肢背面、下肢外侧的经脉及头身后正中线的督脉，称阳经。行于上肢的经脉称手经；行于下肢的经脉称足经。阳经在外侧为表，阴经在内侧为里。

十二经脉在头、身、四肢的分布规律是:手、足三阳经为"阳明"在前,"少阳"在中,"太阳"在后;手、足三阴经为"太阴"在前,"厥阴"在中,"少阴"在后。

表1 十四经分布概况表

十四经名称		分布部位
手三阴经	手太阴肺经	分布于上肢掌面桡侧、胸、肺
	手厥阴心包经	分布于上肢掌面中行、胸、心、心包、胃
	手少阴心经	分布于上肢掌面尺侧、胸、心、舌
手三阳经	手阳明大肠经	分布于上肢掌面桡侧、头、面、大肠
	手少阳三焦经	分布于上肢掌面中行、颈、耳、胁肋
	手太阳小肠经	分布于上肢掌面尺侧、肩胛、头顶
足三阴经	足太阴脾经	分布于下肢胫侧前缘(部分在中行)、腹、脾、胃、肠
	足厥阴肝经	分布于下肢胫侧中行(部分在前缘)、外生殖器、腹、肝、面
	足少阴肾经	分布于下肢胫侧后缘、肾、腹、胸、喉
足三阳经	足阳明胃经	分布于下肢腓侧前缘肠、胃、躯干、头面部
	足少阳胆经	分布于下肢腓侧中行、胆、躯干、头的侧面
	足太阳膀胱经	分布于下肢腓侧后缘、膀胱、躯干后面、头
	任脉	分布于躯干及口唇以下的前正中线
	督脉	分布于头身后正中线及口唇以上的前正中线

(二)十二经脉循行

十二经不但具有一定的循行分布,而且还有一定的循行联系规律。即手三阴经从胸部走向手部;手三阳经从手指走向头部;足三阳经从头部走向足趾;足三阴经从足部走向胸部,形成阴阳相贯,如环无端的循行规律。

(三)十四经的循行部位及主要病症

1. 手太阴肺经

手太阴肺经起于中焦(胃脘部),向下联络大肠,环绕胃的上口,穿过横膈,入属肺脏,再从喉部横出腋下,沿着上臂内侧,从手少阴和手厥阴两经的前方,下抵肘窝中,循着前臂的内侧前缘,经寸口,沿着鱼际边缘,到大拇指桡侧的末端。其支脉从列缺处分出,经手腕的桡侧一直走到食指的末端与手阳明经相接。

本经从胸走手,经穴有中府、云门、天府、侠白、尺泽、孔最、列缺、经渠、太渊、鱼际、少商,共 11 穴(图 1)。

主治病症:胸闷胀满,咳嗽,气喘,肩背痛,或肩臂痛,手心发热,出汗,小便频数而少,尿黄赤。

歌诀:少商鱼际与太渊,经渠尺泽肺相连。

2. 手阳明大肠经

手阳明大肠经起于手食指桡侧端,经第一、二掌骨之间及手腕的桡侧、前臂背面的桡侧,至肘外侧,再沿上臂外侧前缘上肩,经肩峰前缘,与诸阳经相会于脊柱的大椎,再向前下入缺盆,联络肺脏,下膈,入属大肠。其支脉从缺盆上行,经过面颊,进入下齿龈,回绕至上唇,交叉于人中,左侧的经脉向右,右侧的经脉向左,至鼻孔的两侧,与足阳明胃经相衔接。

本经从手走头,经穴有:商阳、二间、三间、合谷、阳溪、偏历、温溜、下廉、上廉、手三里、曲池、肘髎、手五里、臂臑、肩髃、巨骨、天鼎、扶突、口禾髎、迎香,共 20 穴(图 2)。

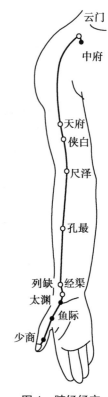

图 1　肺经经穴

主治病症:下齿痛,颈部肿,目黄口干,鼻衄,咽喉痛,肩及上臂前侧痛,食指疼痛,活动不便,经脉分布部位灼热或僵冷等。

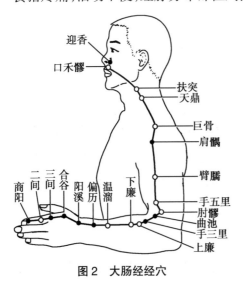

图 2　大肠经经穴

歌诀:商阳二三间合谷,阳溪曲池大肠牵。

3. 足阳明胃经

足阳明胃经起于鼻翼旁之迎香穴,夹鼻上行到鼻根部,入目内眦,与足太阳经脉交合于睛明穴,向下沿着鼻柱的外侧,进入上齿中,回出环绕口唇,下交唇下的承浆穴处,再沿下颌角上行,经耳前及发际抵前额。其下行支脉,从下颌部下行,沿喉咙进入锁骨窝,通过横膈,属于胃,联络脾。直行的经脉由缺盆分出,行于体表的胸腹达到腹股沟部。从胃口分出的支脉,再沿腹壁里面下行腹股沟部,和循行于体表的经脉相会合,再沿大腿前面及胫骨外侧到足背部,走向足第二趾外侧端。另一条支脉,从膝下三寸处分出走到足中趾外侧端。足跗部支脉由冲阳穴分出,进入足大趾内侧端,与足太阴脾经相接。

　　本经从头走足,经穴有:承泣、四白、巨髎、地仓、大迎、颊车、下关、头维、人迎、水突、气舍、缺盆、气户、库房、屋翳、膺窗、乳中、乳根、不容、承满、梁门、关门、太乙、滑肉门、天枢、外陵、大巨、水道、归来、气冲、髀关、伏兔、阴市、梁丘、犊鼻、足三里、上巨虚、条口、下巨虚、丰隆、解溪、冲阳、陷谷、内庭、历兑,共45穴(图3)。

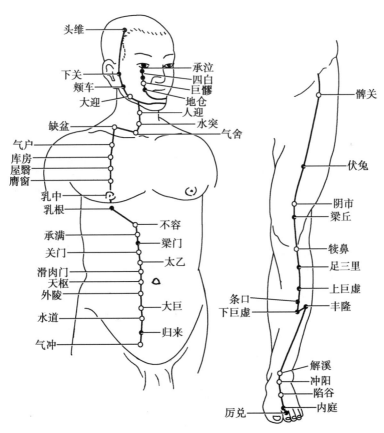

图3　胃经经穴

主治:胃胀满,消谷善饥,胸腹痛,肠鸣,腹胀,腹水,身前部发热,寒战,颜面发黑,烦躁,易惊,疟疾,喉痛,膝关节肿痛等。

歌诀:历兑内庭陷谷胃,冲阳解溪三里随。

4. 足太阴脾经

足太阴脾经起于大趾内侧端,沿足背内侧、内踝前面、胫骨内侧后方上行,在内踝上 8 寸处交叉到足厥阴肝经的前面,经膝、股部内侧前缘进入腹部,属于脾脏,联络胃,通过横膈夹食管两旁上行到舌根部,散布于舌下。其支脉从胃部分出,通过横膈流注于心中,与手少阴心经相接。

本经从足走胸,经穴有:隐白、大都、太白、公孙、商丘、三阴交、漏谷、地机、阴陵泉、血海、箕门、冲门、府舍、腹结、大横、腹哀、食窦、天溪、胸乡、周荣、大包,共 21 穴(图 4)。

主治病症:胃痛,腹胀,呕吐,嗳气,水肿等。

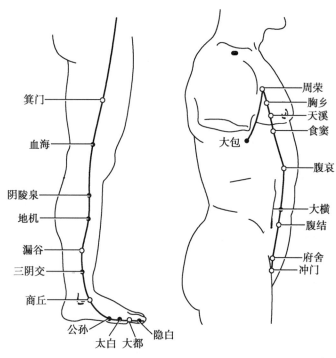

图 4　脾经经穴

歌诀:隐白大都是太阴,太白商丘并陵泉。

5. 手少阴心经

手少阴心经起于心中,向下通过横膈,联络小肠。其支脉从心系,上夹咽喉,连系眼睛。直行的经脉,从心脏上行抵肺部,再向下出腋窝,沿着上肢掌侧面的尺侧缘下行,进入手掌中,经四、五掌骨之间到手小指桡侧端,与手太阳小肠经相接。

本经从胸走手,经穴有:极泉、青灵、少海、灵道、通里、阴郄、神门、少府、少冲,共9穴(图5)。

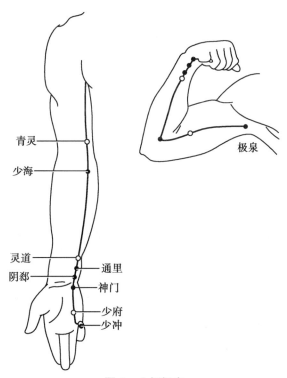

图 5　心经经穴

主治:以心脏病及神经、精神病为主。

歌诀:少冲少府属于心,神门灵道少海寻。

6. 手太阳小肠经

手太阳小肠经起于小指尺侧端,经手背外侧直上出尺骨茎突,沿上肢背侧面的尺侧缘,经尺骨鹰嘴与肱骨内上髁之间上达肩部,绕过肩胛部,交会于大椎,向下进入缺盆,联络心脏,沿食管下行穿过横膈经过胃部,属于小肠。一条支脉从锁骨窝上行,循颈部上达面颊至目外眦,再进入耳内。另一条经脉从颊部走向目内眦,与足太阳经相接。

本经从手走头,经穴有:少泽、前谷、后溪、腕骨、阳谷、养老、支正、小海、肩贞、臑俞、天宗、秉风、曲垣、肩外俞、肩中俞、天窗、天容、颧髎、听宫,共19穴(图6)。

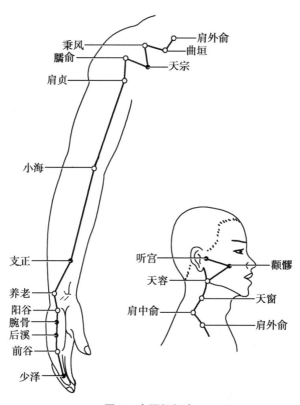

图6　小肠经经穴

主治病症:头、枕、项、背、肩胛部疼痛,眼、耳以及本经循行部位的病证。

歌诀:少泽前谷后溪腕,阳谷小海小肠经。

7. 足太阳膀胱经

足太阳膀胱经起于目内眦,上行交会于巅顶,直行的经脉从头顶进入颅内联络于脑,回出向下到顶后分开,一直沿着脊柱两侧到腰部,从脊椎旁进入内脏,联络肾脏,属于膀胱,再向下通过臀部进入腘窝中央。另一条支脉从肩胛骨的内侧缘下行,经过臀部,沿着大腿外侧向下与腰部下行的支脉会合于腘窝中央,再从小腿后面下行,经外踝后,沿足背外侧到足小趾端,与足少阴肾经相接。

　　本经从头走足,经穴有:睛明、攒竹、眉冲、曲差、五处、承光、通天、络却、玉枕、天柱、大抒、风门、肺俞、厥阴俞、心俞、督俞、膈俞、肝俞、胆俞、脾俞、胃俞、三焦俞、肾俞、气海俞、大肠俞、关元俞、小肠俞、膀胱俞、中膂俞、白环俞、上髎、次髎、中髎、下髎、会阳、承扶、殷门、浮郄、委阳、委中、附分、魄户、膏肓俞、神堂、譩譆、膈关、魂门、阳纲、意舍、胃仓、肓门、志室、胞肓、秩边、合阳、承筋、承山、飞扬、跗阳、昆仑、仆参、申脉、金门、京骨、束骨、足通骨、至阴,共67穴(图7)。

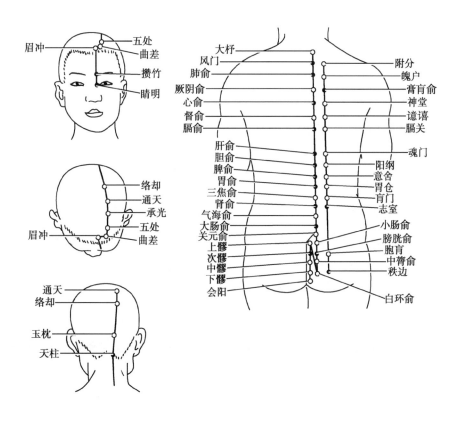

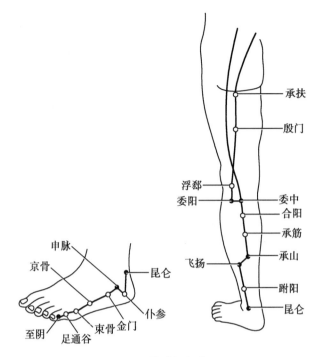

图 7　膀胱经经穴

主治病症:头项强痛,眼痛,流泪,鼻流清涕,或鼻衄,项背疼痛,腰痛,髋关节、大腿后侧、腘窝、腓肠肌痛等。

歌诀:至阴通骨束京骨,昆仑委中膀胱属。

8. 足少阴肾经

足少阴肾经起于小趾下,斜向足心,沿舟骨粗隆下缘,内踝之后,转行足跟部,由小腿内侧后缘,过膝内侧,上行脊柱,属于肾脏,联络膀胱。直行的经脉从肾上行到肝,穿过横膈,进入肺脏,沿喉咙到舌根部。其支脉从肺脏分出,联络心脏,流注于胸中,与手厥阴心包经相接。

本经从足走胸,经穴有:涌泉、然谷、太溪、大钟、水泉、照海、复溜、交信、筑宾、阴谷、横骨、大赫、气穴、四满、中注、肓俞、商曲、石关、阴都、腹通谷、幽门、步廊、神封、灵墟、神藏、彧中、俞府,共 27 穴(图 8)。

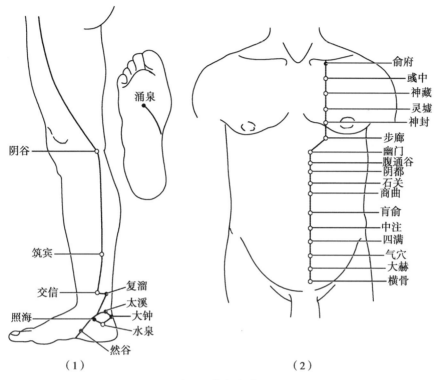

图 8　肾经经穴

主治病症:咽喉肿痛,咳嗽,气喘,眼花,视物不清等泌尿、生殖系统疾病。

歌诀:涌泉然谷与太溪,复溜阴谷肾所益。

9. 手厥阴心包经

手厥阴心包经起于胸中,属于心包,向下通过横膈联络三焦。一条支脉出来到胸部,经腋窝,沿手臂掌侧面的中间,进入手掌中,出中指末端。另一条支脉从手掌中分出,走向无名指端,与手少阳三焦经相接。

本经从胸走手,穴位有:天池、天泉、曲泽、郄门、间使、内关、大陵、劳宫、中冲,共9穴(图9)。

主治病症:心烦,心痛,心悸,怔忡等心血管疾病,亦可治疗消化系统、神经系统的某些病证。

歌诀:中冲劳宫心包络,大陵间使传曲泽。

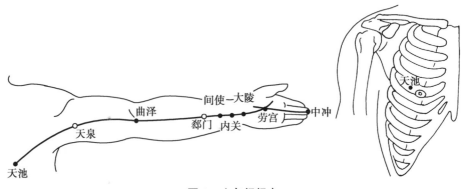

图 9　心包经经穴

10. 手少阳三焦经

手少阳三焦经起于无名指端,经手背沿桡、尺骨之间向上通过鹰嘴突,再沿上臂外侧走向肩部,交于足少阳经的后面,向前进入锁骨窝,联络心包,通过横膈,属于三焦。一条支脉从胸中向上,出缺盆,循颈部到耳后,直上耳上角,由此屈而下行,绕颊部到眼眶下。另一条支脉从耳后进入耳中,穿出后经过耳前,与前条支脉交叉于面部,达到目外眦,与足少阳胆经相接。

本经从手走头,经穴有:关冲、液门、中渚、阳池、外关、支沟、会宗、三阳络、四渎、天井、清冷渊、消泺、臑会、肩髎、天髎、天牖、翳风、瘈脉、颅息、角孙、耳门、耳和髎、丝竹空,共 23 穴(图 10)。

主治病症:耳聋,重听,咽喉肿痛,外眼角痛,耳前、耳后肩部、上肢其经脉分布处疼痛等疾病。

歌诀:关冲液门中渚焦,阳池支沟天井找。

11. 足少阳胆经

足少阳胆经起于眼外角,达到颞部,经过耳后循颈部行手少阳经前方,抵肩部,交叉到手少阳经之后,进入锁骨窝。一条支脉从耳后分出进入耳中,出走耳前至眼外角后方。另一条支脉从外眦部下行,与前一支脉会合于锁骨窝,下入胸内,通过横膈,联络肝脏,属于胆,沿着胁肋里面达到腹股沟部,经前阴部,横行走向股关节部,与体表循行的经脉相会合。其直行的

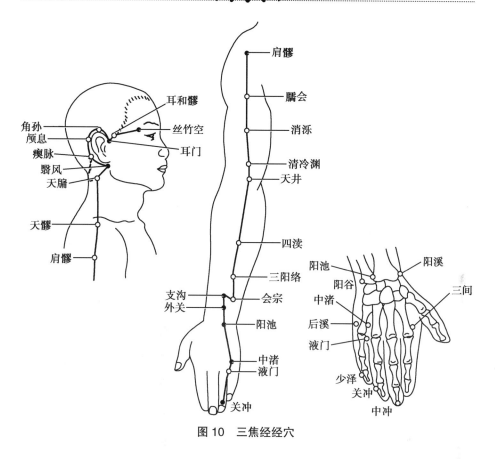

图 10 三焦经经穴

经脉,经过胸胁与前入股关节的经脉会合,再沿大腿外侧、腓骨前面、外踝下方,到足第四趾端。还有一条支脉从足背分出,达到足大趾外侧,与足厥阴肝经相接。

本经从头走足,经穴有:瞳子髎、听会、上关、颔厌、悬颅、悬厘、曲鬓、率谷、天冲、浮白、头窍阴、完骨、本神、阳白、头临泣、目窗、正营、承灵、脑空、风池、肩井、辄筋、渊腋、日月、京门、带脉、五枢、维道、居髎、环跳、风市、中渎、膝阳关、阳陵泉、阳交、外丘、光明、阳辅、悬钟、丘墟、足临泣、地五会、侠溪、足窍阴,共 44 穴(图 11)。

主治病症:寒热往来,口苦,咽干,面色晦暗,胸胁痛,外眼角痛,颔部痛、坐骨神经痛以及经脉所经过的各关节疼痛等。

歌诀:窍阴侠溪临泣胆,丘墟阳辅阳陵泉。

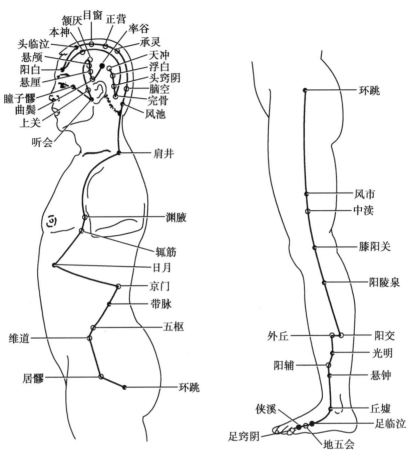

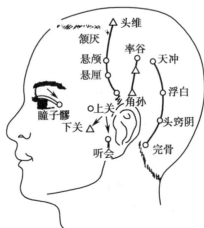

图 11　胆经经穴

12. 足厥阴肝经

足厥阴肝经起于足大趾上毫毛部,由足跗部向上,经过内踝前 1 寸处,沿胫骨内侧面上行,至踝上 8 寸处交叉到足太阴脾经的后面,再沿大腿内侧中间上行,环绕阴部,到达小腹部,夹胃、属肝、络胆,再向上通过横膈,分布于胁肋,并沿喉咙的后面上行,联系眼睛、上额,到巅顶部与督脉会合。一条支脉从眼睛下行到面颊部,环绕口唇。另一条支脉从肝脏分出,通过横膈,向上联系肺脏,与手太阴肺经相接。

本经从足走胸,经穴有:大敦、行间、太冲、中封、蠡沟、中都、膝关、曲泉、阴包、足五里、阴廉、急脉、章门、期门,共 14 穴(图 12)。

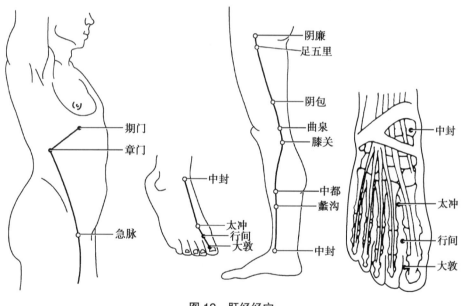

图 12　肝经经穴

主治病症:胸满,胁肋胀痛,呕逆,腹泻,遗尿,尿闭,腰痛不能俯仰等头面、眼、肝、胆病及生殖、泌尿系统疾病为主。

歌诀:大敦行间太冲看,中封曲泉属于肝。

13. 督脉

督脉起于小腹内,出会阴部,向后沿脊柱之内上行达到风府穴处,进入脑内,再上行头顶,沿前额下行鼻柱,到唇系带处。

本经经穴有:长强、腰俞、腰阳关、命门、悬枢、脊中、中枢、筋缩、至阳、灵台、神道、身柱、陶道、大椎、哑门、风府、脑户、强间、后顶、百会、前顶、囟会、上星、神庭、素髎、水沟、兑端、龈交,共28穴(图13)。

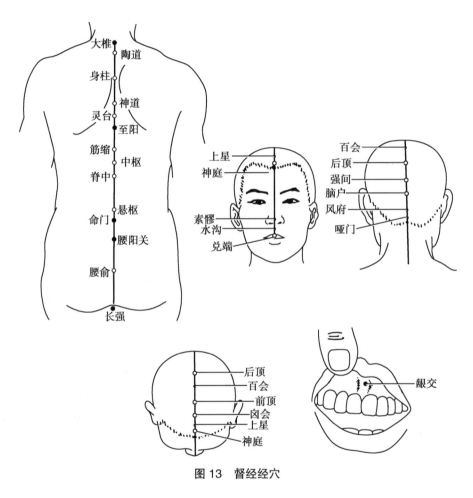

图13　督经经穴

主治病症:发热,疟疾,休克,昏厥,脊柱强直,角弓反张,癫痫等。

14. 任脉

任脉起于小腹内,出会阴部,上入毛际,经过腹部、胸部的正中线上行达到咽喉,再向上经过颈部、面部,进入眼眶内。

本经经穴有:会阴、曲骨、中极、关元、石门、气海、阴交、神阙、水分、下

脘、建里、中脘、上脘、巨阙、鸠尾、中庭、膻中、玉堂、紫宫、华盖、璇玑、天突、
廉泉、承浆，共 24 穴（图 14）。

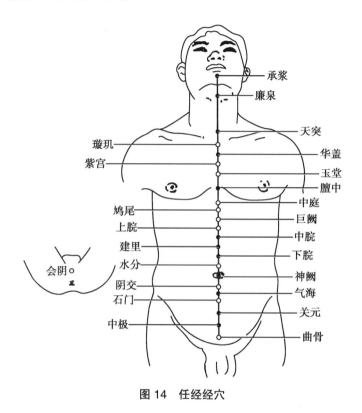

图 14　任经经穴

主治病症：疝气，带下，月经不调，不孕，遗尿，胃脘痛等泌尿生殖系统
疾患及肠道疾患。

四、经络的功能

经络学说，对人体的生理、病理以及指导临床的诊断和治疗，都有重要
意义，现分述如下。

（一）经络的生理功能

经络有通行气血，联系人体内外表里、脏腑器官及各种组织，调节平
衡，抗御外邪，保卫机体等作用。

1. 通行气血，调和阴阳

《灵枢·本脏》说："经脉者，所以行血气而营阴阳，濡筋骨，利关节者也。"可见经脉是气血循行的通道，气血通过经脉循行以营养脏腑，调和阴阳，濡养筋骨，通利关节，润泽皮毛，使人体气血得以正常循环，周而复始，如环无端，昼夜不息地维持着机体的生命活动。

2. 沟通表里

经络有沟通人体表里上下，联系脏腑组织，五官百骸，将人体构成为一个有机整体的作用。如《灵枢·海论》说："夫十二经脉者，内属于府藏，外络于肢节。"《脉度》亦说："阴脉荣其脏，阳脉荣其腑，如环之无端，莫知其纪。终而复始，其流溢之气，内灌藏府，外濡腠理。"说明经络有沟通人体表里、上下，联系肢节，内而灌于脏腑，外而濡润腠理的作用。

3. 调节阴阳

经络在通行气血，沟通表里，联系脏腑的同时，通过气血昼夜不息的循环和营养，使人体阴阳得以调节和平衡，从而起到了"正气存内，邪不可干"的作用。

（二）经络的病理变化

经络的生理功能一旦遭到损伤，便会出现阴阳失调，气血流行不畅的病理变化，造成各种疾病的发生、发展、传变、转归趋向恶化。如：外邪侵犯人体，必先通过经络而传入于脏腑。如《素问·缪刺论》说："夫邪之客于形也，必先舍于皮毛，留而不去，入舍于孙脉，留而不去，入舍于络脉，留而不去，入舍于经脉，内连五脏，散于肠胃，阴阳俱感，五脏乃伤。"《皮部论》又说："邪客于皮则腠理开，开则邪入客于络脉，络脉满则注于经脉，经脉满则入舍于脏腑也。"说明，无论从表入里，或从里出表，无不以经络为通路，故其表现的症状多在经络循行的部位。

五、经络在诊断上的应用

经络在临床诊断、辨证方面，有重要的指导作用。正如《灵枢·经脉》

说:"经脉者,所以能决死生,处百病,调虚实,不可不通。"又《卫气》说:"能别十二经者,知病之所生,候虚实之所在者,能得病之高下。"因而,在临床上可以根据症状特点、部位、性质等结合经络循行和脏腑关系等情况,对疾病进行分析而达到诊断的目的。如肝胆经的经脉通过两胁部,故胁痛多为肝胆病;肺的经脉过缺盆,故锁骨上窝处痛,多属肺的病。再如头痛一症,可根据疼痛出现的不同部位分辨其为何经之病。足阳明之经脉循发际至额颅,故前额痛属阳明;足太阳之经脉从巅顶入络脑系,环出别下项部,故头顶及后脑部疼痛属太阳经;足少阳之经脉上抵头角,下耳后两侧,故头颞部或偏头痛属少阳。在外感风寒病中,也有用太阳、阳明、少阳、太阴、少阴、厥阴进行六经辨证的。如《素问·热论篇》说:"伤寒一日,巨阳受之,故头项痛,腰脊强。二日阳明受之,阳明主肉,其脉夹鼻络于目,故身热目痛而鼻干不得卧也。三日少阳受之,少阳主胆,其脉循胁络于耳,故胸胁痛而耳聋。三阳经脉皆受其病,而未入于脏者,故可汗而已。四日太阴受之,太阴脉布胃中络于嗌,故腹满而嗌干。五日少阴受之,少阴脉贯肾,络于肺,系舌本,故口燥舌干而渴。六日厥阴受之,厥阴脉循阴器而络于肝,故烦满而阴缩。三阴三阳,五脏六腑皆受病,荣卫不行,五脏不通,则死矣。"汉代医家张仲景在这六经辨证的基础上作了补充与发展,选订出应用方药,写成《伤寒论》一书,规范了六经辨证的标准,为后世医家广泛使用。

六、经络在治疗上的指导作用

经络学说目前已广泛应用于临床各科的治疗,不论是药物、针灸、推拿、气功等各种不同的治疗方法。若没有经络学说的指导,便会影响辨证论治的准确性。如在用药方面,古人根据药物对某脏腑、经络所起的主要作用,总结出药物归经的理论。如麻黄入肺、膀胱二经,可发汗、平喘、利尿;柴胡入肝胆二经,可开郁解热,疏肝理气,以治胸闷、胁痛、寒热往来等;香附行十二经之气;附子助十二经之阳等等。金元时期的医学家张元素、李东垣,非常重视分经用药,他们治肩臂痛也分辨六经。痛在前面的属阳明,加用升麻、白芷、葛根;痛在后面的属太阳,加用藁本、羌活;痛在外侧、内侧的属少阳、厥阴,加用柴胡、青皮;痛在内侧前属太阴,加用升麻、白芷、葱白;痛在内侧后属少阴,加用细辛、独活。这种按十二经引经用药的方法,对提高疗效,是有一定的帮助。

辨证论治是中医诊疗疾病的基本原则和方法,是中医学的特色和优势。在长期的医疗实践中,历代医家对辨证的认识经过不断探索、发展、深化,创立了多种辨证方法,主要有六经辨证、脏腑辨证、八纲辨证、经络辨证、气血津液辨证、六淫辨证、卫气营血辨证和三焦辨证八种。这八种辨证方法都是历代医家的临床经验总结,对指导辨证论治起到了很大的指导作用,沿用至今已有2000多年的历史。由于传统的辨证方法形成的时代与条件不同,因而在理论特点、归纳方法、适用范围等方面都存在一定的局限性。它们既有各自的特点,不能相互取代,又有各不全面,彼此重复的缺点,显得过于庞杂,给学习中医造成了不少困惑,亦阻碍了中医学的传承与交流。为此,笔者通过对八种传统辨证方法的剖析研究和多年来的临床反复验证,创立了"病位病性辨证法"。这一新方法不仅涵盖了中医传统八种辨证方法的核心内容,而且起到了删繁就简,提纲挈领的效果。临证时先辨病位,后辨病性,病位病性相结合,便是中医辨证的结论,对提高中医辨证的准确性、规范性和可操作性,具有重大意义。其实用价值是:提纲挈领,标准规范;一种方法,临床通用;易于操作,便于交流。

第一节 证及辨证的概念与沿革

一、证的概念与内涵

中医学中的证候,简称为证,是中医学术体系中特有的概念,它既不是症状,也不是病名,而是疾病发生、发展过程中某一阶段的病因、

第三章 病位病性辨证的创立及其实用价值

病位、病性和正邪盛衰的概括。所以中医诊疗疾病时,首先要辨明病人当前所表现的证,证辨清楚了,才能根据证制定相应的治疗原则和组方、遣药,这就是辨证论治。所以,证候一词就成了中医诊断学所特有的基本概念。这就和西医诊疗疾病时首先要通过病史、体检和必要的实验室及其他辅助检查,做出正确的诊断是一个道理。

中医受历史条件所限,疾病的病名有以病因命名的,如伤风、中暑、伤寒等;有以病机命名的,如郁证、痰饮、胸痹等,有以形色命名的,如黄疸、臌胀、瘿瘤等,而大多是以症状命名,如咳嗽、心悸、胃痛、头痛、眩晕等,显得非常笼统,没有抓住疾病的病机要点。辨证才是中医临床诊疗疾病的基本法则,是中医学的特色和优势。要能做到"难诊破疑惊四座",是很不容易的,这就要求我们必须具备扎实的中医基本理论知识和严谨的辨证思维与方法。

关于中医要不要保留病名这一问题,目前尚有争议。笔者认为,由于中西医认识疾病的理论基础、思维方法和诊疗手段各不相同,所以对待同一个病人,中西医有各自的诊断模式。相比之下,西医的病名科学性较强,中医的病名比较笼统、模糊,譬如患者表现为长期持续性水肿,伴有疲乏、蛋白尿、血压升高等症候。西医诊断为慢性肾小球肾炎,而中医诊断为水肿。前者较为严谨,后者比较笼统。因为水肿不仅发生在肾脏疾病,很多种疾病如严重肝病、心功能不全、内分泌疾病等均可发生水肿。中医学也认为,水肿与肝、脾、肺、肾等多脏病变有关,所以仅凭"水肿"很难确定疾病的具体病位和病性,只能提示患者有水湿停聚的证候。说明中医诊断为水肿,特征性就较差。所以我主张疾病的病名以西医诊断为标准;中医的诊断以辨证(证名)为理想。就如上述病人来说,标准的诊断应是:慢性肾小球肾炎;中医辨证:脾肾气虚,水湿泛滥证。这就是通常所说的病证结合。笔者名之曰"中西医双重诊断"。病名统一了,既便于总结经验,又便于学术交流。所以,笔者认为,对同一个"病"无需再取两个病名(西医一个,中医一个),正如古人有名,又有字,还有号一样,不管叫什么,指的都是他一个人,病名也是同样的道理。

二、辨证的由来与发展

辨证是以中医学基本理论为指导,对四诊所收集的各种病情资料,加以分析、归纳,从而辨别出疾病当前的病因、病变部位、病变性质及邪正盛衰的一种方法,这种思维方法的结晶,就是中医诊断学。

中医辨证已有数千年历史,"辨证"一词,首见于,张仲景《伤寒杂病论》序中所说的:"勤求古训,博采众方,撰用素问九卷、八十一难、阴阳大论、胎胪药录,并凭脉辨证,为伤寒杂病论合十六卷。"以及"观其脉证,知犯何逆,随证治之"的辨证概念,并创立了六经辨证体系。后来,随着时间的推移和医疗实践的不断发展,历代医家均有不断地发展与创新。如西晋太医令王叔和撰《脉经》时曾谈到"百病根源,各以类例相从,声色证候靡不赅备"。南北朝时著名医药学家陶弘景在《肘后百一方》中亦云:"别撰效验方五卷,俱论诸病证候,因药变通"等。尽管当时医家对证候涵义的理解并不完全一致,但却共同提到了"辨证"这一术语,并给予了应有的重视。如明·张景岳首创"二纲六变"之说,以阴阳二者为纲,表里、寒热、虚实六要为变,明确了以证候为核心的辨证概念。至清代医家程钟龄《医学心悟》中再次提出"辨证百端,不过寒、热、虚、实、表、里、阴、阳八字尽之"等概括性论述,于是作为以证候为核心的"八纲辨证"法,逐渐为更多的医家所接受和应用。其他如脏腑辨证、温病学的卫气营血辨证以及三焦辨证等方法,也都经历了逐步蕴酿、成熟的过程,至明清时期日臻完善,相继形成了八种辨证方法。

三、辨证的基本内容

中医学的辨证,是通过患者当前体内阴阳失衡状态、脏腑功能失调程度以及邪正消长趋势等病理变化,对疾病现阶段的病因、病位、病性和邪正盛衰等所作出的综合性判断。比如患者表现为头晕耳鸣,心烦失眠,腰膝酸软,五心烦热,口燥咽干,舌红少苔,脉细数。其病机是肾阴亏虚,不能上济心阴,心火偏亢,水火失济,扰动心神所致,病位在肾、在心,病性属阴虚、火盛,辨证即为心肾不交证。又如患者表现出胃痛隐隐,绵绵不休,喜温喜按,空腹痛甚,得食缓解,手足不温,大便溏薄,舌淡苔白,脉沉弱。这是由于中阳不足,脾胃虚寒,失于温养所致,病位在脾胃,病性属虚寒,辨证即为脾胃虚寒证。所以,在临床上若能识别清楚疾病的病位和病性这两个核心要素,中医的辨证就明确了。

四、症、症候与证的关系

以往对症、症候、证和证候的概念比较混乱,多有乱用之弊。严格地说,症是指人体患病后出现的一系列症状,如恶寒、发热、头痛、身痛等;症候即症状 + 外象表现(即体征),如患者的精神、情志状态、面部气色、舌象、脉象等;证即证候的简称,是疾病某一阶段本质的反映。在疾病发生、发展的过程中,证以一组相互关联的症候表现出来,能不同程度地揭示疾病当前的病因、病机、病位、病性,为治疗提供依据。所以三者是有区别的,临床上不能混淆乱用。

第二节　对中医八种传统辨证方法的剖析研究

一、六经辨证

六经辨证,是东汉张仲景在《素问·热论》六经分证理论的基础上,根据外感病的发生、发展、证候特点和传变规律而创立出来的。主要适用于外感时病,但内伤杂病也可应用。六经,即太阳、阳明、少阳、太阴、少阴、厥阴。

六经辨证是以六经所系经络、脏腑的生理病理为基础,所以它是辨别疾病所在经络,脏腑部位(病位)的一种辨证方法。六经辨证将外感病过程中所出现的各种证,综合归纳为太阳病证、阳明病证、少阳病证、太阴病证、少阴病证、厥阴病证六类。三阳病证以六腑及阳经病变为基础;三阴病证以五脏及阴经病变为基础。故凡病位偏表在腑、正气强盛不衰、邪正抗争激烈者,为三阳病证;病位偏里在脏、正气虚衰不足、邪正交争于里者,为三阴病证。从病变性质来看,凡正盛邪实,为热证、实证者,多属三阳病证;凡正气不足,抗病力衰减,表现为虚寒者,则多属三阴病证。由此可见,六经辨证必须与八纲、脏腑辨证方法相结合,才能辨清疾病的病变性质(病性)及具体的病变部位(病位)。如太阳中风证即风寒表虚证;太阳伤寒证即风寒表实证;阳明腑证即胃肠实热证;少阳证即外感实热证或肝胆实热证;太阴病证即脾胃寒湿证;少阴病证即心肾亏虚证;厥阴病证为寒热错杂证。

二、脏腑辨证

脏腑辨证,肇始于《内经》,发展于唐宋金元时期,它是以中医学的脏象学说为基础,根据脏腑的生理功能及病理特点,来识别疾病所在脏腑部位的一种辨证方法,即脏腑病位辨证(病位)。它是中医辨证体系中的重要内容,是临床辨证的基本方法,适用于内、外、妇、儿各科疾病。但使用时必须要与八纲辨证、六淫辨证、气血津液辨证等相结合,方能辨别清楚疾病的病变性质(病性)。病位病性相结合,才能作出完整的辨证。如患者表现为心悸怔忡,失眠多梦,食少便溏,面色萎黄,神疲乏力,舌淡嫩,脉弱。这是由于脾气亏虚,气血生化不足,心失血养所致。病位在心、脾,病性属虚,辨证为心脾两虚证。

三、八纲辨证

阴、阳、表、里、寒、热、虚、实,称为"八纲"。它源于《内经》,发展于《伤寒论》,成熟于明代张景岳和清代程钟龄《医学心悟》。本法是从各种具体证的个性中抽象出来的带有普遍规律的纲领。表、里是用以辨别疾病的病位浅深的基本纲领;寒、热、虚、实是用以辨别疾病性质的基本纲领;阴、阳是区分疾病类别,归纳证型的总纲。如表、热、实属阳;里、虚、寒属阴。因此,八纲辨证是用于分析疾病共性的一种辨证方法。尽管各种复杂疾病都可用八纲辨证进行归纳、概括,但八纲辨证对疾病本质的认识尚不够具体、明确。如八纲辨证中的里证,既不明确疾病的病位在哪一脏腑,也不明确疾病的性质是虚寒证,还是实热证;寒与热也不能准确说明是寒湿还是燥热;虚和实亦确定不了是哪一脏虚,哪一腑实。显得过于笼统、抽象,临证时必须要与脏腑辨证、气血津液辨证、六淫辨证等相结合,方能使辨证全面而准确,为论治提供可靠的依据。

四、经络辨证

经络辨证,是根据《灵枢·经脉》及《针灸大成》逐渐形成的一种辨证方法。它是根据经络循行的部位、生理功能及其络属关系,用以分析和辨别病症属于何经及何脏腑的一种方法。如肝的经脉绕阴器,经少腹,上行胸胁,故上述部位出现的胀满、疼痛等症状,可考虑定位于足厥阴肝经。这一辨证方法对针灸临床具有重要的实用价值,但内伤杂病亦广泛应用。

五、气血津液辨证

气血辨证,渊源于《内经》,完善于明代。它是运用脏腑学说中有关气血的生理功能、病理特点来分析、归纳疾病当前的病理本质是否存在着气血病证的辨证方法。气血是构成人体生命活动的基本物质,其生成与运行有赖于脏腑生理功能的正常,而脏腑功能活动又依赖于气血的推动与濡养。因此,当脏腑功能失调时,就必然影响到气血的生成、输布与运行,从而产生气血的病变,如气虚、血虚、气滞、血瘀;反之,气血的病变也会导致脏腑功能失常,如肺气虚、肾气虚、肝血虚、心血虚。两者在生理上相互依存,相互促进;在病理上相互影响。故气血辨证必须要与脏腑辨证、八纲辨证等相结合,才能作出完整的辨证结论。

津液辨证,是根据津液的生理和病理特点,对四诊所收集的各种病情资料,进行分析、归纳,以辨别疾病当前的病理变化是否存在着津液亏虚和津液输布、运行障碍所造成的病证,如痰饮、水停等。与气血辨证一样,单独津液辨证很难辨清病变的具体病位和病性。

六、六淫辨证

六淫辨证,源于《内经》,发扬于《金匮》,完善于南宋·陈言(无择)。六淫即风、寒、暑、湿、燥、火六种病邪。它是根据六淫的致病特点,对四诊所收集的各种病情资料进行分析、归纳,辨别疾病当前是否存在六淫致病因素的一种辨证方法。其实质也是一种辨别疾病性质(病性)的方法。譬如风为阳邪,其性开泄,易袭阳位,善行而数变。故风邪袭表,易伤人体卫阳,卫气不固,腠理疏松,则见恶风、发热、汗出、脉浮;风邪袭肺,肺失宣降,鼻窍不利,则见咳嗽、咽喉痒痛、鼻塞、流清涕或喷嚏等等。所以说六淫辨证亦是一种“审证求因”的方法。这种方法只能察出致病的病因,而找不出疾病的病变部位。要找出病变部位,必须与脏腑、经络辨证相结合。

除六淫外,疫疠也是一种致病因素,其不同于六淫邪气者,是因为疫疠是一种具有传染性的病邪,它可通过空气、饮食、蚊虫叮咬、虫兽咬伤、皮肤接触、血液或性传播途径传染而发病。

疫疠所致病证,称为疫疠病,又称瘟病,或瘟疫病。疫疠病包括许多传染病和烈性传染病,如鼠疫、霍乱、天花、白喉、流行性出血热、艾滋病、猩红热(烂喉丹痧)、腮腺炎(痄腮)、急性传染性肝炎(疫黄)等。

七、卫气营血辨证

卫气营血辨证,是清代医学家叶天士创立的一种论治外感温热病的辨证方法。他根据温热病发展过程中病变由表入里,由浅入深、由轻而重的传变规律。将其分为卫分、气分、营分、血分四个不同阶段。由于表里，浅深及卫分、气分、营分、血分都属于病变部位，比如卫分证主表，病邪在肺与皮毛，为外感温热病的初期阶段；气分证主里，病在胸、膈、胃、肠、胆等脏腑，为正邪斗争的亢盛期；营分证是邪热入于心营，热灼营阴，病在心和心包；血分证病变主要累及心、肝、肾三脏，邪热已深入血分，血热亢盛，耗血动血，瘀热内阻，为病变的后期，病情更为严重。

八、三焦辨证

三焦辨证亦是论治外感温热病的辨证方法之一，是清代著名医家吴鞠通在卫气营血辨证的基础上，结合三焦部位划分创立的。他将外感热病的各种症候分别纳入上焦病证、中焦病证、下焦病证，并与所属脏腑相结合，阐明了三焦所属脏腑在温热病过程中的病理变化、临床表现、证候特点及其传变规律。所以三焦辨证的最终目的仍离不开病变病位和病变性质两大要素。比如上焦病证主要包括手太阴肺经和手厥阴心包经的病变，病情轻浅；中焦病证主要包括足阳明胃经、足太阴脾经及手阳明大肠经的病变，多为里热燥证；下焦病证主要包括足少阴肾经和足厥阴肝经的病变，属温病的末期阶段，多表现为肝肾阴虚之证，病情深重。其最终目的还是离不开病变部位和病变性质两大要素。

九、近代医家对辨证方法的见解

近年来中医界一些学者相继提出了病位、病性辨证的概念及其具体内容，如秦伯未提出"定位定性相参辨证"的思路和十四纲要，即：风、寒、暑、湿、燥、火、疫、痰、食、虫、精、神、气、血。方药中在《辨证论治研究七讲》中提出，"第一步为脏腑经络定位诊断，第二步为阴、阳、气、血、虚、实、风、火、湿、燥、寒、毒等定性诊断"；欧阳琦的《中医病证症三联诊疗》中，将辨证内容分为 3 型 21 项，第一型为五气为病共 5 项；第二型为脏腑主病计 10 项；第三型为邪留发病有 6 项；辨病性 24 项；辨病势 7 项。黄柄山认为虚证、实证是辨证的核心,具体内容包括气虚、气滞、气逆、血虚、血瘀、血热、出血、阴虚、阳虚、痰饮、湿邪、阴盛、阳盛、阳亢共十四项;张震的《证候探微》将辨证内容分为核心证候、病位证候、基础证候三类;柯雪帆主编的《中医辨证学》分为病邪辨证、病性辨证、气血阴阳辨证、病位辨证;朱文锋创立的"证素辨证学",认为:证素是证的要素,是辨证论治的核心。证素由病位、病性组成。并提出病位证素 20 项,病性证素 33 项。

综上所述,中医传统的八种辨证方法都是在不同的历史时期所形成、发展和完善起来的,从六经辨证的创立到三焦辨证的提出,时间跨度已有2000 多年。从三焦辨证的提出至今亦有 170 多年,迄今为止尚无新的发展。足见,每一种辨证方法的沿袭,都经历了漫长的历史阶段。

传统的八种辨证方法都是历代医家各自的临床经验总结,有各自不同的适用范围和特点,但又显得各不全面,临床运用时还需相互补充,非常繁琐,给学习中医造成了不少困惑,严重阻碍了中医学的传承、发展与交流。

近代许多医家亦深感传统的辨证方法过于繁琐,不利于中医学的发展,因此相继提出了一些新的见解,其中秦伯未、方药中、张震、柯雪帆和朱文锋等均提出辨病位、病性的概念及其具体内容。虽然在病位和病性的具体内容上存在差异,但大目标是一致的。足见确定疾病当前阶段的病变部位(病位)和病变性质(病性)是中医辨证的核心,亦是诸多医家之共识。

第三节　病位病性辨证的创立

一、病位病性辨证的思路与方法

(一)继承与创新并举

病位病性辨证是在中医理论指导下,运用比较、归纳,类比、演绎等方法对四诊所收集的临床资料进行综合分析,以辨别疾病当前的病变部位和病变性质的一种方法。这种方法是在继承中医传统的八种辨证方法的基础上发展起来的,它既涵盖了传统辨证方法的核心内容,又起到了删繁就简,提纲挈领的效果,对提高辨证的准确性、规范性和可操作性有重大意义。如患者表现为黎明前腹痛、腹泻,完谷不化,畏寒肢冷,腰膝酸软,面色㿠白,舌质淡胖,苔白滑,脉沉迟无力。根据中医脏象学说,脾的生理功能是主运化、主统血;肾的生理功能是温煦、固摄、推动与化生,能促进人体的新陈代谢和气血津液的化生。根据这一理论就可以确定本病的病位在脾、肾二脏,病性属阳虚,辨证结论:脾肾阳虚证。这种分析、归纳的方法都是建立在中医脏腑功能和八纲辨证的基础之上。又如患者由于长期思虑过度,出现不思饮食、脘腹胀满,头晕目眩等症,日久之后,逐渐出现消瘦,倦怠,四肢无力,面黄肌瘦等症,这是由于"脾在志为思",思虑过度影响到脾的运化功能,进而导致气血生化不足,所以其病位在脾,病性属虚,治疗就应以健脾为主,脾运健旺,气血自生。足见病位病性辨证法是建立在中医学基本理论之上的一种辨证方法。

（二）辨证的思维与方法

　　病位病性辨证的思维过程,是对患者当前所表现的主要症状和体征,在中医学理论指导下,通过比较、归纳,类比、演绎等方法进行综合分析,对疾病当前的病理反应状态——病位、病性做出客观的判断,提出完整的证名,为治疗提供可靠的依据。譬如患者主诉为腹泻、腹痛,按中医理论讲,泄泻有虚实之分,外感、食滞泄泻多属实证;脾肾亏虚泄泻多属虚证。肝气乘脾导致的泄泻,一般属本虚标实证。这就要求医生围绕主诉进行全面、深入地了解和分析病情。如患者因感受风寒,突发腹痛、腹泻,伴有恶寒、发热、舌苔白厚者,则是寒湿内盛证;若因饮食不洁,引起的腹痛、腹泻,伴有脘腹胀满、嗳腐酸臭,舌苔厚腻者,则为食滞胃肠证;若泄泻日久,迁延不愈,伴有疲乏无力、不思饮食、面色萎黄,舌淡苔白者,则应考虑为脾胃虚弱证;若泄泻多发于黎明前,肠鸣即泻,泻后则安,伴有形寒肢冷,腰膝酸软者,则为肾阳虚衰证;若腹痛腹泻与精神情绪有关,伴有腹中雷鸣,攻窜作

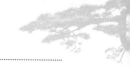

痛者,则应辨证为肝气乘脾证。

（三）证及辨证的核心内容

"证"是中医学特有的概念,是哲学、医理与临床实践的结合。中医辨证的思维方法是"审证求因","司外揣内",即以疾病的临床表现为依据,进行综合分析和归纳,探求病因,明辨病位与病性,为确定相应的立法、处方、用药提供依据。譬如,自然界的"风"具有善行、动摇不定的特性,常兼夹寒、湿之邪为患,故临床上就把全身关节游走性疼痛的病因概括为风、寒、湿邪。邪留滞经脉,痹阻气血,不通则痛,故其病位在气、血,病性属风、寒、湿,辨证为风寒湿痹(行痹)。治则为祛风通络,散寒除湿。足见,病位与病性是组成证的两大要素,是辨证的核心和纲领。

证是疾病在特定阶段内,机体的病理反应状态,任何复杂的证,都离不开病位、病性两大要素。如表、里、气、血、津液、五脏(肝、心、脾、肺、肾)、五腑(胆、小肠、胃、大肠、膀胱)、脑、女子胞以及 14 经脉都是属于病位辨证的内容;寒、热(火、暑)、虚(不足、衰弱)、实(亢盛)、风、痰(饮)、燥、湿(水)、滞、瘀、毒等,都是属于病性辨证的范畴。所以,临证时只要抓住病位、病性两大要素,就不会迷惑不解。

（四）对虚证的评估方法

为了减少辨证的复杂性,对性质相同,程度不等的证,可以采取分度的方法进行表达。如虚证中的阳虚证、阴虚证,气虚证,气滞证,血虚证,均可采取以下方法。

1. 阳虚证可以阳虚Ⅰ度来代表;亡阳证可以阳虚Ⅱ度来代表。

2. 阴虚证可以阴虚Ⅰ度来代表;亡阴证可以阴虚Ⅱ度来代表。

3. 气虚证可以气虚Ⅰ度来代表;气不固证可以气虚Ⅱ度来代表;气陷证可以气虚Ⅲ度来代表;气脱证可以气虚Ⅳ度来代表。

4. 气滞证可以气滞Ⅰ度来代表;气逆证可以气滞Ⅱ度来代表。

5. 血虚证可以血虚Ⅰ度来代表;血脱证可以血虚Ⅱ度来代表。

二、病位病性辨证的创立

笔者通过对传统八种辨证方法的剖析、研究和反复临床验证,提出的"病位病性辨证"法,既体现了中医学理论体系的基本特点,又涵盖了中医传统八种辨证法的核心内容,达到了全面、准确、精炼、规范的目的和要求,是中医诊断学上的一大创新与发展。

笔者认为,病位、病性的内容不宜过于繁杂,既要贯穿中医学理论体系,又能涵盖临床常见证候为原则。中医脏象学说中明确提出五脏与人体形、窍、志、液等有密切的联系,如肺在体合皮,其华在毛,开窍于鼻,在志为忧(悲),在液为涕。所以,凡属肺系功能失常所表现的症候(如咳嗽、气喘、咳痰、失音等),皮毛、口鼻病变(如出汗多、易感冒、皮毛枯槁、鼻塞流涕、嗅觉失灵等),以及情绪低落、悲伤忧愁以及鼻流清涕者,都应归入于肺;脾在体合肌肉、主四肢,开窍于口,其华在唇,在志为思,在液为涎。所以凡脾的功能失常所表现的症候(如腹胀、便溏、食欲不振、倦怠等),肌肉、四肢、口唇病变(如肌肉消瘦、四肢不举、口淡乏味、口唇淡白等),以及思虑过度、失眠健忘和口涎自出等病理变化,都应归入于脾。其他三脏也都如此。再如病性辨证中所列的暑,应与热相合并,因为暑邪为火热之气所化;再如痰和饮,水和湿,它们都是水液代谢障碍所形成的病理产物,其关系是:湿聚为水,积水成饮,饮凝成痰,其区别仅在于稠浊者为痰,清稀者为饮。所以,痰和饮,水和湿,都应合二为一,不宜单列,以免重复。至于临床上少见的一些证候,如气陷(指气虚升举无力的重证)、气脱(指元气亏虚至极的危重证),亡阳(指阳气极度衰微的危重证)、亡阴(指阴津严重耗损的危重证)等,虽都属气虚、阴虚、阳虚至极的重危证,其性质相同,只是病情程度轻重不等。笔者认为,对阴虚、阳虚、气虚、血虚、气滞证可以采取分度的方法来表示,不宜再分别单例为病性辨证内容。总之,证的内容越少,医生越容易掌握,可操作性越强;证的组合越多,越能反映病情的多样性和辨证的灵活性。

病位病性辨证与传统八种辨证方法的关系及其衍化,归纳如图15所示。

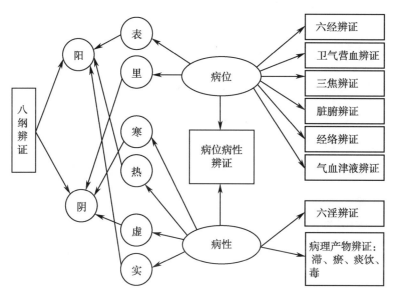

图15　病位病性辨证与传统八种辨证方法的关系与衍化

第四节　病位病性辨证的内容及其实用价值

一、病位病性辨证的具体内容

病位病性辨证的核心是从不同角度,不同侧面,不同层次确定疾病的病变部位(病位)和辨明疾病的病变性质(病性)的两大要素。如八纲辨证中的表、里;气血津液辨证中的气、血、津液;脏腑辨证中的肝、心、脾、肺、肾、胆、小肠、胃、大肠、膀胱,奇恒之腑中的脑、女子胞以及经络辨证中的14经脉等,都是属于辨明病变部位的内容,即病位辨证。寒、热(火、暑)、虚(不足、衰弱)、实(亢盛)、风、痰(饮)、燥、湿(水)、滞、瘀、毒等,都是属于辨别病变性质的内容,即病性辨证。阴、阳二纲,既属病位辨证,又属病性辨证,两者兼容。将病位辨证与病性辨证结合起来,实行"病位病性辨证"

法,是对中医传统八种辨证方法的高度整合和升华,起到了删繁就简,提纲挈领的效果,对提高中医辨证的准确性、规范性和可操作性具有重大意义,是中医诊断学的一大创新与发展。

二、病位病性辨证的实用价值

"病位病性辨证"法涵盖了中医传统八种辨证方法的核心内容,既体现了中医辨证思维方法,又有规律可循,临证时先辨病位,后辨病性,病位病性相参,就可得出辨证的结论。达到了简明扼要,操作方便的目的。其实用价值是:提纲挈领,标准规范;一种方法,临床通用;易于掌握,便于交流。

1. 提纲挈领,标准规范

医生临诊时,通过望、闻、问、切四诊所得的临床资料,进行分析、归纳,首先要找出疾病的病位在表,还是在里;在气分还是在血分,在哪一脏,或哪一腑,哪一条经络,以确定疾病当前的病变部位。然后再辨明病变的性质,是属寒,还是属热;属虚,还是属实;有无风邪、燥邪、有无痰饮、水湿、气滞、血瘀、湿毒等病理产物存在。病位与病性明确之后,位性相参,便可得出辨证结论。譬如患者的主要症候是心悸,失眠,多梦,头晕眼花,面色萎黄,唇舌色淡,脉细无力。根据脏腑、气血的功能,其病机是血液亏虚,心失濡养,神不守舍所致。于是就可以归纳为病位在心、在血,病性属虚,辨证为心血虚证。

2. 一种方法,临床通用

病位病性辨证法适用于中医内、外、妇、儿以及外感热病各科临床,不论哪一种证候,或多脏腑、多经络病证,均离不开病位与病性两大要素。

3. 易于掌握,便于交流

病位病性辨证法涵盖了中医传统八种辨证方法的核心内容,避免了医生在诊疗疾病时,既要考虑脏腑辨证,又要结合八纲辨证,或六淫辨证,甚至还要考虑有无气滞、血瘀、痰湿、水饮、疫毒等等,非常繁琐,给学习中医造成了不少困惑,也严重阻碍了中医学的传承与发展。而病位病性辨证法,只要辨清、找准疾病的病位和病性,辨证就一目了然。

第五节 病位病性辨证的实用范围

病位病性辨证法适用于中医内、外、妇、儿、外感温热病各科临床。目前中医证名虽不统一、不规范,但不论哪一种证候,或多病位、多病性病证,均可适用病位病性辨证法进行辨证。

一、内、儿科常见证候

气阴两虚证,即病位在气、在阴,病性属虚;肺脾肾阳虚证,即病位在肺、脾、肾三脏,病性属阳虚;肝胆湿热证,即病位在肝、胆,病性属湿 + 热;心肾不交证,即病位在心、肾二脏,病性属阴虚(肾)火旺(心)的虚实夹杂证;肾阳虚水泛证,即病位在肾,病性属阳虚 + 水泛的虚实夹杂证;风寒袭肺证,即病位在表、在肺,病性为风 + 寒。风寒表虚证,即病位在表,病性属风 + 寒 + 虚;风寒表实证,即病位在表,病性属风 + 寒 + 实。小儿脾胃食滞证,即病位在脾、胃,病性属食滞。小儿风寒束表证,即病位在表,病性属风寒。

二、外科常见证候

如皮肤湿热证,即病位在肺(肺主皮毛),病性属湿热;毒热壅阻肌肤证,即病位在肺(肺主皮毛),病性属热 + 毒;皮肤血虚风燥证,即病位在肺(肺主皮毛)、血分,病性属(血虚生风)虚 + 风 + 燥。

三、妇科常见证候

如冲任不固证,即病位在冲任二脉,病性属虚(不固);宫胞虚寒证,即病位在女子胞,病性属虚 + 寒;冲任瘀阻证,即病位在冲任二脉、血,病性属瘀。

四、外感温热病证

1. 伤寒证候

如太阳表虚证,即病位在表,病性属风、寒、(表)虚;太阳表寒里热证,即病位在表、里,病性属寒(表寒)热(里热);少阳半表半里证,即病位在少阳(胆经),病性属(表)寒,(里)热;阳明腑实证,即病位在胃肠(阳明经),病性属实+热;太阴虚寒证,即病位在脾(太阴经),病性属虚+寒;太阴寒湿郁结证,即病位在肝(胆)脾(胃),病性属寒+湿;少阴证,病位在心、肾,病性属虚寒;若病邪深入少阴,从阳化热,导致心肾阴虚,表现出虚热症候者,则病位在心、肾,病性属虚热;厥阴证,为邪热内陷,心包之火上炎,火不下达,肝失温养,故本证病位在心包、肝,病性属上热下寒,寒热错杂证。

2. 温病证候

上焦(肺、心)病证主要有:邪热壅肺证,即病位在肺(卫),病性属风+热;若邪热逆传心包,出现的邪陷心包证,即病位在心包(心),病性属湿热。中焦(脾、胃)病证主要有:脾胃燥热证,即病位在脾、胃,病性属燥热;脾胃湿热证,即病位在脾、胃,病性属湿热;下焦(肝、肾)病证主要有:肝肾阴虚(亏)证,即病位在肝、肾,病性属阴亏。

第六节 中医证候分类

中医学倡导"天人相应""形神合一"观点,强调从整体角度来观察、分析及认识生命、健康和疾病,重视人体自身的完整性及人与自然、社会环境之间的统一性和联系性。认为疾病的发生、发展和演变,证候类型,都脱离不开病人的具体体质。

体质亦称"禀质""素质""禀赋"等,是个体在形态结构、生理功能、心理素质等方面相对稳定的特征。形态结构上的差异是个体体质特征的重要组成部分,包括外部形态结构和内部形态结构(脏腑、经络、精气血津液等),其中以体表形态最为直观。如形体之肥瘦长短、皮肉之厚薄坚松、肤色之黑白苍嫩等,其中以肥瘦最有代表性。元代朱丹溪《格致余论·治病先观形色然后察脉问证论》将体型与发病相联系,提出了"肥人湿多,瘦人火多"的观点。生理功能主要是人体内部结构的差异性,如心率的快慢、语声的高低、对寒热的喜恶、食欲的强弱等等,均是脏腑经络及精气血津液生理功能的反映。心理素质包括感觉、知觉、情感、记忆、思维、性格等,属于中医学神的范畴,如有人善怒、有人善悲、有人胆怯等。因此,中医学有"形神合一"的人体观。

中医体质学说认为,体质不仅表现在生理状态下对外界刺激的反应和适应上的某些差异性,而且认为是机体发病的内在因素。它不但决定着对于某些致病因素的易感性,而且决定着某些疾病的证候类型。中医学临床所辨的"证",与人的体质常常有密切的关系,同病异证与异病同证在很大程度上是以中医特有的体质学说为基础的。因此,在进行辨证论治时,一定要考虑到患者的体质问题,这对提高辨证水平和治疗质量具有十分重要的现实意义。

一、生理性证候

生理性证候即人的体质表现,这种证候的形成,多由于先天禀赋和后天生活环境、营养状况等所造成。如《灵枢·寿夭刚柔》说:"人之生也,有刚有柔,有弱有强,有短有长,有阴有阳。"不同的体质可以反映出不同的表现,如有的人生来就肥胖,有的人消瘦;有的人喜热,有的人喜凉。但经现代医学检查,发现不了任何异常,姑且将其称为"生理性证候"。这类人一旦发生疾病,他所表现的临床症候,往往与体质因素有密切关系。

体质的分类有多种方法,笔者从临床角度,根据人的体质变化和表现特征,分为以下9种体质。

1. 正常体质

正常体质阴阳无明显的偏盛或偏衰,对致病因子的易感性无过亢与不及。此型人禀赋醇厚,体壮力强,面色红润,精神饱满,语声有力,步态矫健,很少生病。多见于劳动人民,亦可见于青春期前后发育正常的健康男女。

2. 阴虚体质

阴虚体质表现形体消瘦,性情急躁,易于失眠,手足心发热,口干舌燥,喜凉怕热,面颊潮红或偏红,舌红少苔,舌体瘦瘪,脉细数。

3. 阳虚体质

阳虚体质表现精神欠佳,喜静懒言,畏寒肢冷,喜热怕冷,尿液清长,面色㿠白,舌质淡红,舌体胖大,边有齿痕,脉沉迟无力。

4. 气虚体质

气虚体质表现疲乏无力,不耐劳累,语音低微,动则出虚汗,易于感冒,面色微黄,舌质淡红,舌体胖嫩,苔白,脉沉细无力。得病后抗病能力较差,易于传变。

5. 痰湿体质

痰湿体质形体肥胖,肢体困重,不耐劳累,头昏脑胀,易困嗜睡,面色萎黄,舌质淡红,舌体胖大,舌苔厚腻,脉象濡滑。

6. 湿热体质

湿热体质面部和鼻尖油光发亮,容易生长粉刺、疖肿,口中有臭味。舌苔黄厚腻,脉多滑数。

7. 气郁体质

气郁体质表现性格内向,多愁善感,忧郁脆弱,舌淡而黯,脉多沉细。

8. 血瘀体质

血瘀体质表现口唇色黯,面色晦暗,眼眶黧黑,爪甲枯槁,肌肤甲错,丝缕斑痕,舌质暗红,有瘀点或瘀斑,脉象沉涩。

9. 过敏体质

此种人对尘埃、花粉、蚊虫叮咬以及对某些食物和药物常发生过敏。皮肤划纹征多呈阳性,易患过敏性疾病。

二、病理性证候

疾病产生后所出现的临床证候,可表现为虚证、实证、或虚实夹杂证。

(一)虚证

虚,是指正气不足,机体的气血、津液和经络、脏腑等组织器官的生理功能减退,抗病能力低下,导致的一系列正气虚衰的病理变化。临床常见有以下证候。

1. 阴虚证

阴虚证是机体阴液亏损所出现的证候。其病因多由热病后期,或杂病日久,耗伤阴液;或情志过激,火邪伤阴;或房事不节,耗伤阴精;或过服温燥之品,阴液暗耗所致。

主要临床表现:形体消瘦,午后潮热,盗汗,颧部潮红,咽干口燥,手足心热,小便短黄,舌红少苔,脉细数等。

2. 阳虚证

阳虚证是机体阳气亏损出现的证候。其病因多因久病伤阳,或气虚进一步发展而成;或久居寒冷之处;或过服苦寒清凉之品,耗伤阳气;或年老命门火衰等而成。

主要临床表现:畏寒肢冷,面色苍白,神疲乏力,口淡不渴,自汗,小便清长或尿少浮肿,大便稀薄,面色㿠白,舌淡舌胖,苔白,脉弱。

3. 气虚证

气虚证是指机体元气不足,或脏腑功能减退所出现的症候。多因先天不足,或后天失养,或久病、重病、劳累过度、年老体弱等因素,导致元气不足,使气的推动、固摄、防御、气化等功能失常而成。

主要表现是:面白无华,神疲乏力,少气懒言,头晕目眩,气短,自汗,语音低微,动则诸证加剧,舌质淡嫩,脉虚弱。

4. 血虚证

血虚证指血液亏虚,不能濡养脏腑、经脉、组织、器官而出现的症候。多由血液耗伤过多,如各种出血;或血液生化乏源,如脏腑功能减退,不能化生血液而成。

主要临床表现:面色苍白或萎黄,眼睑、口唇、爪甲色淡,头晕眼花,心悸失眠,多梦,健忘,手足麻木,妇女月经量少、色淡,或闭经,舌淡苔白,脉细无力。

(二) 实证

实,是指邪气亢盛,正气尚未虚衰,邪正之间剧烈抗争而导致的一系列病理变化。这里所说的"邪气",包括六淫病邪,以及食积、虫积、水饮、痰浊、瘀血和情志内伤等引起脏腑、经络、气血津液功能失调的有害因素。即所谓"邪气盛则实"。

实证,是由于致病邪气较强,机体正气未衰,抗病能力强盛,正邪相争剧烈,在临床上出现的一系列亢盛有余的证候。实证多见于外感六淫之邪致病的初期和中期。或由于痰浊、食积、水饮、瘀血、燥屎、虫积等滞留于体内所致病证。外感热病进入热盛期阶段,出现高热、大汗、大渴、脉洪大的"四大"症状(阳明经证),或潮热谵语、狂躁、腹胀满坚硬而拒按、大便秘结、手足微汗出、舌苔黄燥、脉沉数有力等症候(阳明腑证),或因痰、食、水、血等滞留于体内引起痰涎壅盛、食积不化、水湿泛滥、瘀血内阻等病变,都属于实证。

(三) 虚实夹杂证

在疾病发展过程中,邪正之间的盛衰变化错综复杂,邪正的消长盛衰不仅可以产生单纯的实或虚的病理变化,而且可以有虚实错杂的表现。虚实错杂的病变可以实证为主而夹有虚证;或以虚证为主而夹有实证;亦有虚实并重之证。如肾病综合征患者,可见全身水肿,腹部膨隆,二便不利的实象,又有疲乏无力,食欲不振,腰酸腿软的虚象,这便是虚实夹杂证。

三、药物性证候

药物性证候即应用某种药物后所出现的副反应。最常见的是应用糖皮质激素后出现的阴虚或阴虚火旺证候。服用抗甲状腺药物过量出现的黏液性水肿,长期服用温燥劫阴之品,耗伤肾阴出现肾阴虚证候。过服苦寒之品,伤及脾胃出现脾胃虚寒证候等等。

辨证论治是中医临床诊疗疾病的基本法则，包括辨证与论治两大部分。辨证的方法是以中医学的阴阳、五行、脏象、经络、病因、病机等基本理论为指导，通过四诊所收集的病史、症状、体征（包括舌和脉）等，进行分析、归纳，辨明疾病的病因、病变部位、病变性质以及发展趋势，所作出的综合性判断。论治是根据辨证的结果来确定治疗原则和方法。中医治疗疾病的基本原则是"治病求本""扶正祛邪""同病异治，异病同治"等。治疗方法一般是"寒者热之，热者寒之，虚则补之，实则泻之"。正如《素问·阴阳应象大论》所说："谨守病机，各司其属，有者求之，无者求之，盛者责之，虚者责之，必先五胜，疏其血气，令其调达，而致和平。"所以说，辨证是决定治疗的前提和依据，论治是治疗疾病的手段和方法，所以说，辨证论治在中医学理论体系和临床实践中具有重要意义。举例来说，如病人于近期内暴怒之后，出现胃脘胀满，攻撑作痛，连及两胁，食欲不振，嗳气，大便不畅，舌质红，苔薄白，脉弦等。根据中医脏腑理论，肝主疏泄，性喜舒展、调达。患者恼怒伤肝，肝气失于疏泄，横逆犯胃，气机不畅，而致胃脘胀满。肝经循行于胁肋，气病游走，故呈攻撑作痛，连及两胁。气机不利，胃失通降，因而胀满、食欲不振、嗳气、大便不畅。患者发病是由于情志不舒所致，故脾虚湿浊不甚，所以舌质红，苔薄白，脉象弦。通过上述分析来看，患者的病位在肝、胃，病性为气滞，故辨证为"肝气犯胃证"。治疗原则为疏肝理气，和胃止痛。方选柴胡疏肝散加减：柴胡 15g，白芍 12g，陈皮 10g，炒枳壳 10g，香附子 10g，川芎 10g，木香 10g，甘草 6g。这就是辨证论治的全过程，亦即中医诊疗疾病的原则和方法——理、法、方、药。

第一节 病位辨证

"表里""气血""津液""脏腑"和"经络"都是属于辨别疾病病变部位的内容,简称病位辨证。它是根据中医学的阴阳五行学说、病因学说、藏象学说、经络学说等有关内容,结合临床实践,对疾病作出病位辨证,以确定疾病发生在哪一个脏、哪一个腑,哪一条经络,在表还是在里,在气分还是在血分,属阴证(以五脏及阴经病变为主)还是阳证(以五腑及阳经病变为主)。所以病位辨证是中医临床辨证的第一步。现将病位辨证的步骤和方法归纳如下。

一、表里病位辨证

表里是概括性地辨别疾病的病变部位和病势深浅趋势的两个纲领。人体的皮毛、肌肤、浅表的经络等部位均属表;脏腑、骨髓、血脉等部位均属里。一般来说,凡病在皮毛、肌腠,病位浅在者,属表证,即病位在表;病在脏腑、骨髓、血脉,病位深在者,属里证,即病位在里。外邪侵犯人体,每多由表入里、由浅而深、由轻而重的传变过程。故辨别表里,是外感疾病辨证的首要环节。如太阳病属表,少阳病属半表半里,阳明病属里。内伤杂病,起病于里,一般不再辨别表里,而重在辨别脏腑、经络的具体部位。

(一) 表证

表证多见于六淫、疫疠等邪气,通过肌表、口鼻侵入人体后所引起的外感病初期阶段。因此,表证多具有起病急、病位浅、病情轻、病程短的特点。常见于外感病,如上呼吸道感染、急性传染病及其他感染性疾病的初起阶段。

表现:恶寒(或恶风)发热,喷嚏,鼻塞,流涕,头痛,身痛,咽喉痒痛,咳嗽,舌红,苔薄白,脉浮等症候。

分析:外邪袭表,正邪相争,阻遏人体卫气正常宣发和温煦肌肤的功能,故见恶寒发热;肺主皮毛,鼻为肺窍,皮毛受邪,内应于肺,鼻咽不利,引发肺气宣发不利,因而出现喷嚏、鼻塞、流涕、咽喉痒痛;肺气失宣,故咳嗽、气喘;外邪束表,经气郁滞不畅,不通则痛,故头痛、身痛;病邪在表,尚未入里,故见舌质淡红,苔薄;正邪相争于表,脉气鼓动于外,故脉浮。

(二) 里证

里证是病变深入脏腑、气血所出现的症候。里证可由表邪不解,内传入里,侵犯脏腑而产生;或病邪直接侵犯脏腑而发病;或由其他原因导致脏腑功能失调而产生。一般来说,久病,病程长者,常为里证。

表现:里证包含的证候范围很广,临床表现多种多样,但主要是取决于脏腑病变的部位。脏腑部位不同,其表现亦各不相同。如病位在肺,则咳嗽,咳痰,胸痛;病位在脾胃,则乏力,纳差,腹痛,腹泻;病位在肝,则胸胁疼痛,口苦咽干,眩晕耳鸣等。病位在肾,则见腰膝酸软,腰痛,耳鸣耳聋,须发早白、早脱,牙齿松动,阳痿,遗精,精少不育,月经量少,经闭不孕等。病位在膀胱,常见尿频,尿急,尿痛,尿闭,遗尿及尿失禁等。

分析:形成里证的原因有三个方面:一是外邪袭表,表证不解,病邪传里,形成里证;二是病邪直接入里,侵犯脏腑等部位,即所谓"直中"为病;三是情志内伤、饮食劳倦等因素,直接损伤脏腑气血,或脏腑气血功能紊乱而出现的各种证候。一般地说,外感疾病的中、后期阶段,或内伤疾病最为多见。

里证的病位虽然同属于"里",但仍有浅深之别。一般病变在腑、在上、在气者较为轻浅;病变在脏、在下、在血者,较为深重。

(三) 半表半里证

半表半里证指病邪既不完全在表,又未完全入里,病位处于表里进退变化之中,枢机不利,胆火内郁,经气不畅所表现的证。以六经辨证中的少阳病证为典型证候。

表现:临床表现以寒热往来,胸胁苦满,心烦喜呕,不欲饮食,口苦咽干,目眩,脉弦为主要证候。

分析:半表半里证在六经辨证中称为少阳病证,是外感病邪由表入里的过程中,邪正分争,少阳枢机不利所表现的证。少阳阳气较弱,邪正分争,正胜则发热,邪胜则恶寒,邪正互有胜负,故见寒热往来;少阳受病,邪热熏蒸,胆热上泛则口苦;津为热灼则咽干;少阳风火上逆,所以目眩;少阳之脉布于胁肋,邪郁少阳经气不利,故胸胁苦满;胆热木郁,横犯胃腑,胃气上逆,故不欲饮食,甚或时时欲呕;胆热上逆,热扰心神,故心中烦扰;胆气被郁,故见脉弦。

(四)表里同病证

表里同病是指在同一患者身上,既有表证,又有里证的情况。表里同病的形成可概括为以下三种情况:一是发病时同时出现表证与里证的表现;二是表证未解,又出现里证;三是先有内伤里证,病尚未愈而又感外邪。

表现:如外感表邪不解,病情发展,出现高热,口渴,喜冷饮,烦躁,谵语,大便干结,小便短赤,舌红苔黄,脉沉数等症候。又如患者既有发热、恶寒、头痛、身痛等表证,又有腹痛、腹泻、恶心、呕吐等里证。

分析:病邪已内传入里,化热结实,形成了胃肠实热证。或病邪直接侵犯脏腑而发病,如腹部受寒,或过食生冷,以致寒湿邪气内伤脾胃,出现腹痛,吐泻等症,即是形成了里寒证。或由于情志内伤,或饮食劳伤等因素,直接影响脏腑,导致脏腑功能失调或衰退,从而出现里虚证,如脾气虚弱,运化无力,可发生腹满,食欲减退,日渐消瘦之里虚证。

(五)表证和里证的相互转化

表证和里证的相互转化,即所谓"由表入里"和"由里出表"。表证和里证相互转化主要取决于正邪盛衰的状况。机体抵抗力不足,或邪气过盛,或护理不当,或失治误治等因素,均能导致表证转化为里证。如外感表邪不解,病情发展,出现高热不退,咳喘,痰黄黏稠或带血,说明表邪由表已入里,侵袭于肺,形成痰热壅肺的里实热证。若经及时治疗,患者热势减退,咳喘渐平,则表示里邪外透,由里出表。凡病邪由表入里,表示病势加重;病邪由里出表,表示病势减轻。

二、气血病位辨证

气血辨证是根据气血的生理功能、病理特点,对四诊所收集的各种病情资料,进行分析、归纳,辨别疾病当前病位病性的辨证方法。

气血是人体内不断运行着的具有很强活力的精微物质,是构成人体和维持人体生命活动的基本物质,其生成与运行有赖于脏腑生理功能的正常,而脏腑功能活动也依赖于气血的推动与濡养。因此,当脏腑功能失调时,就必然会影响到气血的生成、输布与运行,从而产生气血的病变,如气虚证、气滞证、气陷证、血虚证、血瘀证等,其病位分别在气,在血;反之,气血的病变也会导致脏腑功能的失常。两者在生理上相互依存,相互促进,在病理上相互影响。故气血辨证与脏腑辨证必须互相结合,互为补充。

(一)气病病位辨证

气病的范围较为广泛,一是指人体的元气;二是指人体的气机。故气病以气的功能减退和气机失常为基本病机。

1. 气虚证

由于先天不足,或后天失养,或久病、重病、劳累过度、年老体弱等因素,导致机体元气不足,脏腑机能减退所表现的证候。临床以心气虚证、肺气虚证、脾气虚证、肾气虚证、胃气虚证最为多见。也可多脏气虚证相兼出现,如心肺气虚证、脾胃气虚证、脾肾气虚证、肺脾气虚证等。

表现:疲乏无力,少气懒言,气短,头晕目眩,自汗,动则诸症加剧,易感冒,舌质淡嫩,脉虚弱。

分析:元气不足,脏腑功能减退,故疲乏无力,少气懒言,气短;气虚推动无力,清阳不升,头目失养,则头晕目眩;气虚卫外不固,肌表不密,腠理疏松,故自汗;劳则耗气,故劳累或活动后诸症加重;气虚无力推动营血上荣于舌,故舌质淡嫩;气虚无力鼓动血脉,故脉虚弱。说明,病位在气,病性属虚。

2. 气滞证

气滞是指人体某一部位，或某一脏腑、经络的气机阻滞，运行不畅所表现的一系列证候，属实证，临床以肝郁气滞证为多见。

表现：主要表现为胸闷不舒，胸胁或脘腹胀闷串痛，情志抑郁或易怒，嗳气，纳呆，症状时轻时重，常随情绪变化而增减。妇女可见乳房胀痛，舌红，脉弦。

分析：本证多因情志不遂，忧郁悲伤，思虑过度，而致气机郁滞；或痰饮、瘀血、食积虫积、砂石等病邪阻塞，使气机闭阻；或阴寒凝滞、湿邪阻碍、外伤络阻等因素，导致气机不畅；或因阳气不足，脏气虚弱，运行无力，导致气机阻滞。气机阻滞，不通则痛，故胀闷、疼痛；气滞聚散无常，故疼痛多见胀痛、窜痛、攻痛，按之无形，症状时轻时重；气机得畅，则症状减轻，故胀痛常在嗳气、肠鸣、矢气、太息后减轻，或随情绪变化而加重或减轻。脉弦为气机不利，脉气不舒之象。说明，病位在气，病性属滞（气滞Ⅰ度）。

3. 气逆证

气逆是指人体气机升降失常，当降不降，反而上升，或升发太过，所出现的一种病理状态，一般多为实证。临床辨证时，须结合病位、病机，以作出完整的辨证结论，如肝火气逆证、胃寒气逆证等。

表现：咳嗽，喘促；或呃逆，嗳气，恶心，呕吐；或头痛、眩晕，甚则昏厥，呕血等。

分析：肺气上逆，则咳嗽，喘促；胃气上逆，则呃逆，嗳气，恶心，呕吐；肝气升发太过而上逆，气血上冲，阻闭清窍，轻则头痛、眩晕，重则昏厥；血随气逆，并走于上，络破血溢，则见呕血等。说明，病位在气，病性属滞（气滞Ⅱ度）。

4. 气陷证

气陷证是指气虚升举无力而下陷的一种病证，是气虚的进一步发展。主要发生在中焦，所以又称为"中气下陷"。

凡是能引起气虚证的原因，均可导致本证的发生。临床以脱肛、子宫脱垂、胃下垂、肾下垂等常见。

表现：头晕眼花，神疲气短，腹部坠胀，或久泄久痢，或见内脏下垂、脱肛，舌质淡嫩，脉弱等。

分析：元气大伤，脏腑功能减退，故神疲气短；气虚推动无力，清阳不升，头目失养，则头晕眼花；中气亏虚，脾失健运，清阳不升，气陷于下，则久泄久痢；气虚无力升举，故见内脏下垂。气虚无力推动营血上荣于舌，故舌质淡嫩；气虚无力鼓动血脉，故脉虚弱。说明，病位在气，病性属虚（气虚Ⅲ度）。

（二）血病病位辨证

血病的主要病理变化为血量不足，或血行障碍，其常见证有血虚证、血瘀证、血热证、血寒证。

1. 血虚证

凡患者临床表现以血液或某些营养物质的缺乏而致病者，一般称为"血虚证"，属虚证。引起血虚的原因，主要有两个方面，一是血液耗伤过多主要见于各种急、慢性出血，或久病、重病耗伤营血；或思虑过度，暗耗阴血；或虫积肠道，耗吸营血等。二是血液生化乏源，可见于禀赋不足，或脾胃运化功能减退；或进食不足；或因其他脏腑功能减退，不能化生血液；或瘀血阻络，新血不生等。

表现：面色苍白无华或萎黄，眼睑、口唇、爪甲色淡，头晕眼花，心悸，失眠多梦，健忘，手足麻木，妇女经血量少色淡、愆期甚或闭经，舌淡苔白，脉细弱。

分析：血液亏虚，不能濡养头目，上荣舌面，故面色苍白无华或萎黄，眼睑、口唇、爪甲色淡，头晕眼花；血虚心失所养则心悸，神失滋养则失眠多梦；血少不能濡养筋脉、肌肤，故手足麻木，爪甲色淡；血虚致血海空虚，冲任失充，故月经量少色淡、愆期甚或闭经；舌淡苔白，脉细弱均为血虚之象。说明，病位在血，病性属虚。

2. 血瘀证

凡属离经之血,不能及时消散而留滞于人体组织;或血液运行受阻,瘀积停滞于经脉或器官之内者,均为瘀血。由瘀血所引起的种种症候,称为血瘀证,属实证。

表现:刺痛,肿块,出血、发斑,唇舌青紫或有瘀点、瘀斑,皮肤干燥无光泽(又称肌肤甲错),或有紫斑(皮下出血)、丝状血缕(蜘蛛痣),以及腹部青筋暴露等。

分析:气血运行受阻,不通则痛,故有刺痛、拒按的特点;血液瘀积不散,凝结成块,滞留于体表则色呈青紫;滞留腹内,则触之坚硬;气血不能濡养肌肤,则见肌肤甲错;血行障碍,故见面色黧黑、唇甲青紫;脉络瘀阻,皮肤显现丝状血缕、皮下紫斑,以及腹部青筋暴露;舌质紫暗,或见瘀斑、瘀点、脉涩均为瘀血之候。说明,病位在血,病性属瘀。

3. 血热证

若因外感热邪,或五志过极,郁热化火,或过食辛辣燥热之品化热生火,侵扰血分所致的证候,称为血热证。

表现:咳血、吐血、衄血、尿血、便血、崩漏、妇女月经量多或月经先期,血色鲜红,质地黏稠,舌红绛,脉弦数。常见病如过敏性紫癜、血小板减少性紫癜、荨麻疹、再生障碍性贫血、白血病、妇女崩漏等。

分析:热邪灼伤血络,血不循经,而致出血。由于火热所伤脏腑不同,其出血的部位各异,如肺络伤则咳血、衄血;胃络伤则吐血;肾及膀胱络脉伤则尿血;肠络伤则便血;胞络受损,则见崩漏,女子月经量多或月经先期;邪热煎熬,血液浓缩,故血色鲜红,质地黏稠;舌红绛,脉弦数为血热炽盛,血流涌盛之象。说明,病位在血,病性属热。

4. 血寒证

血寒证多因寒邪客于血脉,或阴寒内盛,凝滞脉络,血行不畅而致。

表现:手足或局部冷痛,肤色紫暗发凉,形寒肢冷,得温则减;或少腹拘急冷痛;或痛经,月经愆期,经色紫黯,夹有血块;舌淡紫,苔白润或滑,脉沉迟弦涩。

分析：寒凝血脉，脉道收引，血行不畅，致手足络脉瘀阻，气血不畅，故手足或局部冷痛，肤色紫暗发凉；寒邪遏制阳气，阳气不达肌肤与四肢，失去温煦，故形寒肢冷，得温则减；寒滞肝脉，则少腹拘急冷痛；寒凝胞宫，经血受阻，故痛经，或月经愆期，经色紫暗，夹有血块。舌淡紫，苔白润或滑，脉沉迟弦涩为阴寒内盛，血行不畅之象。说明，病位在血，病性属寒。

三、津液病位辨证

本证多因高热、大汗、暴吐、暴泻、大面积烧伤，或高温作业等原因，均可导致津液亏虚证。

表现：口、鼻、唇、舌、咽喉、皮肤干燥，或皮肤干瘪而缺乏弹性，眼球深陷，口渴欲饮，小便短少而黄，大便干结难解，舌红少津，脉细数无力。

分析：津液亏损，人体失于濡润，则见口、鼻、唇、舌、咽喉、皮肤干燥，或皮肤干瘪而缺乏弹性，眼球深陷，口渴欲饮等症；津液耗伤尿液化生乏源，则小便短少而黄；肠道津液匮乏，失于濡润，以致便干难解；阴津亏少，阳气偏旺，则舌红少津，脉细数无力。说明，病位在津液，病性属虚（不足、亏损）。

四、脏腑、经络病位辨证

脏腑辨证和经络辨证，是根据脏腑的生理功能和病理特点以及经络循行部位，对四诊所收集的各种病情资料，进行分析、归纳，以辨别疾病所在的脏腑部位和经络部位的一种辨证方法。

（一）肝（胆）疾病的病位辨证

1. 经络循行定位

根据足厥阴肝经和足少阳胆经的经络循行，人体头部的两颞侧及巅顶，耳周围，两胁肋部，少腹及腹股沟部位，外阴以及两下肢是两经相应循行部位，络属于肝（胆）经。故凡患者症状表现在上述部位时，如头顶及两颞侧疼痛,耳部疾病,两胁肋部胀满疼痛,少腹痛,腹股沟疾患,外阴疾患,下肢相应部位疾患等,其病位均可定于肝(胆)经。

2. 脏腑功能定位

肝的主要生理功能是主疏泄和主藏血。肝主疏泄是指肝有调畅人体全身的气机,促进血液与津液的运行和输布,促进脾胃的运化功能,调畅精神情志,有助于女子调经、男子泄精;肝又主藏血,具有贮藏血液和调节血量的功能。胆能贮藏和排泄胆汁,有助于饮食物的消化和吸收。因此,凡有上述功能方面的失调,其病位均可定于肝(胆)。

3. 肝的附属功能定位

肝位于右胁下,胆附于肝,互为表里。在功能联系上的特点是:肝开窍于目,在体合筋,其华在爪,在志为怒,在声为呼,在变动为握,在味为酸,在色为青,在脉为弦。因此患者凡有上述功能异常的症候,如爪甲干瘪,眼球活动障碍,直视、斜视,精神反常表现以愤怒呼号为特点,肢体不能屈伸自如,反酸,肤色发青,脉弦等,均可定位于肝(胆)。

4. 病因特点定位

肝与人的情绪反应密切相关,因此凡患者于发病前有明显愤怒或抑郁病史者,均可定位在肝。

5. 常见证型

肝病常见证候有虚、实和虚实夹杂之分。虚证多见肝血虚证、肝阴虚证;实证多见肝郁气滞证、肝火炽盛证、肝经湿热证、寒滞肝脉证;虚实夹杂证多见肝阳上亢证、肝风内动证。胆病的常见证有胆郁痰扰证。现举例如下。

(1)肝血虚证

肝血虚证由于肝血不足,机体失养所引起。

表现:头晕目眩,视力减退,或夜盲,爪甲干枯脆薄,肢体麻木,失眠多梦,妇女月经量少、色淡,甚至闭经,面唇淡白,舌淡,脉细。

分析:肝血不足,头目失养,故头晕目眩,视力减退,或夜盲;爪甲失养则干枯脆薄;筋脉失养则肢体麻木;肝血不足,神魂不安,故失眠多梦;肝血不足,不能充盈冲任之脉,所以月经量少、色淡,甚至闭经;血虚不能上荣于面、唇、舌,则见面、唇、舌淡白;血虚不能充盈脉道则脉细。说明,病位在肝,在血,病性属虚。

（2）肝阴虚证

肝阴虚证为肝阴不足,虚热内生所致。

表现:头晕眼花,双目干涩,视物不清,胁肋隐隐灼痛,口燥咽干,五心烦热,两颧潮红,潮热盗汗,舌红少苔,脉弦细数。

分析:肝阴不足,头目失养,故头晕眼花,双目干涩,视物不清;阴虚内热,则肝络失养,虚火内灼,故胁肋隐隐灼痛;阴津亏虚,口咽失润,故口燥咽干;阴虚不能制阳,虚火内蒸,故五心烦热,午后潮热;阴虚内热,迫津外泄,故见盗汗;虚火上炎,故两颧潮红;舌红少苔,脉弦细数为肝阴不足,虚热内生之象。说明,病位在肝,病性属阴虚。

（3）肝郁气滞证

肝郁气滞证多因肝失疏泄,气机郁滞所致。

表现:胸胁、少腹胀满疼痛,走窜不定,情志抑郁,善太息,妇女可见乳房胀痛、月经不调、痛经、闭经,舌红苔白,脉弦。

分析:肝失疏泄,经气不利故胸胁、少腹胀满疼痛,走窜不定;肝气不疏,情志失调,则情志抑郁,善太息;肝失疏泄,气血失和,冲任失调,故月经不调、痛经、闭经;肝气失疏,脉气紧张,故见弦脉。说明,病位在肝、气,病性属滞。

（4）肝阳上亢证

肝阳上亢证多因肝肾阴虚,肝阳上亢所致。

表现:头目胀痛,眩晕耳鸣,面红目赤,急躁易怒,失眠多梦,腰膝酸软,头重脚轻,舌红少津,脉弦或弦细数。

分析:肝阳亢逆,气血上冲,故头目胀痛,眩晕耳鸣,面红目赤;肝肾阴虚,肝阳亢盛,肝失柔和,故急躁易怒;火热内扰,神魄不安,故失眠多梦;肝肾阴亏,腰膝失养,则腰膝酸软;肝肾阴亏于下,肝阳亢逆于上,上盛下虚,故头重脚轻;舌红少津,脉弦或弦细数为肝肾阴亏,肝阳上亢之象。说明,病位在肝阳、肾阴,病性属(肾阴)虚、实(肝阳)夹杂。

(二)心(小肠)疾病的病位辨证

1. 经络循行定位

根据手少阴心经和手太阳小肠经的循行部位,人体两眼内外眦,面颧部,胸部正中、肩胛部、腋窝、手掌心、上肢内侧沿中指、小指线上相应部位,络属于心(小肠)经。另外左乳下心尖搏动处,中医学命名为"虚里",认为是宗气所在部位。所以,凡是患者症状表现在上述部位时,如眼角糜烂,面颧部发红,肩胛痛,腋窝或肘窝病变,手心潮热、多汗,上肢尺侧麻木,心前区闷痛或心慌等,其病位均可定位在心(小肠)。

2. 脏腑功能定位

心的主要生理功能是主血脉、主藏神。主血脉是指心气能推动血液运行。主神志是指心有统帅全身脏腑、形体、官窍的生理活动和人的精神、意识、思维等心理活动。因此,凡属有上述功能方面的失调,就会出现心悸、怔忡、心痛、心烦、失眠、健忘、神志错乱、神志昏迷,以及某些舌体病变等症候。心与小肠相表里,小肠的主要功能是泌别清浊,若其功能失常,就会出现腹胀、腹痛、肠鸣、腹泻或小便赤涩疼痛、小便浑浊等症候。因此,凡具有上述表现者,其病位可分别定位在心或小肠。

3. 心的附属功能定位

心与小肠相表里,在功能联系上的特点是在体合脉,其华在面,开窍于舌,在志为喜,在液为汗等。因此患者凡有上述功能异常的症候,如面部发红赤或面色青紫,舌红生疮,口苦,精神反常表现以喜笑不休或易悲伤,汗出过多,脉洪或脉率不齐等,其病位均可定位在心。

4. 病因特点定位

根据脏象学说认为,"喜伤心""大汗亡阳""苦入心",因此,凡患者发病诱因明显由于喜乐兴奋过度,或汗出太多,或过食苦寒之物所致者,均可以考虑定位在心。

5. 常见证型

虚证多见心血虚证、心阴虚证、心气虚证、心阳虚证;实证多见心火亢盛证、心脉痹阻证、痰蒙心神证、痰火扰神证及瘀阻脑络证。小肠实证有小肠实热证;虚证有小肠虚寒证。现举例如下。

(1)心血虚证

心血虚证由于血液亏虚,心失濡养所致。

表现:心悸、失眠、多梦,健忘,头晕眼花,面色淡白或萎黄,唇舌色淡,脉细无力。

分析:心血虚,心失濡养,心动失常,故见心悸;心神失养,神不守舍,则见失眠、多梦;血虚不能上荣于头、面,故见头晕眼花、健忘、面色淡白或萎黄、唇舌色淡;血少脉道失充,故脉细无力。说明,病位在心,在血,病性属虚。

(2)心阴虚证

心阴虚证由于阴液亏损,心失滋养,虚火内扰所致。

表现:心悸,心烦,失眠,多梦,口燥咽干,形体消瘦,两颧潮红,或手足心热,潮热盗汗,舌红少苔乏津,脉细数。

分析:心阴虚,心失濡养,心动失常,故见心悸;虚热扰心,神不守舍,故见心烦,失眠,多梦;阴虚失滋,故口燥咽干,形体消瘦;阴不制阳,虚热内生,故手足心热,潮热盗汗,舌红少苔乏津,脉细数。说明,病位在心,病性属阴虚。

(3)心气虚证

心气虚证由于素体虚弱,或劳倦过度,或年高气衰,导致心气不足,鼓动无力所致。

表现:心悸怔忡,气短胸闷,精神疲倦,或有自汗,动则诸症加剧,面色淡白,舌淡,脉虚。

分析:心气虚,鼓动无力,心动失常,故见心悸怔忡;宗气衰少功能减退故气短胸闷,精神疲倦;气虚卫外不固,故自汗;动则气耗,故活动劳累后诸症加剧;气虚运血无力,气血不足,血脉不荣,故面色淡白,舌淡,脉虚。说明,病位在心,在气,病性属虚。

（4）心火亢盛证

心火亢盛证多因情志不舒,郁而化火,或火热之邪内侵,或温补太过,久蕴化火,导致心火内炽,扰神迫血所致。

表现: 心烦失眠,或狂躁谵语,神志不清,或舌上生疮,溃烂疼痛,或吐血,衄血,或小便短赤,灼热涩痛。可伴有发热口渴,便秘尿黄,面红舌赤,苔黄,脉数。

分析: 心火炽盛,热扰心神,故心烦失眠;火热蔽窍,故狂躁谵语,神志不清;火热迫血妄行,故见吐血,衄血;心火上炎舌窍,故见舌上生疮,溃烂疼痛;心火下移小肠,故见小便短赤,灼热涩痛。热蒸于外故发热;热盛伤津故口渴,便秘尿黄;火热内盛,故面红舌赤,苔黄,脉数。说明,病位在心,病性属热、实(火盛)。

（5）心脉痹阻证

心脉痹阻证多因瘀血、痰浊、阴寒、气滞等因素导致心脉瘀阻所致。

表现: 心悸怔忡,心胸憋闷疼痛,痛引肩背内臂,舌质晦暗,或有青紫斑点,脉细、涩、结、代。发病多与精神因素有关,

分析: 心阳不振,失于温运,心脉失养,心动失常,故见心悸怔忡;阳气不运,心脉阻滞不通,故心胸憋闷疼痛;手少阴心经之脉横出腋下,循肩背、内臂后缘,故痛引肩背内臂;瘀阻心脉,故见舌质晦暗,或有青紫斑点,脉细、涩、结、代。气滞心脉,故发病多与精神因素有关。说明,病位在心经,病性属瘀滞。

（三）脾（胃）疾病的病位辨证

1. 经络循行定位

根据足太阴脾经和足阳明胃经的循行部位,人体的鼻根部、头角部、前额部、下颌部、舌部、上齿部、胃脘部、腹股沟、胫骨外侧,均络属于脾（胃）

经。故凡患者症状表现在上述部位时,如头顶或额部疼痛,下颌开合不利,上齿痛,舌部疾病,胃脘部疼痛或胀满等,其病位均可定位在脾(胃)。

2. 脏腑功能定位

脾的主要功能为主运化,主统血;胃主收纳、腐熟水谷。脾胃同居中焦,是人体对饮食物进行消化、吸收,并输布其精微物质和水液的主要脏器,人体生命活动的延续和气血津液的化生均赖于脾胃运化的水谷精微,故称脾胃为"后天之本"。脾的生理特性是主升、喜燥恶湿。胃的生理功能是主受纳,腐熟水谷;生理特性是主通降,胃气以降为顺,性喜润恶燥。脾与胃阴阳相合,燥湿相济,升降相因,纳运相助,共同完成饮食物的消化、吸收及精微物质的输布,化生气血,以营养全身,故称脾胃为"气血生化之源"。若脾的运化、升清、统血功能失常,就会出现食欲不振、腹胀、便溏、浮肿、内脏下垂、慢性出血等。胃的受纳、和降、腐熟功能障碍,就会产生胃脘胀满或疼痛、嗳气、恶心、呕吐、呃逆等。故凡临床上出现上述脾胃功能失常有关的症状时,其病位均可定位于脾(胃)。

3. 脾的附属功能定位

脾与胃相表里,在功能联系上的特点是:脾在体合肌肉,主四肢,开窍于口,其华在唇,在志为思,在声为歌,在液为涎;在变动为呕吐、噫呃,在味为甘,在色为黄,在脉为濡等。凡患者临床具有与上述附属功能相关的症候,如口唇苍白无华,或焦枯皱揭,口腔溃疡,精神反常表现以喜歌唱为特点,呕吐、噫气、呃逆、口中发甜、吐泻物发甜,黄疸,脉濡,其病位均可定位在脾(胃)。

4. 病因特点定位

根据脏象学说认为"思伤脾""饮食不节伤胃",因此,凡患者发病前明显由于思虑过度或饮食不节、暴饮暴食等原因者,其病位均可定位在脾(胃)。

5. 常见证型

脾胃病常见证型有虚、实之分。虚证多见脾气虚证、胃气虚证、脾虚气陷证、脾阳虚证、胃阴虚证、脾不统血证等;实证有湿热蕴脾证、寒湿困脾证、寒滞胃脘证、胃热炽盛证、食滞胃脘证等,现举例如下。

（1）脾气虚证

脾气虚证多因饮食不节,或劳倦过度,或忧思日久,或素体脾虚,或年老体衰等所致。

表现:食欲不振或纳少,腹胀食后胀甚,便溏,神疲乏力,少气懒言,肢体倦怠,或浮肿,或消瘦,面色萎黄,舌淡苔白,脉缓或弱。

分析:脾气虚弱,运化无力,水谷不化,故食欲不振或纳少,腹胀,便溏;食后脾气益困,故腹胀愈甚;气虚推动乏力,则神疲乏力,少气懒言;脾失健运,气虚生化不足,肢体、肌肉、颜面和舌,失于充养,故肢体倦怠,消瘦,面色萎黄,舌淡;脾虚不能运化水液,水湿留滞,充斥形体,泛溢肌肤,则可见肢体浮肿;脉缓或弱为脾气虚弱之候。说明,病位在脾、在气,病性属虚。

（2）脾阳虚证

脾阳虚证多因脾气虚加重而形成。

表现:腹痛绵绵,喜温喜按,纳少,腹胀,大便溏稀或完谷不化,畏寒肢冷,或肢体浮肿,小便短少,舌质淡胖或有齿痕,舌苔白滑,脉沉迟无力。

分析:脾阳亏虚,阴寒内生,寒凝气滞,不通则痛,故腹痛绵绵,喜温喜按;脾阳虚衰,运化失权,则纳少,腹胀,大便溏稀或完谷不化;脾阳亏虚,温煦失职,则见畏寒肢冷;脾阳不足,水液不化,泛溢肌肤,则肢体浮肿,小便短少;舌质淡胖,边有齿痕,苔白滑,脉沉迟无力,为脾阳虚衰,阴寒内生水湿内停所致。说明,病位在脾,病性属阳虚。

（3）脾不统血证

脾不统血证多由脾气虚弱,统血失常所致。

表现:各种出血,如呕血、便血、尿血、肌衄、鼻衄、齿衄,妇女月经过多、崩漏等,常伴见神疲乏力,气短懒言,食少便溏,面色萎黄,舌淡苔白,脉细弱。

分析:脾气亏虚,统血无权,则血溢脉外,可见各种慢性出血。血液溢出胃肠，则见呕血、便血；溢出膀胱，则见尿血；溢出肌肤，则见肌衄；溢出鼻、齿龈，则为鼻衄、齿衄；脾虚冲任不固，则妇女月经过多，甚或崩漏。脾气虚弱，运化失健，故食少便溏；气虚推动乏力，则神疲乏力，气短懒言；脾气亏虚，气虚生化不足，日久营血愈亏，故面色萎黄，舌淡苔白，脉细弱。说明，病位在脾，在气，病性属虚。

（4）胃阴虚证

胃阴虚证多因热病后期，或气郁化火，或吐泻太过，或过食辛温香燥之品，耗伤胃阴所致。

表现：胃脘隐隐灼痛，嘈杂不舒，饥不欲食，干呕，呃逆，口燥咽干，大便干结，小便短少，舌红少苔，脉细数。

分析：胃阴不足，虚热内生，气失和降，则胃脘隐隐灼痛，嘈杂不舒；胃中虚热扰动，则饥，然胃虚失于和降，故不欲食；胃失和降，胃气上逆，可见干呕，呃逆；胃阴亏虚津液不能上承，则口燥咽干；不能下润，则大便干结；阴津亏虚，尿液化源不足，故小便短少；舌红少苔，脉细数，为阴虚内热之象。说明，病位在胃，病性属阴虚。

（5）食滞胃脘证

食滞胃脘证多因暴饮暴食，食积不化所致。

表现：胃脘胀满疼痛，拒按，厌恶食物，嗳腐吞酸，或呕吐酸馊食物，吐后胀痛得减，或腹胀腹痛，泻下不爽，肠鸣，矢气臭如败卵，大便酸腐臭秽，舌苔厚腻，脉滑。

分析：食积胃脘，气机不畅，故胃脘胀满疼痛，拒按；食积于内，腐熟不及，则拒于受纳，故厌恶食物；胃失和降，胃气上逆，食积不化，浊气上逆，则嗳腐吞酸，或呕吐酸馊食物；吐后胃气暂得通畅，故吐后胀痛得减；若积食下移肠道，阻塞气机，则腹胀腹痛，泻下不爽，肠鸣，矢气臭如败卵；腐败食物下注，则泻下不爽，肠鸣，矢气臭如败卵；胃中腐浊之气上蒸，则舌苔厚腻，脉滑。说明，病位在胃，病性属食滞（食积）。

(四) 肺(大肠)疾病的病位辨证

1. 经络循行定位

根据手太阴肺经和手阳明大肠经的循行部位,人体鼻咽部,下牙床,肩背部,胸部,腋窝部,肛门,两上肢肘部,手大次指,均络属于肺(大肠)经。故凡患者症状表现在上述部位时,如鼻病、咽喉病,下齿龈病,肩部疾患,咳嗽引起的胸痛,手大次指不用,肘痛,肛门疾病等,其病位均可定位在肺(大肠)。

2. 脏腑功能定位

肺的主要生理功能有主气司呼吸,主行水、朝百脉,主治节等。大肠具有传化糟粕的功能,称为"传导之官"。因此,凡出现上述功能失调有关症候,如咽喉疼痛、声音嘶哑、喷嚏、鼻塞、流涕、咳嗽、气喘、咳痰、胸闷、胸痛等;或便秘、腹泻、腹痛等,其病位均可定位在肺或大肠。

3. 肺的附属功能定位

肺在功能联系上的特点是在体合皮,其华在毛,开窍于鼻,在志为忧(悲),在液为涕。在变动为咳、喘、哮,在味为辛,在色为白。因此,凡患者临床上出现与上述功能相关的症候,如皮毛枯槁,肌表调节功能障碍所致的自汗、盗汗,面色㿠白,咳嗽,哮喘,口辛,精神反常表现以喜哭善悲为特点,脉浮等,其病位均可定位在肺。

4. 病因特点定位

藏象学说认为"悲伤肺""受寒饮冷伤肺""辛入肺",因此凡患者发病明显由于悲哀过度,或受寒饮冷,或过食辛燥之物所致者,均可以考虑定位在肺。

5. 常见证型

肺病证型有虚实之分,虚证有肺气虚证、肺阴虚证;实证有风寒犯肺证、风热犯肺证、燥邪犯肺证、肺热炽盛证、寒痰阻肺证、风水搏肺证等。大肠病常见证型亦有虚实之分,虚证有肠燥津亏证;实证有大肠湿热证、肠道虫积证等。现举例如下。

（1）肺气虚证

肺气虚证多因久患肺疾,耗损肺气,或脾虚,肺气生化不足所致。

表现:咳嗽无力,咳痰清稀,少气懒言,语声低怯,动则尤甚,神疲体倦,面色淡白,自汗,恶风,易于感冒,舌淡苔白,脉弱。

分析:肺气亏虚,宣肃功能失职,气逆于上,故见咳喘;肺气亏虚,津液不布,聚为痰浊,故咳痰清稀;肺气亏虚,宗气生成减少,故见少气懒言,语声低怯;劳则伤气,稍事活动,肺气益虚,故上述诸症加重;神疲体倦,面色淡白,舌淡苔白,脉弱,均为气虚之象。肺气亏虚,宣发卫气无力,气不摄津,故自汗;气虚不能固表,则见恶风,易于感冒。说明,病位在肺、气,病性属虚。

（2）肺阴虚证

肺阴虚证多因内伤杂病,久咳耗阴伤肺;或痨虫蚀肺,消烁肺阴所致。

表现:干咳无痰,或痰少而黏,甚或痰中带血,声音嘶哑,形体消瘦,口干咽燥,五心烦热,潮热盗汗,两颧潮红,舌红少津,脉细数。

分析:肺阴不足,肺失滋润,清肃失司,气逆于上,故干咳无痰;虚热内生,炼津为痰,则见痰少而黏;阴虚火旺,火灼肺系,咽喉失养,则声音嘶哑;火热灼伤肺络,则痰中带血;肺阴亏虚,机体失濡,则见形体消瘦,口干咽燥;五心烦热,潮热盗汗,两颧潮红,则为阴虚内热之典型见症;舌红少津,脉细数,亦属阴虚内热之候。说明,病位在肺,病性属阴虚。

（3）风寒犯肺证

风寒犯肺证多因风寒邪气,侵犯肺卫所致。

表现:咳嗽,痰稀色白,恶寒发热,鼻塞流清涕,头身疼痛,无汗,舌淡,苔薄白,脉浮紧。

分析:风寒犯肺,肺气不宣,则咳嗽;宣肃失职,津液不布,故见痰稀色白;风寒袭表,卫阳被遏,肌表失于温煦,故见恶寒;卫阳郁遏与邪相争则发热;风寒侵犯肺卫,肺气失宣,鼻窍不利,故见鼻塞流清涕;寒邪凝滞经脉,气血运行不畅,故头身疼痛;腠理闭塞,则无汗;舌淡,苔薄白,脉浮紧,乃风寒在表之象。说明,病位在肺(表),病性属风寒。

(4)风热犯肺证

风热犯肺证多因风热邪气,侵犯肺卫所致。

表现:咳嗽,痰稠色黄,发热微恶风寒,闭塞流浊涕,口干微渴,咽喉肿痛,舌尖红,苔薄黄,脉浮数。

分析:风热犯肺,肺气上逆,故咳嗽;风热阳邪灼津为痰,故痰稠色黄;肺卫受邪,卫气被遏,失于温煦,故恶寒;卫气抗邪,则发热;郁遏卫阳较轻,故热重寒轻;肺系受邪,鼻窍不利,故见闭塞流浊涕;肺热上熏咽喉,故咽喉肿痛;风热在肺卫,伤津不甚,故见口干微渴;舌尖红,苔薄黄,脉浮数,乃风热犯表之征。说明,病位在肺,病性属风热。

(5)风水搏肺证

风水搏肺证多因外感风邪,肺失宣降,水道不利所致。

表现:浮肿始自眼睑头面,继及全身,上半身肿甚,来势迅速,皮薄光亮,小便短少,或见恶寒重,发热轻,无汗,舌淡,胖大,苔薄白,脉浮紧。或见发热重,恶寒轻,咽喉肿痛,苔薄黄,脉浮数。

分析:风属阳邪,风邪为患,上先受之,肺为水之上源。风邪犯肺,肺宣发肃降失职,水道失去通调,风水相搏,水气泛滥,故浮肿始自眼睑、头面;新感外邪,故发病急速,水肿迅速,皮薄光亮;宣降失司,水液难以下输膀胱,则见小便短少;若风夹寒邪,则伴发恶寒重,发热轻,无汗,舌淡,胖大,苔薄白,脉浮紧等症;若风与热合,则又常伴发热重恶寒轻,咽喉肿痛,苔薄黄,脉浮数等症候。说明,病位在肺,病性属风寒,或风热。

(五)肾(膀胱)疾病的病位辨证

1. 经络循行定位

根据足少阴肾经和足太阳膀胱经的循行部位,人体头部的巅顶、枕后位、项部、脊背部、腰部、少腹部、膝部、腘部、足跟、足心、外阴部等均络属肾(膀胱)经。故凡患者症状表现在上述部位时,如头痛以枕后部位为主,或枕后部皮肤多发性疖肿,项背部痛,腰脊痛或不能转侧屈伸,少腹痛,膝部或足跟痛，外阴疾患等，均可定位在肾（膀胱）。

2. 脏腑功能定位

肾的主要功能是藏精，主发育、生长，主骨、生髓、通脑，主水等几个方面。膀胱的生理功能主要是贮存和排泄尿液。因此，凡临床上出现与上述功能失调有关的症候，如遗精、早泄、遗尿、尿血、水肿、消渴、多尿、阴道大量分泌物，生长发育障碍等，均可定位在肾或膀胱。

3. 肾的附属功能定位

肾在功能联系上的特点是在体合骨，生髓，其华在发，齿为骨之余，上开窍于耳，下开窍于二阴，在志为恐，在液为唾，在味为咸，在色为黑，脉沉等。因此，患者凡有与上述功能相关的症候，如脱发、白发、齿摇、齿脱、耳鸣、面色黧黑、小便失禁等，均可定位在肾或膀胱。

4. 病因特点定位

根据脏象学说"恐伤肾""房劳伤肾"，因此凡患者发病明显由于恐惧所引起，或由于房劳过度，均可定位在肾。

5. 常见证型

肾病常见证型以虚证为多，如肾阳虚证、肾阴虚证、肾精不足证、肾气不固证、肾虚水泛证、肾不纳气证等。膀胱病的常见证型为膀胱湿热证。现举例如下。

（1）肾阳虚证

肾阳虚证多因素体阳虚，或年高肾亏、久病伤阳，或房事过度等所致。

表现：腰膝酸软冷痛，畏寒肢冷，下肢尤甚，面色㿠白或黧黑，神疲乏力；或见性欲冷淡，男子阳痿、滑精、早泄，女子宫寒不孕，白带清稀量多；或尿频清长，夜尿多，舌淡苔白，脉沉细无力。

分析：肾阳虚衰，不能温养筋骨，故腰膝酸软冷痛；元阳不足，失于温煦，则畏寒肢冷，下肢尤甚；阳虚无力运行气血，血脉不充，故面色㿠白；若肾阳衰惫，阴寒内盛，则本脏之色外现，故面色黧黑；阳气虚衰，则神疲乏力；肾阳虚弱，故性欲冷淡，男子阳痿，女子宫寒不孕；肾阳虚弱，固摄失司，则男子滑精、早泄,女子白带清稀量多,尿频清长,夜尿多。舌淡苔白,脉沉细无力,为肾阳虚衰之候。说明,病位在肾,病性属阳虚。

（2）肾阴虚证

肾阴虚证多因久病及肾,或温热病后期伤阴,或房事不节,耗伤肾阴所致。

表现: 腰膝酸软而痛,眩晕耳鸣,失眠多梦,形体消瘦,潮热盗汗,五心烦热,咽干颧红,男子阳强易举,遗精早泄,女子经少经闭,或见崩漏,舌红少苔或无苔,脉细数。

分析: 肾阴不足,腰膝、脑、骨、耳窍失养,故腰膝酸软而痛,眩晕耳鸣;肾水亏虚,不能上承于心,水火失济,则心火偏亢,致心神不宁,则见失眠多梦;肾阴亏虚,阴不制阳,虚火内生,故见形体消瘦,潮热盗汗,五心烦热,咽干颧红;肾阴不足,相火妄动,则男子阳强易举,精室被扰,则遗精早泄;女子以血为用,阴亏则经血来源不足,故经少经闭;阴虚火旺,迫血妄行,则见崩漏。舌红少苔或无苔,脉细数,为阴虚内热之候。说明,病位在肾,病性属阴虚。

（3）肾虚水泛证

肾虚水泛证多因素体虚弱,久病及肾,肾阳虚衰所致。

表现: 全身浮肿,腰以下为甚,按之没指,小便短少,腰膝酸软冷痛,畏寒肢冷,腹部胀满,或心悸气短,咳喘痰鸣,舌淡胖大,边有齿痕,苔白厚,脉沉迟无力。

分析: 肾主水,肾阳不足,气化失司,水邪泛溢肌肤,则全身浮肿,小便短少,此为阴水;水性下趋,故腰以下为甚,按之没指;肾阳虚,失其温煦,故腰膝酸软冷痛,畏寒肢冷;水气犯脾,脾失健运,气机阻滞,则腹部胀满;水气上逆凌心,则见心悸气短;水气射肺,则见咳喘痰鸣;舌淡胖大,边有齿痕,苔白厚,脉沉迟无力,均为肾阳亏虚,水湿内停之征。说明,病位在肾,在阳,病性属虚 + 水湿。

（4）肾气不固证

肾气不固证多因年幼肾气未充,或年高肾气亏虚,或久病伤肾所致。

表现:腰膝酸软,神疲乏力,耳鸣耳聋;小便频数清长,夜尿频多,或遗尿,或尿后余沥不尽,或尿失禁;男子滑精、早泄,女子月经淋漓不尽,带下量多清稀,或胎动易滑;舌质淡,舌苔白,脉弱。

分析:肾气亏虚,骨髓、耳窍失养,故腰膝酸软,耳鸣耳聋;气不充身,则神疲乏力;肾气亏虚,固摄无权,膀胱失约,则小便频数,尿后余沥不尽,夜尿多,遗尿,甚则尿失禁;肾气虚精关不固,男子滑精、早泄;女子带下量多清稀;肾气不足,冲任失约,则女子月经淋漓不尽,胎元不固,则易滑胎。舌质淡,舌苔白,脉弱,为肾气虚弱之候。说明,病位在肾,在气,病性属虚(气虚Ⅱ度)。

（5）膀胱湿热证

膀胱湿热证多因外感湿热,蕴结膀胱所致。

表现:尿频、尿急、尿道灼痛,小便短赤,或浑浊,或尿血,或尿中见砂石,小腹胀痛,或腰、腹掣痛,或伴发热,舌红,苔黄腻,脉滑数。

分析:湿热蕴结膀胱,气化不利,下迫尿道,则尿频、尿急、尿道灼痛;湿热熏灼津液,则小便短赤,或浑浊;湿热灼伤血络,则为尿血;湿热久郁,煎熬尿中杂质成砂石,则尿中可见砂石;膀胱湿热,气机不利,故小腹胀痛;若累及肾脏,可见腰、腹掣痛;若湿热外蒸,可见发热。舌红,苔黄腻,脉滑数乃湿热胶结之候。说明,病位在膀胱,病性属湿热。

※ **病位辨证小结**

表——邪在皮毛、肌腠,病位浅。

里——病位在脏腑、血脉,病位深。

气——主要表现为脏腑功能减退和气机失调。

血——主要表现为血液不足,或血行障碍。

津液——主要以津液亏虚和津液输布与运行障碍为主。

五脏
五腑
{
肝（胆）——筋、爪甲、目、怒、泪。

心（小肠）——脉、面部色泽、舌、喜、汗。

脾（胃）——肌肉、四肢、口、唇、思、涎。

肺（大肠）——皮毛、汗腺、鼻、悲忧、涕。

肾（膀胱）——骨骼（齿）、骨髓、脑、发、耳、二阴、恐、唾。
}

十四经脉——十二经脉、任督二脉。

注：

1. 恐与惊的区别

恐为自知而胆怯，乃内生之恐惧；惊为不自知，事出突然而受惊，乃是外来之惊惧。过度惊恐，出现心神不安，心气逆乱，所谓"惊则气乱"。

2. 涎与唾的区别

涎为脾液，质地较清稀，可不自觉从口角流出，故涎多从脾治；唾为肾液，质地较稠厚，可从口腔唾出，故唾多从肾治。

第二节　病　性　辨　证

病性辨证，是在中医理论指导下，对四诊所得的临床资料进行综合分析，从而确定疾病性质的辨证方法。

病性是指疾病当前病理变化的本质属性。在辨证过程中所判定的病性，反映了导致疾病发生的本质性原因，即"审症求因"。这里的"因"既包括导致疾病发生的诸多因素，如外感六淫、疠气、七情内伤、饮食不节、劳逸失度以及外伤等，也包括了八纲辨证中的阴、阳、虚、实、寒、热和脏腑功能失常所产生的各种病理性产物的滞留，如痰、湿、滞、瘀、毒等。

为了梳理清楚病位辨证和病性辨证的具体内容，抓住疾病病理变化的本质，简化中医在辨证上的步骤和方法，使其符合临床实际，笔者将病性辨证的内容归纳为：风，寒，热（暑、火），虚（不足、亏虚），实（亢盛），痰（饮），湿（浊），燥，滞，瘀，毒（疫疠）等，现分别介绍如下：

一、风

风有外风与内风之分,外风是指自然界中具有轻扬开泄、善行数变特性的外邪,称为风邪。内风是指人体内阳气亢逆变动所产生的病理变化。

(一)风邪的性质及致病特点

1. 风性轻扬开泄,易袭阳位

风邪具有轻扬、升散、向上、向外的特性,故风邪致病,常侵犯人体上部的头面、肌表和腰背等阳位。风邪上扰头面,可见头项强痛,口眼歪斜等症。风邪侵袭于肺,肺气失宣,可见鼻塞流涕、咽痒咳嗽等症。风邪客于肌表,可见恶风、发热等表证。风性开泄,具有疏通、透泄之性,故风邪侵袭肌表,使人腠理开泄,而出现汗出、恶风等症状。

2. 风性善行数变

所谓"善行数变"是指风邪致病具有发病迅速、变化快、游走不定的特点。如风疹、荨麻疹发无定处,此起彼伏;行痹的四指关节游走性疼痛等,均属风邪偏盛的表现。

3. 风性主动

风邪致病具有动摇不定的特点,常表现为眩晕、震颤、四肢抽搐,颈项强硬,甚至角弓反张等症状,故称"风胜则动"。如外感热病中的"热急生风"。又如外伤复感风邪,出现的四肢抽搐,角弓反张的破伤风。

4. 风为百病之长

风邪是外感病因的先导,常兼夹其他邪气为患,如寒、热(火)、痰(饮)、湿(水)、燥等邪往往都依附于风而侵袭人体,从而形成不同的病性兼夹证,如与寒合为风寒证,与热合为风热证,与湿合为风湿证,与燥合为风燥证,与火合为风火证,与痰合为风痰证,与水合则为风水证等。故称风邪为"百病之长""六淫之首"。

(二)辨证要点

风邪侵袭人体肤表、经络,导致卫外功能失常,表现出"风"性特征的证候。

风邪袭表，伤人卫气，腠理疏松，可见恶风、发热、汗出、脉浮。

风邪袭肺，肺失宣降，鼻窍不利，可见咳嗽、咽喉痒痛、鼻塞、流清涕、喷嚏。

风邪侵袭肤表、肌腠，营卫不和，可见突起风团、皮肤瘙痒、瘾疹。

风邪或风毒侵袭经络，经气阻滞不通，轻则可出现肌肤麻木、口眼歪斜，重则肌肉僵直、痉挛、抽搐。

风与寒湿相兼，侵袭筋骨关节，阻痹经络，可见肢体关节游走作痛。

风邪侵犯肺卫，宣降失常，通调水道失职，可见眼睑、颜面部、肢体浮肿。

二、寒

寒是疾病的性质，有外寒和内寒之分，机体感受寒邪所致者为外寒，机体阳气虚弱所致者为里寒。所以寒是疾病性质的具体表现。所谓"阳盛则热，阴盛则寒""阳虚则外寒，阴虚则内热"即是此意。

（一）寒邪的性质及致病特点

1. 寒为阴邪，易伤人体阳气

寒性具有收引、凝滞的特性，故寒邪侵袭人体易使人体气机收敛，筋脉肌肉拘急、疼痛，气血凝滞不通。寒邪最易损伤人体阳气，阳气受损，失于温煦，故全身或局部可出现明显的寒象。如寒邪束表，卫阳郁遏，则出现恶寒、发热等症，称之为"伤寒"。若寒邪直中于里，损伤脏腑阳气者，称之为"中寒"。如伤及脾胃，则纳运升降失常，以致脘腹冷痛，泄泻清稀；肺脾受寒，则宣肃运化失职，表现为畏寒肢冷，腰脊冷痛，尿清便溏，水肿腹水等；若心肾阳虚，寒邪直中少阴，则可见恶寒蜷卧、手足厥冷、下利清谷、精神萎靡、脉微细等。

2. 寒性凝滞

人体气血津液的运行，全赖阳气的温煦和推动。寒邪侵入人体，经脉气血失于阳气温煦,易致气血凝结阻滞,涩滞不通,不通则痛,从而出现各种疼痛的症状。

3. 寒性收引

寒性具有收引、拘急之特性。故寒邪侵袭人体,可表现为气机收敛、腠理闭塞、经络筋脉收缩而挛急的致病特点。若寒客经络关节,则筋脉收缩拘急,以致拘挛作痛、屈伸不利或冷厥不仁;若寒邪侵袭肌表,则毛窍收缩,故无汗。

(二) 辨证要点

寒邪侵袭肌表,卫阳被遏,常可表现为伤寒证和中寒证两种。

1. 伤寒证

寒邪外袭于肌表,阻遏卫阳所表现的表寒实证,又称风寒表证。

寒邪束表,腠理闭塞,肺卫失宣,则见恶寒、无汗、鼻塞、流清涕、脉浮紧。

寒凝经脉,经气不通,则见头身疼痛。

2. 中寒证

中寒证指寒邪直中于里,伤及脏腑、气血,遏制并损伤阳气,阻滞脏腑气机和血液运行所表现的里寒实证,又称内寒证、里寒证。

寒邪客于脏腑,不同脏腑可有不同的症候表现。

寒邪客肺,则肺失宣降,可见咳嗽、气喘、咳稀白痰等症。

寒滞胃肠,使胃肠气机不利,和降、传导失常,则见脘腹疼痛,肠鸣腹泻、呕吐等症。

三、火(热)

火为热之极,温为热之渐,故常有火热、温热并称。火、热、温同属一类性质,仅有轻重之别。温病学说中的温邪,泛指一切温热邪气;临床上常见的外感热病,是为表热;脏腑气血失调和情志抑郁化火,是为内火,即所谓"五志皆能化火"。如肝火、心火等,就是因为情志不遂,气机壅塞不通,郁而化火所致。

（一）火（热）邪的性质及致病特点

1. 火为阳邪,其性炎上

火性燔灼、炎上,故为阳邪。火邪偏盛,临床多见发热、恶热喜冷,口渴欲饮,面赤,烦躁不宁等实热性病证。火性炎上,多见头面部症状,如目赤肿痛、口舌生疮、咽喉肿痛、牙龈肿痛等。

2. 火易入心,扰乱心神

心在五行属火,火邪入心,可导致心神不宁,甚至心神错乱,出现心烦、失眠,或狂躁、神昏、谵语等症状。

3. 火易伤津耗气

火为阳邪,消灼津液,损伤阴精;火邪内盛,迫津外泄,以致汗出,损伤津液。其临床表现除高热外,常见口渴引饮,咽干舌燥,便结尿赤,舌绛起芒刺,脉象疾速等症候。因津液亏损,气随津泄,可见元气大伤症候,如少气、乏力、倦怠、脉细等,甚至造成津气脱失证。

4. 火邪易生风动血

火邪内窜肝经,消灼津液,筋脉失养,出现高热、神昏、双目上视、四肢抽搐、角弓反张等肝风内动症候。若伤及脉络,则营血被迫妄行,不循常道而溢于脉外,临床可见衄血、吐血、便血、尿血、瘀斑等。若火毒之邪客于血肉,与卫气相搏,聚而不散,久则化为腐肉,溃则成脓。若火毒内陷心经,轻则烦躁不安;重则狂躁妄动,登高而歌,弃衣而走,不避亲疏;更甚者,热入营血则神昏、谵语或抽搐等,这些都是火证之危候。

（二）辨证要点

热邪犯表,卫气失和,故发热微恶寒。体征上可见舌边尖红,苔薄黄,脉浮数为热。

火热上扰,故头疼,咽喉疼痛,鼻塞流浊涕。

火热炽盛,充斥于外,则见壮热喜冷。体征上可见舌质红或绛,苔黄而干或灰黑干燥,脉洪滑数。

火热上炎,则面红目赤。

热扰心神，轻则烦躁，重则神昏谵语。

邪热逼津外泄，则见汗多；热盛伤津，则渴喜冷饮，小便短赤，大便秘结。

热盛动血，迫血妄行，则见吐血，衄血。

火热郁结不解，局部气血壅滞，肉腐血败，则发为痈肿疮疡。

四、虚（不足、衰弱、亏损）

虚指正气虚，主要是指人体正气不足，脏腑功能衰退所出现的一系列虚损症候。多见于先天禀赋不足，后天失于调养，或久病、重病之后所导致的阴阳气血亏虚所形成。

（一）虚证的主要临床特点

精神萎靡，身倦乏力，气弱懒言，小便清长，大便溏稀，舌淡嫩，苔白，脉细弱等。由于气、血、阴、阳虚损的病位不同，所以临床上又有血虚、气虚、阴虚、阳虚的区别。若是脏腑功能衰退所表现的证候，又有肺气虚、肺阴虚、脾气虚、脾阳虚、肾阳虚、肾阴虚以及脾肾两虚等不同。

（二）辨证要点

1. 气虚证

气虚证是指机体元气亏虚，脏腑机能减退而出现的证候。主要临床表现为面白无华，少气懒言，语声低微，疲倦乏力，自汗，动则诸证加剧，舌质淡红，舌体胖嫩，苔白，脉虚弱。

2. 血虚证

血虚证是由于人体血液不足，不能濡养脏腑、经脉、五官、百骸而出现的证候。其主要临床表现为面色苍白或萎黄，唇色淡白，头晕眼花，心悸失眠，手足麻木，妇女月经量少，衍期或经闭，舌质淡嫩，苔薄白或无苔，脉细无力等。

3. 阴虚证

阴虚证是机体阴液亏损的证候。主要临床表现为午后潮热，盗汗，颧红,咽干,手足心热,小便短黄,舌质红,舌体瘦瘪,少苔或无苔,脉细数等。

4. 阳虚证

阳虚证是机体阳气不足的证候,主要临床表现是:形寒肢冷,面色㿠白,神疲乏力,自汗,口淡不渴,尿清长,大便稀溏,舌淡红,舌体胖大,边有齿痕,苔白厚,脉弱等。

五、实(亢、盛)

实指邪气亢盛,正气尚未虚衰,邪正之间剧烈抗争而导致的一系列病理变化。即所谓"邪气盛则实"。

(一)实证的形成及其临床特点

1. 实证的形成

实证,一是由外感六淫之邪侵犯人体,二是由于脏腑功能失调,以致痰饮、水湿、瘀血等病理产物滞留在体内所致。

2. 临床特点

由于邪气的性质及所犯部位的不同,临床表现亦不一样。一般常见有:高热、神昏、谵语,胸胁脘腹胀满,疼痛拒按,大便秘结或热痢下重,小便短赤,苔厚腻,脉实有力等。由病理产物滞留在体内所致的者,如痰饮、水湿、瘀血、湿毒等,都可以定性为实证。

疾病的变化是一个复杂的过程,常由于体质、治疗、护理等各种因素的影响,使虚证和实证发生虚实夹杂,虚实转化,虚实真假等证候。

(二)辨证要点

风、寒、暑、湿、燥、火、疫疠、虫毒等邪侵犯人体,人体正气奋起抗邪所表现的症候。

内脏功能失调,气化失司,气机阻滞,形成痰、饮、水、湿、瘀血、宿食等病理产物壅聚停积于体内所产生的症候。

六、痰（饮）

痰和饮，都是由于水液代谢障碍，不能正常生化、输布和排泄而形成的病理产物。中医学认为，"积水成饮，饮凝成痰"。清稀的为饮，黏稠的为痰，二者同出一源，故常并称为痰饮。

（一）痰饮的形成及其临床特点

1. 痰饮的形成

痰饮的形成多因肺、脾、肾三脏功能失常，影响了水液的正常代谢所致。因肺主输布津液，并有通调水道的作用。若肺失宣降，水津不能通调输布，便可停聚而成痰饮；脾主运化水液，若脾脏受邪，或脾气虚弱，运化失职，亦可使水湿不行，停聚而为痰饮；肾主气化，若肾阳虚衰，水液不能气化，则停聚而成痰饮。痰饮内停，再加上寒热、气化等因素，便可煎熬、凝聚而成痰。

2. 临床特点

痰饮根据所停部位的不同，临床上出现的症状亦不同。如痰浊蕴肺，肺气不能宣发肃降，则多咳嗽、喘促、咳痰、胸闷等症；痰浊蒙心，心失所养，可引起心悸、失眠、神昏、癫狂；痰上逆头部，蒙蔽清阳，多见眩晕、耳鸣、头重、头痛；痰阻脾胃，运化失司，多见脘闷腹胀、嗳气食臭、苔腻等；痰阻经络，气血运行不畅，可见手足麻木、肢体重着等；痰凝肌腠，可见痰核、瘰疬。

（二）辨证要点

1. 痰证

痰证指痰浊停聚或流窜于脏腑、组织之间所出现的一系列症候。其临床表现多端，故有"百病多因痰作祟""怪病多痰"之说。

痰浊阻肺，宣降失常，肺气上逆，则见咳嗽、痰多、气喘。

肺气不利，则见胸闷不舒。

痰浊中阻，胃失和降，则见脘痞纳呆、泛恶、呕吐痰涎等症。

痰蒙清窍，则见头晕目眩。

痰湿泛于肌肤，则见形体肥胖。

痰蒙心神，则见神昏、神志错乱。

痰结皮下肌肉，凝聚成块，则见身体某些部位出现圆滑柔韧的包块，如在颈部多为瘰疬、瘿瘤，在肢体多为痰核；在乳房多为乳癖；痰阻咽喉，则见梅核气。

痰停经络，气血不畅，则见肢体麻木、半身不遂。

2. 饮证

饮邪停聚于人体腔隙或胃肠所出现的一系列症候。

饮邪停于胃肠，阻碍气机，胃失和降，则见脘腹痞胀，泛吐清水、脘腹部水声辘辘，是为"痰饮"。

停于胸胁，则见肋间饱满，咳唾引痛，胸闷气促，是为"悬饮"。

停于心肺，阻遏心阳，则见胸闷，心悸，息促不得卧，是为"支饮"。

饮邪流行，溢于四肢，则见身体肢节疼重，是为"溢饮"。

饮邪犯肺，肺失宣降，气道滞塞，则见胸部紧闷，咳吐清稀痰涎或喉间痰鸣。

饮邪内阻，清阳不升，则见头晕目眩。

七、湿（水）

中医学认为，人体与自然界息息相关，湿为长夏主气，长夏正当夏秋之交，是湿气最盛的时期，故长夏多湿病。湿证有外湿和内湿之分，外湿伤人，除与季节有关外，还与工作、生活环境有关。如长期涉水淋雨、水中作业、居处潮湿等，导致湿邪从外入内，伤及肌表、经络而发病。内湿，又称"湿浊内生"，是由于脾运化水湿的功能失常，导致津液输布障碍，引起水湿痰饮蓄积停滞的病理变化。其病因多由于素体肥胖，痰湿过盛，或过度安逸，导致形体臃肿，或过食肥甘，嗜酒过度，或恣食生冷，内伤脾胃等因素所致。外湿和内湿又常内外相引而相兼为病，外湿可以内侵脏腑，内湿亦可外溢肌肤。

湿与水异名而同类，湿为水之渐，水为湿之积。湿邪除外湿和内湿外，凡人体在病因作用下所产生的一切病理产物，具有重浊、黏滞性质者，均属水湿。故凡患者在临床表现上述物质偏多或潴留为特征者，如浮肿、痰多、泻痢、白带多、黄疸等等，其病性均可以定为水湿。

水湿为患，常因病位与病性之异，其临床表现各不相同。病位有在表、在上、在内、在下之分，病性有属寒、属热之异。

（一）湿邪的性质和致病特点

1. 湿为阴邪，易阻滞气机，损伤阳气

湿性类水，水属于阴，故湿为阴邪。湿邪侵犯人体，留滞于脏腑经络，最易阻滞气机，从而使气机升降失常。湿阻胸膈，气机不畅则胸闷；湿困脾胃，脾胃运化失职，升降失常，则纳谷不香，不思饮食，脘痞腹胀，大便不爽；湿停下焦，气机阻滞，气化不利则小便短涩。由于湿为阴邪，阴盛则阳病，故湿邪为害，易伤阳气。脾喜燥而恶湿，故湿邪侵犯人体，常先困脾，使脾阳不振，运化无权，水湿停聚，发为泄泻、水肿、小便短少等症。

2. 湿性重浊

重是沉重的意思，湿邪致病，其临床症状有沉重的特点。如湿邪袭表，可见头身困重，四肢酸楚沉重，头重如裹，昏昏欲睡；湿阻经络关节，阳气布达受阻，则可见肌肤不仁，关节肿胀疼痛，沉重不举等。湿邪为患，易出现排泄物和分泌物秽浊不清的现象。如湿浊在上则面垢、眵多；湿滞大肠，则大便溏泄，下痢脓血黏液；湿浊下注，则小便浑浊，妇女带下色黄量多；湿邪浸淫肌肤，可见疮疡、湿疹、脓疱等。

3. 湿性黏滞

湿邪致病具有黏腻顽固的特性。这种特性主要表现在两个方面：一是症状的黏滞性。湿病症状多黏滞而不爽，如大便黏腻不爽，小便涩滞不畅，以及分泌物黏浊和舌苔黏腻等。二是病程的缠绵性。因湿性黏滞，胶着难解，故发病缓慢，病程较长，往往反复发作或缠绵难愈。如湿温的发热症状，时起时伏，缠绵难愈。再如湿疹、湿痹等，亦因湿重而不易速愈。

4. 湿性趋下,易袭阴位

水性趋下,故湿邪亦有趋下之势。湿邪致病具有伤及人体下部的特点。如水肿多以下肢为明显;带下、小便浑浊、泄泻、下痢等,亦多由湿邪下注所致。

5. 湿易化热

由于湿邪与热邪相结合,或湿郁久而化热所致。在临床上与现代医学的炎症表现很相似。如西医诊断为上呼吸道感染,中医常辨证为湿热壅肺证;西医诊断的急性胆囊炎,中医常辨证为肝胆湿热证;西医所说的尿路感染,中医辨证称膀胱湿热证等。

(二)辨证要点

湿邪郁遏经络、肌肉、筋骨,阻滞经气,气机不畅,则见头身困重,肢体倦怠,肢体关节及肌肉酸痛。

湿邪郁遏肌表,卫气失和,则见恶寒发热。

湿邪浸淫肌肤,则见局部渗漏湿液,或皮肤湿疹、瘙痒。

湿邪阻滞气机,困遏清阳,则见面色晦垢,困倦嗜睡。

湿困脾胃,气机不畅,运化失调,则见脘腹痞胀或痛,纳呆恶心,大便溏稀。

湿性趋下、重浊,湿浸阴位,则见带下量多,小便浑浊。

感受湿邪,则见舌苔滑腻,脉濡、缓或细。

八、燥(秋燥、内燥)

燥为秋季之主气,多见于气候干燥的秋季,故又称秋燥。燥邪有温燥与凉燥之分。初秋之时,尚有夏热之余气,燥与热合,易成为温燥之邪伤人致病;深秋已凉,有近冬之寒气,燥与寒合,易成为凉燥之邪伤人致病,出现类似风寒的症状。

内燥是津液耗伤的一种表现,多由热盛伤津,或汗、吐、下过度伤及津液,或失血过多,或久病精血内夺等原因引起。主要病机是津液耗伤,阴血亏耗。病变可涉及肺、胃、肝、肾。内燥的临床表现有鼻燥咽干、口唇皲裂、皮肤干燥、毛发干枯、肌肉消瘦、大便干结、舌红少津等等。均可定性为燥证。

（一）燥邪的性质和致病特点

1. 燥性干涩,易伤津液

燥邪侵犯人体,最易损伤津液,出现各种干燥、涩滞的症状,如口、鼻、咽、喉、皮肤、大便干燥,皮肤干涩甚至皲裂。

2. 燥易伤肺

肺主气司呼吸,外合皮毛,开窍于鼻,其性喜清润而恶燥,故为娇脏。燥邪从口鼻而入,肺气受伤,则宣降失常,出现干咳、少痰或痰黏难咯、胸痛喘息等症;伤及肺络,则痰中带血。肺气宣降失常,津液耗伤,则可导致大肠失润,传导失职,出现大便干燥等。

（二）辨证要点

燥证发病有明显的季节性或地域性。

1. 燥证的共性

因燥邪伤人,多从口鼻而入,最易损伤肺津,影响肺的宣发和肃降功能,临床表现特点是皮肤、口唇、鼻腔、咽喉等部位干燥,干咳少痰,小便短赤,大便干燥等。

2. 温燥的表现

温燥主要是在上述症候的基础上,兼有发热、微恶风寒,汗出,喉咙疼痛,舌边尖红,脉浮数等风热表证。

3. 凉燥的表现

凉燥主要是在上述症候的基础上,兼有恶寒发热,无汗,头疼,脉浮紧等表寒证。

九、滞

滞,主要是指人体气的升、降、出、入运行不畅,或饮食停滞于胃肠所引起的症候,前者称为气滞,后者称为食滞。多属实证。

(一) 气滞

1. 发病原因

气滞,主要由情志不遂、忧郁悲伤、思虑过度而致气机郁滞;或痰饮、食积、瘀血、虫积、砂石等邪气阻滞;或阴寒凝滞、湿邪阻碍、外伤络阻等因素导致气机不畅;或因阳气不足,脏气虚弱,运行乏力导致气机阻滞。

2. 临床特点

气滞的临床特点是闷、胀、痛。如气滞于某一经络或某一脏腑,便可出现相应部位的胀满、疼痛。

3. 病理病机

脏腑气滞以肺、肝、脾、胃为多见。肺气壅滞则胸闷、咳喘;肝郁气滞则情志不畅、胁痛、乳房或少腹胀痛;脾胃气滞则脘腹胀痛、大便秘结。

4. 气滞的变证

气滞常可导致血行不畅,形成血瘀。若与血瘀相兼为病,则成气滞血瘀证;气机郁滞日久,可以化热、化火,而形成火热证;气机不利,影响水液代谢,则生痰、生湿、水停,可形成痰气互结、气滞湿阻、气滞水停等证。

5. 辨证要点

胀闷、疼痛,常随嗳气、矢气、太息后减轻,或随情绪变化而加重或减轻。

(二) 食滞

1. 发病原因

食滞多因暴饮暴食,食积不化;或因素体胃气虚弱,稍有饮食不慎,即停滞难化而成。

2. 临床特点

胃脘胀满疼痛,拒按,厌恶食物,嗳腐吞酸,或呕吐酸馊食物,吐后胀痛得减,或腹胀腹痛,泻下不爽,肠鸣,矢气臭如败卵,大便酸腐臭秽,舌苔厚腻,脉滑。

3. 病理病机

食积胃脘,胃失和降,气机不畅,故胃脘胀满疼痛,拒按;食积于内,消化不良,故厌恶食物;胃失和降胃气上逆,胃气夹积食,则嗳腐吞酸,或呕吐酸馊食物;吐后胃气暂得通畅,故胀痛得减;若积食下移肠道,阻塞气机,则腹胀腹痛,泻下不爽,肠鸣,矢气臭如败卵;腐败食物下注,则大便酸腐臭秽;胃中腐浊之气上蒸,则舌苔厚腻;脉滑为食积之候。

4. 辨证要点

胃脘胀满疼痛,拒按,嗳腐吞酸,泻下臭秽及气滞胃肠症候。

十、瘀

人体血液的正常运行,主要依赖于心、肺、肝、脾等脏的功能,气的推动和固摄作用以及脉道的通利,且与寒热等内外环境因素密切相关。故凡能影响血液正常运行,使血液运行不畅或血液离经而瘀积的各种因素,都可导致瘀血。

(一)发病原因

引起血瘀的原因,有气虚、气滞、血热、血寒等。古人说"气为血之帅",气行则血行,气滞则血瘀,故气对血的影响甚大。瘀血的证候常随其瘀血的部位不同而产生不同的临床表现,如瘀阻于心脉,可见心悸、心痛、胸闷不畅;瘀阻于肺,可见胸痛、咳喘、紫绀;瘀阻于肾,可见血尿、腰痛等。

(二)临床特点

血瘀的证候虽然繁多,但其共同特点有疼痛、肿块、出血、紫绀。

1. 疼痛

瘀血阻滞经脉,不通则痛,故疼痛为瘀血证的常见症状之一。其特点是痛如针刺,或痛如刀割,拒按,痛处固定不移,疼痛持续而顽固,常在夜间加重。

2. 肿块

外伤瘀血,伤处可见青紫色血肿。若体内脏腑组织发生瘀血,则可在患处触到肿块,推之不移。肝脾肿大、宫外孕破裂形成的包块、一切新生的肿块等。

3. 出血

出血反复不止,色紫暗或夹有血块。

4. 紫绀

面色黧黑,唇甲青紫,或肌肤甲错,或皮肤出现丝状红缕,或皮下紫斑,或腹露青筋,舌质紫暗、瘀斑、瘀点,或舌下脉络曲张,脉涩或结、代。

十一、毒(疫疠)

毒有外毒和内毒之别,外毒为天时不正之气,其形成与时令、气候、环境有关。从皮毛和口鼻而入感人,如湿毒、风毒、热毒、燥毒、火毒、暑毒、温毒等。内毒多因饮食不洁、情志内伤、治疗不当、或脏腑功能失调,毒邪郁积而成。如阳明热盛,大便燥结,久成粪毒;肾气败坏,气化失司,尿液不能排除,蓄积而成尿毒;瘀血日久则成瘀毒等。

其他毒邪,如吸入煤、木炭及其他含碳物质不完全燃烧产生的一氧化碳,可产生一氧化碳中毒;酒毒,农药中毒,漆毒,蛊毒,被虫兽咬伤所致的虫、兽毒,误食有毒菌类食物所致的食毒等。

疫疠,又称"疫毒""疫气""戾气"等,是具有传染性的一类外感病邪。疫毒包括许多种传染病,如鼠疫、霍乱、天花、肠伤寒、白喉、流行性出血热、猩红热、细菌性痢疾、腮腺炎、急性病毒性肝炎等。

※ 病性辨证小结

风——外风、内风。

寒——外寒、内寒。

火——热邪、暑邪,包括外感热邪(暑邪)和内热、内火,如肝火、心火。

虚(弱、虚损)——正气虚。

实(亢、盛)——邪气实。

痰(饮)——痰饮与水湿,同类而异名,其关系是湿聚为水,积水成饮,饮凝成痰。其区别是黏稠者为痰，清稀者为饮，更清者为水。

　　湿——水湿。

　　燥——秋燥、内燥。

　　滞——气滞、食滞、虫积。

　　瘀——血瘀、肿块。

　　毒——外毒、内毒、疫疠。

第三节　阴阳两纲　位性兼容

　　阴、阳是分别代表事物相互对立的两个方面，它无所不指，也无所定指，故病证的类别，疾病的病位和病性，都可用阴阳进行概括或归类。如里、虚、寒属阴；表、热、实属阳；脏病属阴，腑病属阳等。其应用范围很广，大之可以概括整个病情、证候，小之可以用于症候的分析。如"阴证"和"阳证"就是根据阴阳的属性而划分的，是对病证的归类。在辨别疾病的病位和病性方面，阴阳具有双重性。如阴虚证，说明病位在阴，病性属虚；肾阴虚证，说明病位在肾，病性属阴虚，由此可见阴阳在辨证中的重要性。故《素问·阴阳应象大论》说："善诊者，察色按脉，先别阴阳。"《类经·阴阳类》说："人之疾病……必有所本，或本于阴，或本于阳，病变虽多，其本则一。"说明临床诊疗疾病首先要认清疾病的阴阳属性，尽管证候错综复杂，但总不外阴阳两大类别。

　　阴阳毕竟是一个哲学的概念，在临床应用时必须要与脏腑辨证相结合，方能使辨证具体而明确。譬如阴虚与肾结合起来，就是肾阴虚证，说明病位在肾，病性属阴虚；肝阳上亢证，说明病位在肝，病性属阳亢（实）；再如阴虚阳亢证，病位在阴、阳两方面，病性属虚实夹杂证，即阴虚不能潜阳，使阳气上亢（实）的结果。

　　临床上常说的"阴证""阳证"，其概念是，阳证是指实热证，阴证是指虚寒证。《素问·阴阳应象大论》说："阴胜则阳病，阳胜则阴病。阴盛则寒,阳盛则热。"前者是由于阴的一方偏盛,使阳的一方发生病变,便可产生寒证。其病位在阴,病性属寒。后者是阳的一方偏盛,使阴的一方发生病变,从而产生实热证。其病位在阳,病性属热。总之,尽管疾病的临床表现错综复杂,千变万化,但都可用阴阳来加以概括说明,还可以用于归纳疾病的病位和病性,由此可见阴、阳在辨证中的重要性和广义性。

一、阴证

症候表现:精神萎靡,面色㿠白,形寒肢冷,气短声低,自汗,口淡不渴,小便清长,大便稀溏,舌淡胖嫩,边有齿痕,苔白或厚,脉沉迟弱等。

症候分析:阴证是指人体阳气虚衰,或寒邪凝聚所导致的病变和证候,肌体反应多呈衰退表现。说明阴寒之邪致病,或机体阳气不足,脏腑功能虚衰,都会出现阴盛阳衰的虚寒证。举凡患者在临床上表现为机体功能衰减或不足表现者,均可定位在阳,定性为虚寒。

二、阳证

症候表现:身热面赤,精神烦躁,气壮声高,口渴喜冷饮,呼吸急促,小便短赤,大便秘结,舌红绛,苔黄,脉洪数等。

症候分析:阳证是指人体内火热之邪炽盛,或机体阳气亢盛所表现的病变和证候,肌体反应多呈亢盛的表现。阴虚阳亢或外感热病,都会出现阳盛伤阴的实热证,故病位在阴,病性属热、属实。所以,举凡患者在临床上表现为机体功能反应亢盛的表现,说明疾病的病位在阳,病性属实热,

第四节　病位病性相参辨证

明确了疾病的病变部位和病变性质之后,再把两者结合起来,就是"病位病性辨证"。现以临床上常见的证候为例,分析说明如下。

一、风热表证,亦称风热证

风热表证为风热之邪,从口鼻或皮毛侵入,卫气被遏,肺失宣散所引起的外感风热证。

【临床表现】

发热,微恶风寒,鼻流黄涕,咽喉疼痛,口干口渴,咳嗽,痰稠或黄稠,舌红苔薄白或微黄,脉浮数。

【证候分析】

风热之邪伤人,从口鼻或皮毛侵入,易侵犯人体上部头面、肌表和肺,使皮毛腠理开泄,出现发热、恶风、汗出、头痛、咳嗽、流清涕、舌红苔薄白或微黄,脉浮数等症状。肺失宣散,则咳嗽,痰稠或黄稠,为风热之邪犯肺的表现。热灼津液,故见口干口渴。风热之邪从口鼻而入,故鼻流黄涕,咽喉疼痛。

本证病位在表 + 在肺;病性属风 + 热。辨证:外感风热证,亦称风热表证。

【类证鉴别】

1. 风寒证与风热证

风寒证与风热证二者均属"表证",但两者的病因病机不同,风寒表证是感受风寒之邪,多由皮毛而入,寒为阴邪,卫阳被遏,腠理闭塞,肺气不宣,临床以鼻塞流涕,咳嗽,痰涎稀薄,身痛,骨节酸楚,恶寒无汗,脉浮紧等为主。风热表证则是感受风热之邪,多由口鼻而入,热郁肌表,肌腠疏松,肺失清肃,可见身热较著,咳嗽,咽痛,痰黄,口渴,脉浮数等症。两者病位虽均在表,但前者病性属风寒,后者病性属风热。

2. 温燥证与风热证

温燥证与风热证二者临床上均有发热较甚,微恶风寒,头痛,咳嗽的症状。但温燥证多发于秋令,感受温燥之邪,表现有燥热伤津的症候,如口干咽燥,干咳失音,鼻唇燥裂等症。风热证则是感受风热之邪,热郁肌表,肌腠疏松,肺失清肃,可见身热较著,咳嗽,咽痛,痰黄,口渴,脉浮数等症。两者病位虽均在表、在肺,但前者病性属温、燥,后者病性属风、热。

3. 湿遏卫阳证

湿遏卫阳证是感受湿温之邪,多发于长夏,而风热证是感受风温之邪,多发于冬春季节;湿遏卫阳证有明显的湿阻表卫特点,表现初恶寒,后发热,身热不扬,头重如裹。而风热证主要为温邪客于卫表,故见发热,微恶风寒,头痛,咽痛;湿遏卫阳证有湿邪黏腻而重着的表现,如胸闷,肢体困重,口渴不欲饮,苔腻,脉濡;而风热证有热邪犯肺的表现,可见咳嗽,口渴,脉浮数。两者病位虽均在表,但前者病性属湿、温(热),后者病性属风、热。

4. 暑热犯肺证

本证与风热证均可见热邪犯肺而出现的身热,咳嗽,口渴等症状。但暑热犯肺证为感受暑热之邪,多发于夏季。风热证是风温犯肺,多发于冬春季节;暑热犯肺证是肺受暑热之邪的轻证,表现发热,口渴,咳逆无痰,胸闷胁痛的肺部症状,而风热证是温邪侵袭肺卫,不仅有肺部的咳嗽,咽痛等症状,而且有明显的卫气不和症状,如发热,微恶风寒,汗出。两者病位虽均在表,在肺,但本证病性属(暑)热,后者病性属风热。

二、风寒表证

风寒表证亦称太阳表证。临床上根据患者有汗和无汗,又分为表虚证和表实证。

【临床表现】

恶寒,发热,头痛,四肢酸痛,鼻塞声重,流清涕,咳嗽,痰多清稀,舌淡红,苔薄白,脉浮弦。有汗为表虚,无汗为表实。

【证候分析】

风邪与寒邪并侵入肌表,腠理闭阻,卫外之阳被遏,故见恶寒,发热,头痛,四肢酸痛;营阴郁滞则无汗,营阴不能内守之汗出;风寒侵袭于肺,肺气不能宣畅,则咳嗽。肺开窍于鼻,故鼻塞声重,流清涕。痰液清稀,舌淡红,苔薄白均为寒证表现。

本证病位在表＋肺;病性为风＋寒。辨证:外感风寒证。

【类证鉴别】

风寒表实证与风寒表虚证

二者都是感受风寒所引起的外感表证,但表实证为风寒束于肌表,卫阳被遏,营阴郁滞的外感风寒证,故周身疼痛较重;而表虚证是因外感风邪,肌腠疏松,卫阳浮盛,失却卫外作用,故汗出、脉象浮缓,但因无营阴郁滞,故周身疼痛不明显。在治疗上,前者宜麻黄汤,后者宜桂枝汤。

三、风寒夹湿证

风寒夹湿证由外感风寒,内伤食滞,寒湿侵袭胃肠,脾失健运,寒湿内盛,传导失司所致。

【临床表现】

恶寒,发热,头重如裹,肢体酸重,精神困倦,脘闷食少,恶心,呕吐,腹泻清稀,甚则如水样,腹痛肠鸣,舌苔白腻,脉濡。

【证候分析】

外感风寒,卫阳被郁,则恶寒,发热;内伤饮食,寒湿内滞,故头重如裹,肢体酸重;内伤湿浊,气机不畅,则脘闷食少,精神困倦;湿滞肠胃,升降失常,则恶心,呕吐,腹泻清稀,甚则如水样,腹痛肠鸣;舌苔白腻,脉濡,则为湿邪之象。

本证病位在表＋胃肠,病性为风＋寒＋湿。辨证:风寒夹湿证。俗称胃肠型感冒。

【类证鉴别】

1. 脾虚湿困证

本证和风寒夹湿证都与脾虚湿浊不运有关。其病因均可为贪食生冷,冒雨涉水引起,其症状均可见大便溏稀,肢体酸重,舌苔白腻等。但脾虚湿困证病位仅限于脾胃,而风寒夹湿证除与脾胃有密切关系外,尚有外感风寒的表证。

2. 脾胃湿阻证

从临床表现来看,脾胃湿阻证有湿阻三焦之分。湿阻上焦,则头胀、脘闷,不饥不食;湿阻中焦,则见脘腹胀满,四肢困重;湿阻下焦,则见足胫水肿,小便不利。风寒夹湿证有偏表偏里之不同,偏于表者多见头重身痛,关节不利,四肢浮肿;偏于里者,多见胃脘疼痛,大便溏薄。故本证病位在里(脾胃),病性为寒 + 湿;而风寒夹湿证病位属表里(脾胃)同病,病性为风 + 寒 + 湿。

四、风寒袭肺证

风寒袭肺证又称风寒犯肺证,是风寒之邪侵袭于肺而出现的肺气不宣,清肃失职等临床表现的概称。多因气候寒冷,卫阳不固所致。

【临床表现】

鼻塞,声重,喷嚏,流清涕,咳嗽,咳痰清稀,喉痒或咳引胸痛,头痛,肢体酸楚,恶寒,发热,无汗,舌淡红,苔薄白,脉浮。常见于急性支气管炎或慢性支气管炎急性发作。

【证候分析】

风寒之邪侵袭于肺,肺气不能宣畅,则咳嗽,喉痒或咳引胸痛。肺开窍于鼻,鼻窍不通,故鼻塞,声重,喷嚏,流清涕。肺合皮毛,职司卫外,风寒束于肌表,腠理闭塞,卫外之阳被遏,故见恶寒,发热,无汗,头痛,四肢酸痛。风寒犯肺,肺气不温,故痰白清稀,舌淡红,苔薄白,脉浮弦,皆系风寒之邪在表之象。

本证病位在肺,病性属风 + 寒。辨证:风寒袭肺证。

【类证鉴别】

1. 寒痰阻肺证

寒痰阻肺证可因风寒犯肺,寒聚液停所致,亦可因饮食生冷,寒饮停积所致,或因病后阳虚,素体阴盛,气不化津,痰浊壅聚,寒痰内伏于肺所致。

其临床表现为咳嗽，痰稀如沫，喉中痰鸣，呼吸气促，胸膈满闷，恶寒多，发热少，无汗；而风寒袭肺证主要为鼻塞，声重，喷嚏，流清涕，咳嗽，咳痰清稀，恶寒发热等风寒束表，肺气不宣之证。故寒痰阻肺证，病位在肺，病性为痰饮；风寒犯肺证，病位在表、在肺，病性为风寒。

2. 水寒射肺证

本证多由素患痰饮或水肿的病人，又外感寒邪，寒邪引动痰饮，寒水射肺，肺失宣降。其主要症状有咳嗽、气喘、痰涎多而稀白，舌苔白腻，或伴低热、恶寒等。与以表证为主，肺经证为辅的风寒犯肺证，截然不同。

3. 肺气虚证

本证多由寒温不当，久咳伤肺所致，症见咳嗽气短，甚则喘促或呼吸困难，痰多清稀，疲倦，懒言，声低，怕冷，自汗，面色㿠白，脉虚或弱。风寒犯肺证，虽有咳嗽，气短，但病情较轻，病期较短，更无疲倦，懒言，声低等气虚证。但伴有头痛，肢体酸楚，恶寒，发热等风寒表证。本证病位在肺、在气，病性为虚；风寒犯肺证，病位在表、在肺，病性为风寒，可资鉴别。

五、风热袭肺证

风热袭肺证又称风热犯肺证。本证是外感风热之邪或风寒郁而化热所致，是对肺气宣降失常所引起的肺系证候的概称。

【临床表现】

发热恶风，咳嗽咳痰，痰黄而稠，不易咳出，口渴咽痛，鼻流黄涕，或见头痛头胀等症，舌红，苔薄黄，脉浮数。常见于急性支气管炎或慢性支气管炎急性发作。

【证候分析】

咳嗽咳痰，痰黄而稠，不易咳出，鼻流黄涕，为风热犯肺的表现。风热犯肺，热灼津液，故见口干口渴，咳痰不利。风热之邪从口鼻而入，故鼻流黄涕，咽痛。由于风热袭于肌表，则发热，微恶风，头痛头胀。舌红，苔薄黄，脉浮数，均属风热在表之象。

本证病位在肺,病性为风 + 热。辨证:风热袭肺证。

【类证鉴别】

1. 痰热壅肺证

本证与风热袭肺证既有因果联系之机,又有症状相似之处,须加鉴别。痰热壅肺证,可因风热犯肺,热灼肺津,炼液成痰,痰与热结,壅阻肺络所致;其临床特点为咳声重浊,痰鸣,胸膈满闷,咯黄稠痰,舌红苔黄厚,脉滑数;风热袭肺证临床特点为发热恶风,咳嗽咳痰,痰黄而稠,不易咳出,舌红,苔薄黄,脉浮数。二者病位同在于肺,病性同属痰热,但一为里证,一为表里兼证。

2. 燥热犯肺证

本证与风热袭肺证的病因病机有着密切联系,临床表现亦有异同之处。燥热犯肺证既可单独发病,亦可因风热袭肺,热耗津液,肺燥津伤所致。在症状方面,燥热伤肺临床特点为干咳,无痰,或痰少不易咯出,或痰中带血丝,喉痒咽干;风热袭肺证则有发热恶风,或见头痛头胀等风热表证,且痰黄而稠,不易咳出,口渴咽痛,鼻流黄涕。二证病位虽均在肺经,但病性不同,一为燥热,一为风热。

六、燥热伤肺证

燥热伤肺证系多因外感燥热之邪灼伤肺津,或因肺阴不足,虚火灼肺,痰阻肺络所引起的一系列症状总称。

【临床表现】

干咳无痰,或痰少不易咯出,痰中带血丝,喉痒咽干,鼻干唇燥,气逆而喘,舌红少津,苔黄燥,脉细数。常见于急性支气管炎或慢性支气管炎急性发作。

【证候分析】

燥热伤肺,津液被灼,故干咳无痰,或痰少不易咯出;热伤肺络,则痰中带血丝,口鼻干燥,喉痒咽干,鼻干唇燥;燥热伤肺,肺失宣降,故气逆而喘;

舌尖红,苔黄燥,脉数,均属燥热之象。

本证病位在肺,病性为燥 + 热。辨证:燥热伤肺证。

【类证鉴别】

风热袭肺证

风热袭肺证与燥热伤肺证均有咳嗽痰胶结难咯,口干咽燥等热邪伤肺的共同表现,但其不同点在于风热袭肺证系由风热之邪煎熬肺津而生痰,或痰郁生热,痰热搏结而成,故痰黄而稠,多伴有发热,恶风;燥热伤肺证的特点是干咳无痰,或痰少不易咯出,甚则痰中带血丝。风热袭肺证,舌红苔黄腻;燥热伤肺证,舌红少津液。二者病位均在肺,但病性各异,一为风热,一为燥热,不难鉴别。

七、气虚证

气虚证是指全身或某一脏腑功能减退,元气不足出现的全身性虚弱证候。常为年老、大病后或饮食劳倦内伤,或素体禀赋不足等因素所致,属虚证的范畴。

【临床表现】

神疲乏力,语声低微,少气懒言,纳谷少馨,头晕目眩,心悸自汗,或见面色㿠白,舌淡,脉细弱等症候。

【证候分析】

本证在临床上,除共有的神疲乏力,少气懒言,呼吸气短的特征外,可随疾病出现的脏腑部位不同而表现各异。如肺气虚,脾气虚,心气虚,肝气虚和肾气虚不同证型。

1. 肺气虚证

因肺主气的功能衰退,影响了肺的宣散和肃降作用,出现以呼吸气短,神疲懒言,咳声不扬,咳痰无力,怕风自汗,易于感冒为主的症状。病位在肺,病性为虚。

2. 脾气虚证

因脾主运化的功能减退，导致水谷精微不能输布，生化之源被遏，出现以纳谷少馨，神疲乏力，脘腹胀满，大便溏稀，舌淡，苔白等为主的症状。病位在脾，病性为虚。

3. 心气虚证

因心主血脉，藏神的功能衰退，以致心气不能鼓动血脉运行和收敛神气，出现以面色苍白，神疲气短，健忘心悸等为主的症状。病位在心，病性为虚。

4. 肝气虚证

因肝主疏泄的功能减退，影响了肝气的升发，出现以气短心烦，惊悸不宁，胆怯，口苦为主的症状。病位在肝，病性为虚。

5. 肾气虚

由于肾藏精，纳气的功能衰减肾精不能化气以养身形，出现以腰膝酸软，眩晕耳鸣，动辄气促，遗精遗尿，小便清长为主的症状。病位在肾，病性为虚。

【类证鉴别】

阳虚证

本证与气虚证均为机体虚弱的表现，但因病变部位的不同，症状各异。气属阳，阳化气，阳虚是指阳气虚，故二者有互为因果的关系。从临床表现来看，二者皆有神疲乏力，少气懒言，呼吸气短，语声低微，自汗，舌淡等症状。但气虚证以"虚"为主，寒象不明显，而阳虚证必具"虚寒"的征象，这是二者的鉴别要点。气虚证可因腠理疏松而不密，故见怕风，而阳虚证则因阳气不能温煦及蒸腾，出现形寒肢冷。气虚证脉虚细无力，而阳虚证脉沉细或细迟。气虚证小便无力或遗溺，大便溏薄；阳虚证小便清长，大便溏泄。甚则脾肾阳虚，还可见下利清谷，完谷不化，水肿等虚寒症状。由此可见，气虚的进一步发展，便是阳气虚，阳气虚必具有气虚的表现。

八、气滞证

气滞是指机体某一脏腑，某一经络，或某一部位的气机流通发生障碍，出现气行不畅，不通则痛等一系列症状的总称。多因七情失常，气机不畅，导致气血不和，经脉阻塞，脏腑功能紊乱，从而导致疾病的发生。

【临床表现】

发病多与情绪有关，常出现局部的胀、闷、痞、痛。其胀闷、疼痛时轻时重，部位多不固定，常呈攻痛或窜痛；痞胀时隐时现，时聚时散；胀闷而满，可随嗳气或矢气而减轻，这是气滞证的特点。临床上最多见者为肝气郁结证，其表现为胸闷不舒，胸胁或少腹胀满窜痛，喜叹息，情志抑郁或易怒，嗳气纳呆，或咽部有异物感，或颈部瘿瘤，或胁下痞块。妇女可见乳房胀痛，痛经，月经不调，甚则闭经。

【证候分析】

肝失疏泄，气机郁滞不畅，故精神抑郁，易怒，胸闷不舒，喜叹息。肝经循行于胁肋，肝郁气滞，经脉不利，故胸胁或少腹胀满窜痛。肝失疏泄，脾胃升降失调，故嗳气纳呆。气郁生痰，痰随气逆，痰气搏结于咽喉，故咽部有异物梗阻感。痰气积聚于颈部，则为瘿瘤。肝气郁结，气血不畅，冲任失调，故妇女月经不调，经前乳房胀痛。如肝气郁结，经久不愈，气病及血，导致气滞血瘀，则可成症瘕痞块，痛经，月经不调，甚则闭经，并见胁肋刺痛，舌紫或边有瘀斑，脉弦涩等征。

本证病位在肝气，病性属郁滞。辨证：肝郁气滞证。

【类证鉴别】

1. 气逆证

本证与气滞证都是气的病变，然气逆证主要是气机升降失司，表现为气升无度，气机逆上，症见咳嗽上气，喘促呃逆，嗳气不除，恶心呕吐等；气滞证主要表现为气滞不畅，症见局部疼痛、胀满，以胀为主，时轻时重，部位不定，且常受情绪波动的影响。二者病位虽都在气分，但病因、病机、病性截然不同,一属气逆,一属气滞,所以临床表现亦各异,不难鉴别。

2. 气滞血瘀证

本证与气滞证均有气滞的表现,但本证往往是在气滞的基础上还有血瘀证的表现。如臌胀,初期多为气滞证,后期多为气滞血瘀证。初见肝气郁滞,脾不化湿,水湿内阻的腹大按之不坚,胁肋胀痛,嗳气纳呆等;后期则见腹大而坚满,胁肋胀痛而不移,腹部青筋暴起,面色黧黑,手掌赤红,舌质紫黯,边有瘀斑等。一为单纯气滞,一为气滞血瘀,二者不难鉴别。

九、血虚证

血虚证是体内血液成分不足,人体五脏六腑、四肢百骸失于濡养而出现的全身性衰弱证候的总称。多因劳倦内伤,思虑过度,暗耗阴血;或脾胃虚弱,气虚生化不足;或失血过多所致。

【临床表现】

面色无华或萎黄,唇色淡,头晕目眩,心悸,失眠,手足发麻,女子月经量少,衍期,甚则经闭。舌质淡,脉沉细无力等症。

【证候分析】

血为阴,气为阳,血为气之母,气为血之帅,两者相互依存,相互为用。气有温煦肌腠,化生精血,统摄血液的作用;而血有运载阳气,濡养肌腠等作用。二者关系密切,故血虚证在其病机演变过程中常伴有两种情况:一是血虚无以载气,则气亦随之而少,导致气血两虚之证,表现为面色苍白,心悸失眠,少气懒言,乏力自汗,舌淡而嫩,脉细弱;二是由于长期慢性失血,或突然大量失血,血海空虚,真阳不足,导致血脱证,症见面色㿠白,头晕目花,四肢清冷,脉细弱等。

本证病位在血,病性为虚。辨证:血虚证。

血虚证可出现在多种疾病中,其临床表现各具特点,治疗方法亦不尽相同,必须加以辨析。

如在心悸病中见血虚证,常见心悸、头晕、失眠多梦、面白无华、倦怠乏力、舌质淡红、脉细弱为特点。此由思虑过度,劳伤心脾,或久病体虚,气血不足,或因失血过多心失所养所致,治宜补血养心,益气安神。

若在虚劳病中见血虚证,临床表现每以心、肝血虚症状为主。以心血虚为主者,多以心悸怔忡、健忘、失眠、多梦、面色不华、舌淡、脉细或结代为特点,多由禀赋不足,精血匮乏;思虑过度,耗伤气血;大病之后,失于调理;阴血亏虚,久而不复,积虚成损所致。若以肝血虚为主者,则以头晕、目眩、耳鸣、胁痛、惊惕不安、月经不调,甚则肌肤甲错、面色苍白、舌质淡,脉弦细为特点。此乃由情志郁结,耗伤肝血;或因失血过多,阴血亏虚,血虚化燥,久而不复,积虚成劳所致。虽为血虚,但因病位不同,症候各异。

若在眩晕病中见血虚证,临床每以眩晕于劳累后发作或加重,面白无华,唇甲苍白,神疲乏力,少气懒言,心悸失眠等症为特点,此由久病心脾两虚,或热病耗伤阴血,血虚不能滋养周身,血不上奉于脑,或血虚阴亏,虚热上扰清窍所致。

若在头痛病中见血虚证,临床表现为头痛头晕,隐隐作痛,遇劳则甚,心悸失眠,神疲乏力,食欲不振,此由久病正虚,或失血过多,中气不足,清阳不升,营血亏虚,不能上荣于脑所致。

若在出血性疾病中见血虚证,临床表现为鼻衄、齿衄或肌衄,面色苍白,头晕眼花,心悸,神疲乏力等特点。此由失血过多,血虚气亏,气不摄血,故出血不止。

若在发热病中出现血虚证,临床表现为发热,夜重昼轻,心悸乏力,面色不华,舌淡脉细数。多由久病心肝血虚,或脾不生血,或失血过多所致。

【类证鉴别】

1. 阴虚证

阴虚证与血虚证,二者病性均为虚证。血属阴,精、津、液亦属阴,且"精血同源""津血同源"。阴虚证较血虚证范围为广。从病因而论,血虚证是由脾胃虚弱,化源不足,七情郁结,暗耗阴血,或久病不愈,或失血过多所致。血虚不能滋养头目,则头晕眼花;血不荣于面,则面色苍白或萎黄,唇色淡白;营血不足,心失所养,则心悸失眠;血虚筋脉失养,则手足发麻,甚则抽搐;血海不足,冲任空虚,则月经不调,甚或闭经;血虚不荣于舌,则舌质淡白;脉道失充,则脉细弱。而阴虚证多由久病阴分不足,或热病伤津耗液,或汗、吐、下太过所致。阴虚生内热,虚热内扰,则见五心烦热,午后潮热;虚热内逼,津液外泄,则见盗汗;体内津液亏乏,则见口干咽燥,小便短赤;阴虚火旺,则舌红少苔或无苔,脉细数。

综上可见,血虚证与阴虚证的主要区别在于,血虚证突出一个"色"字,即面色苍白、口唇色淡、爪甲无华等;而阴虚证则在于"热"字,即手足心热、潮热、盗汗等。

2. 血脱证

血脱证与血虚证同属体内血液亏虚的病证,但血脱证的病情要比血虚证严重,常因突然大量出血所造成。失血过多,气失依附,血脱气亦随之暴脱,故血脱证常常出现面色苍白,四肢不温,出冷汗,气息低微,甚则出现晕厥,脉微欲绝等,与血虚证不难鉴别。

十、血瘀证

血瘀证系指血液运行不畅,甚至停滞凝聚,或离经之血积于体内,影响气血运行所产生的各种临床表现的概称。多由跌打损伤,内伤出血,劳伤过度所致。

【临床表现】

血瘀证的特征是刺痛,癥积包块,出血发斑,面色黧黑,青筋显露,蟹爪缕纹,唇舌青紫,脉细涩或结代。但由于瘀血部位的不同,常会出现不同的症状。如瘀阻于心,可见胸闷心痛,口唇青紫;瘀阻于肺,可见胸痛咯血;瘀阻于胃肠,可见呕血、便血;瘀阻于肝,可见胁痛痞块;瘀阻于胞宫,可见少腹疼痛,月经不调,痛经,经闭,经色紫黑有块,或见崩漏。

【证候分析】

中医学认为,气属阳,血属阴,气与血相互依存,相互滋生,相互制约。

气为血之帅,血的循行有赖于气的推动。气对血在脉中循行不仅有推动作用,而且还有固摄作用。所以,气行则血行,气虚、气滞则血瘀,气机逆乱则血妄行。尽管血瘀证的临床表现繁多,但其病机全在于此。

本证病位在血,病性属瘀。辨证:血瘀证。

血瘀证在不同疾病中,其症状表现各有特点,治法亦不尽相同,必须详加辨析。

如内伤发热病中的血瘀证,多表现为午后或晚间发热,口干咽燥,渴不欲饮,常有固定痛处或肿块等,脉涩。脉症不相一致是瘀血发热的特点。

若胃脘痛病中的血瘀证,临床表现每以胃脘刺痛,痛处不移,拒按,甚则出现呕血,或黑便等为特征。此多由久病入络,瘀血凝滞胃脘,气机不利所致。

若腹痛病中的血瘀证,见腹部刺痛,按之痛甚,固定不移,或有包块等症状,主要由寒客血脉,跌扑损伤,或情志抑郁,气血郁结,肝经或冲任二脉瘀滞所致。

若胁痛病中出现血瘀证,表现胁部疼痛如刺,动则痛剧,痛处不移,入夜痛甚为特点,此由跌扑损伤,或肝气郁结,或气滞日久导致血瘀,痹阻脉络所致。

若腰痛病中出现血瘀证,临床表现以腰痛如刺,痛有定处,按之痛剧,活动受限为特点。此多由跌扑或扭伤,脉络受损,瘀血留滞腰部而成。

若胸痛病中出现血瘀证,以胸部刺痛,心痛彻背,痛处不移,入夜尤甚,心悸为特点。此由情志内伤,气机不利,血不畅行,脉络瘀阻;或久病入络,心脉瘀阻,心阳不振,或寒湿之邪搏结于脉,内犯于心,心脉痹阻所致。

若头痛病中出现血瘀证,临床表现以头痛如锥刺,固定不移,经久不愈为特点。此多由头部外伤后,或久病入络,瘀血内停,阻塞脉络所致。

若中风病中见血瘀证,多属中风后遗症,临床表现以半身不遂,语言謇涩或失语,口眼歪斜,舌质紫黯为特点。此由气血瘀滞,血脉痹阻所致。

【类证鉴别】

1. 血热血瘀证

本证与血瘀证均属实证，同为血瘀性病证。只是血热血瘀证多由感受温热之邪深入血分；或情志不遂，五志化火；或瘀血滞留，郁而化热引起。临床表现除血瘀证外，尚有身热心烦，或躁扰发狂，舌质红绛，脉细数等血热见证。与单纯血瘀证不难鉴别。

2. 血寒血瘀证

本证与血瘀证均为实证。寒则血凝，初期可导致血流缓慢，久之阳气亏损，运血无力，血流凝滞而成瘀。故血寒血瘀证临床表现以瘀血为主，且有疼痛喜暖，得热痛减，形寒肢冷，舌淡而黯，脉沉迟涩等寒象特点，显然与单纯血瘀证不同。

3. 气滞血瘀证

气为血之帅，血为气之母。若情志不遂，肝气郁结，疏泄失职，气滞则血凝。气滞血瘀证的临床表现为心烦易怒，胸胁胀满或有痞块，疼痛拒按，舌紫黯或有瘀斑等。所以，气滞血瘀证既有血瘀证又有气滞证的表现为该证的特点，以此可资鉴别。

4. 气虚血瘀证

气行则血行，气虚则无力推动血液运行，致血流不畅而成瘀。气虚血瘀证的临床表现为心悸气短，乏力纳少，颜面浮肿，或胸中隐痛，或腹中胀满作痛，或有积块，或为偏瘫，舌青紫或有瘀斑，脉细缓而涩等。以兼有气虚症状为特点，可资鉴别。

十一、血热证

血热证是指血分有热，或热邪侵犯血分而出现的伤阴、动血、热扰神明等临床表现的统称。本证多因外感热邪，情志郁结，饮食偏嗜所致。

【临床表现】

心烦，或躁扰发狂，口渴不欲饮，身热夜甚，心烦不寐，及皮肤发斑，吐血,衄血,尿血,便血,女子月经过多或崩漏,舌质红绛,脉细数等。

【证候分析】

在温热病中,邪热侵入营分,损伤营阴,故身热夜甚。热入营分,内扰心神,则心烦不寐或见谵语。热窜血络,则见斑疹隐隐。营热蒸腾,营气上升,则口渴不欲饮。热盛伤津,故脉细数。舌质红绛是热伤营阴之征。若温热病进一步发展,邪热侵入血分,迫血妄行,则见吐血、衄血、尿血、便血等血热妄行症候。

本证病位在血分,病性为实热。辨证:血热证。

(在温热病中本证属:热伤营阴,热入心包,血热妄行之重证)。

【类证鉴别】

1. 血燥证

热与燥均易耗伤津血,在病因病机上密切相关,往往燥热并见,故在临床上有相似之处,但亦有所区别。从病因而论,血热证多因感受热邪,热入营血所致。由于血分热盛,扰动心神,故见心烦,甚则躁扰发狂。邪热入于血分,血属阴,故身热夜甚。阴血被耗,营气上升,则口渴不欲饮。热盛伤津,故脉细数。邪热盛于血分,迫血妄行,则见吐血、衄血、尿血、便血等血热妄行症候。血燥证多由年老久病,精血衰少;或由血热致燥,血瘀内结,血液不能濡养所致。其临床表现以肌肉消瘦,肌肤甲错,皮肤瘙痒,鳞屑,爪甲毛发干枯不泽,大便秘结,舌燥无津,脉细涩等症为特点。二者不难鉴别。

2. 血热血瘀证

本证多因感受外邪,或情志内伤,或脏腑功能失调,或瘀血留滞,郁而化热,以致血热搏结而成。临床一般常见头痛如刺,发热,或见出血,或有肿块,舌黯红,脉数等症。如血热搏结于肠胃或下焦,还可见谵语,腹胀满痛拒按,大便干,色黑易解;或少腹急结,小便自利,其人如狂或发狂等症(蓄血证)。妇人热入血室,热与血结,则见下腹部或胸胁硬满,寒热如疟,入夜谵语,月事不行等症。由此可见,既有血瘀证,又有血热证表现者,方为血热血瘀证。与单纯血热证显然不同,可资鉴别。

十二、心气虚证和心阳虚证

心气虚证、心阳虚证都是指心脏功能活动不足,阳气虚衰,引起心神不安,气行无力,血液运行不畅而出现的一系列症状的总称。本证多因内伤劳倦,年高久病所致,伤寒误治耗伤心气亦可引起。常见于胸痹、惊悸、不寐、虚劳等病中。

【临床表现】

心悸,气短,活动时加重,自汗,脉细弱或结代,为其共有的症状。若兼见神疲自汗,面白无华,舌淡苔薄,则为心气虚证;若兼见形寒肢冷,心胸憋闷,舌质紫暗,则为心阳虚证。

【证候分析】

心气虚、心阳虚,均可导致脉行鼓动无力,血液不能正常运行,强为鼓动,则心悸。心气不足,胸中宗气运转无力,则气短。动则耗气,故活动劳累时加重。气虚卫外不固,则自汗。心气不足,血液运行无力,血不上荣,则面白无华,舌淡。气血不足,不能充盈脉管或脉气不相连续,故脉细弱或结代。若病情进一步发展,气虚及阳,损伤心阳则为心阳虚。心阳虚心脉阻滞,气血运行不畅,则心胸憋闷,舌质紫黯。心阳虚不能温煦周身,故形寒肢冷。

本证病位在心气、心阳,病性为虚。辨证:心气虚证、心阳虚证。

【类证鉴别】

1. 心气虚证与心阳虚证

二证均属心脏功能不足所引起的虚证,其病因病机相互联系。临床诊断此证,以心的常见症状与气虚证共见者为心气虚证;心的常见症状与阳虚证共见者为心阳虚证。心阳虚较心气虚证情更趋严重,且多在心气虚基础上发展而成。

2. 心脾两虚证与心气虚证

二证均可因思虑劳倦耗伤心气所引起,出现心悸怔忡,气短乏力等心气虚的表现。但心脾两虚证病位涉及心、脾两脏,气、血两方,临床表现常兼有脾虚症候,如纳呆、腹胀、便溏倦怠等症。而心气虚证仅为心气虚弱,而无脾虚的症候。二者不难鉴别。

3. 心肺气虚证与心气虚证

心肺同居上焦,二者关系密切,病则相互影响。心肺气虚证多因心气不足,渐及于肺,或因久咳伤肺,肺气虚衰,亦可导致心气虚弱而形成本证。因肺主气,司呼吸,外合皮毛,故心肺气虚证必有咳嗽,少气,气短作喘,易于感冒等肺气虚的症状,同时还有心气虚的表现。单纯心气虚证则无肺气虚的症状,故不难鉴别。

十三、心血虚证和心阴虚证

心血虚证是由心血亏虚,心失濡养所表现的症候。多因久病体虚,生化不足,或因失血、或过度劳神,损伤心血所致。心阴虚证则是由于心阴亏损,虚热内扰所表现的症候。多因内伤七情,五志化火,火热伤阴,或由热病、久病耗伤阴液所致。两者均常见于心悸、怔忡、虚劳、不寐等疾病中。

【临床表现】

心悸失眠、健忘多梦为心血虚与心阴虚的共有症状。若兼见头目昏眩、面色少华,唇舌色淡、脉细弱,为心血虚证。若兼见心烦、颧红、潮热、五心烦热、盗汗,舌红少津,脉细数者为心阴虚证。

【证候分析】

本证常由久病耗伤阴血,或失血过多,或情志不遂,耗伤心血、心阴所致。心主血、藏神,心阴(血)不足,心失所养,心不藏神,故见心悸失眠、健忘多梦。心血虚,不能上荣于头目,不能充盈于脉,故头目昏眩、面色少华,唇舌色淡、脉细弱。心阴虚,心阳偏亢,虚火内扰,故见心烦、颧红、潮热、五心烦热、盗汗,舌红少津,脉细数。

前证病位在心血,后证病位在心阴,两证病性均为虚。辨证:心血虚证,心阴虚证。

【类证鉴别】

1. 心脾两虚证与心血虚证

心血虚证多因久病体弱,或忧思劳神,耗伤阴血,或失血过多,损伤营血所致。心主血,血虚不能养心,心神失养,则可见失眠、多梦、健忘、易惊、怔忡等。正如《丹溪心法》所说:"怔忡者血虚,怔忡无时,血少者多。"心主血脉,脾主运化,心虚则神不内守,脾虚则运化失司,故心脾两虚证,除见有心悸、怔忡、不寐、健忘等症外,还表现食欲减退、腹胀便溏、面色萎黄等脾虚证候。这与心血虚证,无腹胀、便溏、面色萎黄等有所不同。心血虚证为心血不足所引起,临床以心悸、怔忡、头晕、健忘等症为主,绝无脾虚腹胀等症状。

2. 心气血两虚证与心血虚证

心气血两虚证多因久病不愈,或老年体衰,导致心气和心血不足,临床除具有心血不足症候如心悸、心烦、失眠、多梦等症状外,还兼见心气虚症候,如气短,面色㿠白,脉虚无力等症。而心血虚证多因思虑劳神,以致血不养心,或失血过多,阴血不足所致。临床表现以面色少华,唇舌色淡,头昏目眩,脉细弱为特征,可资鉴别。

3. 心气阴两虚证与心阴虚证

心气阴两虚证与心阴虚证均属虚证范畴,二者在病机上既有联系,又有区别。心气阴两虚证,有心阴虚证,又有心气虚证。心阴不足则心悸;心阴不振,气血不畅,则心胸憋闷;心气不调,则脉结代;舌质红,舌体胖嫩为气虚、阴虚的特征。而心阴虚证,舌红少津,乃津液不足所致。心阴不足,阴不制阳,虚火内动,则见低热、盗汗、五心烦热等症。

4. 心肺阴虚证与心阴虚证

心肺阴虚证与心阴虚证,均有口干舌燥、潮热盗汗、手足心热、失眠多梦、舌红少津、脉细数等津液耗伤的共同症状,但二者亦有区别。心阴虚证，多因热病、久病伤阴或内伤七情，化火伤阴所致，临床症状重点在心。心肺阴虚证多因久病体弱，或肺失肃降，邪热久恋于肺，损伤肺阴，或发汗太过，肺阴受伤，不能濡养肺脏所致。临床症状特点是肺虚而有热象。心肺阴虚证，除具有心阴虚证，还有肺阴虚症候。因肺为娇脏，喜润而恶燥，阴虚肺燥，肺气不宣，则干咳无痰，或少痰。虚热灼津，津液不足，不能濡养肺脉，而致肺络破损，出现痰中带血等症状，可资鉴别。

5. 心肾不交证与心阴虚证

二者都有心悸、心烦、失眠、健忘等症，但心阴虚证的临床症状着重在心；心肾不交证的临床症状则着重在心与肾两脏。心居上焦，肾居下焦，心在脏属阳，主火，藏神；肾在脏属阴，主水，藏精。在正常生理状况下，心火下温肾水，使肾水不寒；肾水上济于心，使心火不亢。水火互济，心肾阴阳得以协调，为水火既济。当心或肾一脏发生疾病时，常会产生心肾不交的证候，如心悸、多梦、善恐易惊、耳鸣耳聋、口舌生疮、腰酸腿软等症状，以此可资鉴别。

十四、肝胆湿热证

肝胆湿热证为湿热交阻，肝胆疏泄失常或湿热循经下注而出现的一系列症状的概称。本证可由湿热外邪或嗜酒、过食肥甘，酿生湿热和脾胃运化失常，湿浊内生，郁而化热，蕴结肝胆所致。本证可见于黄疸、胁痛、阴囊湿疹、睾丸肿痛、妇女阴痒、带下、淋浊、癃闭等疾病。

【临床表现】

胁肋胀痛，口苦纳呆，呕恶腹胀，大便不调，小便短黄，苔黄腻，脉弦数，或身目发黄，发热。或见阴囊湿疹，或睾丸肿大热痛，外阴瘙痒，带下黄臭等。

【证候分析】

湿热内蕴，肝胆疏泄失常，气机郁滞，故胁肋胀痛。湿热熏蒸，胆气上溢则口苦，胆汁不循常道而外溢，则面目周身发黄、发热。湿热郁阻，脾胃升降失常,故纳呆,腹胀,呕恶,大便不调,小便短黄。肝脉绕阴器,湿热下注,可见阴囊湿疹,或睾丸肿大热痛。在妇女则见外阴瘙痒,带下黄臭等。

本证病位在肝胆,病性为湿热。辨证:肝胆湿热证。

【类证鉴别】

1. 肝经湿热证与肝胆湿热证

二证均属湿热为患,且均在肝,故临床上颇多相似之处,如胁肋胀痛,口苦纳呆,呕恶腹胀,苔黄腻,脉弦数等,有时较难鉴别。临床上因肝胆联系密切,治肝常需利胆,治胆常需疏肝,故以疏肝利胆,清热化湿治之。其区别在于,肝胆湿热证相对范围较广,眩晕、口苦、胸闷不舒、腹胀、纳呆、前阴诸疾及身目发黄等全身表现较明显。肝经湿热证则范围较窄,因湿热下淫,且肝脉绕阴器,故多指湿热循肝经下注而致的前阴诸疾,或兼小便异常等,很少有身目发黄者。

2. 肝火上炎证与肝胆湿热证

肝为阴中之阳脏,其性升发。情志郁结,恼怒伤肝,化火上冲,则引起肝火上炎证。肝胆湿热证则因湿热蕴结肝胆所致,火为热之深,其性上炎,又易灼伤津液。而湿为阴邪,湿邪黏腻而滞。因此,决定了二证不同的临床表现。肝火上炎证,以胁痛、眩晕、呕吐、头痛、目赤、耳鸣、烦躁易怒、口苦、小便黄赤、大便秘结、舌红、脉弦为多见。肝胆湿热证则多见胁肋胀痛、口苦、口干而不欲饮、心烦、纳呆、呕恶、小便短赤,大便不调等。

3. 脾胃湿热证与肝胆湿热证

二证虽均属湿热为患,但其病因、病机、病位不同。脾胃湿热证多因饮食不节,过食肥甘,酿成湿热;或素体脾胃虚弱者,或久居湿地,湿邪郁久化热;或外感湿热之邪,导致脾胃运化失司所致。症见脘腹痞满,呕吐,纳呆,肢体困倦,大便稀软或溏薄,舌苔黄腻,脉濡数。肝胆湿热证因湿热蕴结于肝胆而成,但亦可因脾胃湿热证,郁蒸肝胆转化而来。因此,临床上同见纳呆、呕恶等症。但后者以烦躁易怒、面红目赤、黄疸为特征。前者病位在脾胃,后者病位在肝胆。

十五、肝阳上亢证

肝阳上亢证是指肝失疏泄,肝气亢奋,或肝肾阴虚,阴不潜阳,肝阳上扰头目所表现的证候。

【临床表现】

头胀痛,眩晕目胀,或面部烘热,脉弦。或兼见面红目赤,口苦咽干,急躁易怒,尿少色黄,大便干结,舌红苔黄,脉弦数等肝郁化火证候。或见两目干涩,腰膝酸软,耳鸣耳聋,五心烦热,舌红少苔,脉弦细数等肝肾阴虚证候。

【证候分析】

本病系由素体阳盛,或内伤七情,或久病、慢性病耗伤肝肾阴液所致。肝阳上亢是肝的阴阳失调,既可从阳亢开始,亦可从阴虚开始。从阳亢开始,初期多为实证;阳亢易于化火,耗伤肝阴,或下劫肾阴,而形成虚实夹杂证;从阴虚开始者,肝阴不足,阴不敛阳,或肾阴不足,水不涵木,形成阴虚阳亢的本虚标实证。

肝失疏泄,肝气亢奋,或肝阴不足,肝阳上扰头目,故头胀痛,眩晕目胀,或面部烘热。肝阳化火,故见急躁易怒,面红目赤,口苦咽干,尿少色黄,大便干结,舌红苔黄,脉弦数。精血不足,则两目干涩。肝肾阴虚,精气不能上充于耳,故耳鸣耳聋。肝主筋,肾主骨,阴亏火动,筋骨失养,故腰膝酸软。五心烦热,舌红少苔,脉弦细数,均为阴虚内热之象。

本证病位在肝,病性为阴虚 + 阳亢(实)。辨证:肝阳上亢证(简称阴虚阳亢证)。

【类证鉴别】

1. 肝火上炎证

从病机上讲,肝火上炎证,多因情志不遂,气郁化火,或愤怒动火,或积热化火,或因风气通于肝,风淫火炽,火热上冲的实热证;而肝阳上亢证是肝阴不足,或肝肾阴虚,不能制阳,以致阳亢上扰的本虚标实证。从临床上看两证都可出现太阳穴处头痛、头胀、面红、耳鸣、烦躁易怒、口干舌燥、舌边红、苔黄、脉弦等症状，在临床上易被混淆，当仔细分辨。

双侧太阳穴处头痛、头胀，在肝火上炎证中是实火循经向上冲激而致，其痛、胀感相当激烈，且常兼见目赤；而肝阳上亢证则为上盛下虚，虚阳上浮于头，头痛、头胀较轻微，常兼见头重脚轻及目眩畏光或视物不清之象。

面红：在肝火上炎证是火热冲于上，必然初病即面红，手触有热感；而肝阳上亢证则为阴虚内热而面红，病久方见，若隐若现，手抚之几无热感。

耳鸣：在肝火上炎证是肝火循经上壅于耳，必然声大如潮，甚至耳聋；而肝阳上亢证是肝肾之阴不能上充于耳，虚阳上越而致，故耳鸣如蝉，其声白昼不显，夜静始着。

烦躁易怒：在肝火上炎证因受实火冲激，故怒气冲冲，如箭在弦，一触即发，即居静处，也不易做到心平气和；而肝阳上亢证则是本虚标实的虚热现象，故喜静，不受干扰，自不生怒。

口干舌燥：肝火上炎证每因火迫胆汁外溢而口苦，火盛伤阴而口干舌燥，渴则喜饮；而肝阳上亢证因系液亏内热而干燥，虽口干而不喜饮。

舌脉：肝火上炎证必舌边，舌尖俱红，舌边起刺，苔黄厚且干，脉弦或弦滑，多兼数、兼大；肝阳上亢证则舌虽红而无刺，脉弦数，多兼细而不大。

2. 肝血虚证与肝阳上亢证

肝血虚证由生血不足或失血过多所致，常出现与肝阳上亢证相同的临床症候，如眩晕、耳鸣、目干涩、视物模糊、爪甲不荣夜寐多梦、妇女经量少或闭经等。这是由于肝阳上亢证中，有一部分是从肝血虚的基础上发展而来，故有肝血虚的临床表现。其有如下主要鉴别要点：

肝血虚证因血不上荣，故面色无华与爪甲不荣并见；而肝阳上亢证则因阳亢于上而使本来无华的面色变为嫩红色。

肝血虚证的眩晕、耳鸣，在肝阳上亢时耳鸣的声响会有所加重，眩晕又常与目涩、头脑微痛、微胀并见。

肝血虚证的舌淡少华、脉细或沉细，在肝阳上亢时，舌边由淡转红，可伴见黄苔，口干舌燥，脉转细弦，常见数象。

3. 肝阴虚证与肝阳上亢证

肝阴虚证比肝血虚证更易发展为肝阳上亢证，其临床表现也较多类似之处。因肝阴虚证除了具有易与肝阳上亢证混淆的肝血虚的一般症状外又增加阴虚生内热的虚热脉症，如颧红、盗汗、虚烦不寐、舌红、脉数等，所以，更易与肝阳上亢证相混淆。鉴别要点在于肝阴虚的内热，多属于静态表现；肝阳上亢证则有向上升浮的动态表现。静则为阴，故其热多在夜晚，出汗多在入寐之后，喜静，没有阳亢之势；动则为阳，故肝阳上亢证的烦热多在白昼，可伴有阵发性的烘热自汗，常见亢阳升浮逆上的目眩而微赤、头晕且胀且痛、泛漾呕恶、心烦易怒等证候。脉象方面，肝阴虚常为弦细数；肝阳上亢证常呈弦劲脉。依此不难鉴别。

4. 肝肾阴虚证与肝阳上亢证

肝肾阴虚证和肝阳上亢证的关系，又比肝阴虚证接近，因为肝阳上亢证从肝肾阴虚证转化而成的最为多见。鉴别要点仍然是在于肝阴虚热为静态，肝阳上亢为动态这一区别。此外，肝肾阴虚证除了肝阴虚之外，还存在肾阴虚的病机及其临床表现，如腰膝酸软、五心烦热、脑鸣健忘、龙火内燔、易举易泄、遗精、带下之类，都是临床鉴别的依据。

5. 肝风内动证与肝阳上亢证

肝风内动证包括肝阳化风、肝火生风和血虚动风三种类型，其中最易和肝阳上亢证混淆者，是肝阳化风。两者都有阴虚阳亢的病机，都可出现头痛、头晕、面红、目眩、耳鸣、口干舌燥等阳气浮动于上的证候，容易误诊。再从相互关系上看，肝阳上亢证误用温补、升提、助火、劫液之剂，或由其它原因，均可促使上亢的肝阳化为肝风；反之，肝阳化风证经过适当治疗，在肝风已息，肝阳未潜之时，又可逆转变化，成为肝阳上亢证。由于两证关系密切，古人常不细分而统称为风阳。鉴别要点在于：

一是，肝阳化风证，由于阳亢太盛，阳极化风，便会出现象征肝风的证候，如眼球震颤，视物眩晕，肢麻筋惕，心悸不寐，呕吐不食，动辄汗出，起即欲仆等。这些证候在肝阳上亢,尚未化风之时,不会集中出现。

二是,肝阳化风证,若出现口眼歪斜、昏仆失语等表现,是为肝风上冒巅顶的险候;若出现半身不遂、手足拘挛等症,是为肝风旁走四肢的见证,有助鉴别。

三是,肝阳上亢一旦化风,脉象常由弦细或弦数转为弦劲。

十六、脾气虚证

脾气虚或称脾气不足、中气不足。脾气虚证是指脾不健运以及元气不足而形成的证候。气化于精,精生于水谷,而水谷的运化、吸收、输布,皆赖于脾气的盛衰。若脾气不足,脾失健运,则水谷不化。谷不化精则精少,精少则气衰。其原因多因饮食不节,劳倦过度,忧思日久,损伤脾土,或禀赋不足,素体虚弱,或年老体衰,或大病初愈,失于调养等。本证临床常见于泄泻、胃脘痛、腹痛、水肿、痰饮、哮喘、虚劳、小儿疳积等病中。

【临床表现】

食少,纳呆,食后脘腹胀满,便溏,少气懒言,四肢倦怠,消瘦,面色萎黄,舌淡苔白,脉缓弱。

【证候分析】

脾主运化,脾气虚则运化失常,故食少纳呆,食后脘腹胀满。水湿不化,流注肠中,则便溏或先干后溏。脾气虚弱,气血生化不足,四肢肌肉无以充养,故少气懒言,四肢倦怠,消瘦,面色萎黄,舌淡苔白,脉缓弱。

本证病位在脾、气,病性为虚。辨证:脾气虚证。

【类证鉴别】

1. 脾气虚证与脾阳虚证

二者在性质上虽属同类,但程度上有轻重不同,气虚轻而阳虚重,阳虚多是由于气虚逐渐发展而成。气虚者易兼寒象,但未必阳虚;阳虚者寒从内生,必兼气之不足,故称为阳气虚。脾气虚证只是由于脾运不健,使其消化吸收功能减弱,水谷精微输布和气血生化能力不足,临床表现以食少,纳呆,脘腹胀满,便溏,少气懒言,四肢倦怠等症状为主。脾阳虚证除包括上述脾气虚证的主要症状,且有不同程度的加重外,必见畏寒肢冷等阳虚症状。其它如泄泻多水,完谷不化等症状,也为脾阳虚证所常见。

2. 脾虚湿困证与脾气虚证

湿为阴邪,导致水湿内盛的原因,轻者由于脾气不足,健运失司,而水湿不化;重者由于脾阳不振,而水湿停聚。前者主要表现为头身肢体困重,舌苔白腻;后者主要表现为畏寒肢冷,或为痰饮,或为水肿等等。一般所谓脾虚湿困证,是指脾气虚而被湿邪所困,其病因多为过食生冷,或内湿素盛之体,坐卧湿地,致使湿困脾土。而脾气虚证多因饮食不节,劳倦过度,忧思日久,损伤脾土所致。二者鉴别要点是,脾虚湿困证为有形之湿邪,病性为实;脾气虚证为无形之气虚,病性为虚。

3. 心脾两虚证与脾气虚证

心脾两虚证是指脾气既虚又兼心血不足的临床表现。由于脾气虚,中焦化源不足,水谷之精微不能化生为血,故血少而心失所养,形成心血不足,出现心悸怔忡,健忘,失眠,多梦等症状。常因思虑过度,劳伤心脾,以致脾气不足,脾不健运,气少血虚,心失所养所致。故心脾两虚证必有心悸、健忘等血不养心的症状,与单纯脾气虚证不同,可资鉴别。

十七、脾阳虚证

脾阳虚亦称脾阳不足、脾阳不振、中阳不振。因阳虚而生寒,故又称脾虚寒证、中焦虚寒证。本证多由病程迁延日久,导致脾阳虚衰,阴寒内盛所致。

【临床表现】

腹胀纳少,脘腹冷痛,喜温喜按,形寒肢冷,大便稀溏或泄泻清谷,口淡不渴,或肢体浮肿,或白带清稀量多,舌质淡胖,苔白滑,脉沉迟无力。

【证候分析】

脾的运化功能,全赖脾气的作用,脾阳虚弱,运化无力,故腹胀纳少。

阳虚阴盛,寒从内生,寒凝气滞,故脘腹冷痛,喜温喜按。水湿内盛而不化,流注肠中,故大便稀溏,甚则泄泻清谷。中焦虚寒,故口淡不渴。脾阳虚水湿不能运化,溢于肌肤,则肢体浮肿。脾湿下注,则白带清稀量多。形寒肢冷,舌质淡胖,苔白滑,脉沉迟无力。

本证病位在脾,病性为阳虚。辨证:脾阳虚证。

【类证鉴别】

1. 脾虚湿困证与脾阳虚证

脾虚湿困证的特点,一是脾阳不足,二是水湿内盛。阳不足则阴寒内盛,水谷不得化为精微,反而停聚成为有形之实邪,其表现为水泻、或痰饮、或水肿,其原因或为中阳素虚,水湿不化,或为贪凉饮冷,暴伤脾阳而致。总之,脾阳虚证以阳虚则寒的寒性症状为主,而脾虚湿困证,除脾阳虚的寒性症状外,还有水湿内盛的特征,是二者主要区别点。

2. 脾肾阳虚证与脾阳虚证

脾肾阳虚证既有脾阳虚又有肾阳不足表现的复合证候。它的发生或因脾阳虚衰不能充养肾阳,病势由脾及肾;或因先天禀赋不足,肾阳虚衰不能温养脾阳,而由肾及脾,终使脾肾阳气俱伤而成。脾肾阳虚证临床主要表现为形寒肢冷,纳呆腹胀,久泻不止,或下利清谷;或五更泄泻,小便不利,全身水肿,腰膝酸冷,阳痿遗精;或妇女宫寒不孕,舌质淡胖或有齿痕,舌苔白滑,脉沉迟细弱。其主要特点,一是消化吸收功能障碍,二是水湿停聚,三是性机能减退。而单纯脾阳虚证则无腰膝酸冷及性机能减退的表现,故不难鉴别。

3. 肺脾肾阳虚证与脾阳虚证

肺脾肾阳虚证是由肺气虚、脾阳虚、肾气虚或肾阳虚而成,常见于久咳痰饮之病。因久咳痰喘耗伤肺气,肺气亏虚,呼吸气短,咳喘无力;肺卫不固,自汗怕冷;脾阳不振,则水饮不能化为津液,而为痰饮。痰湿阻肺,咳喘不足以吸。由于脾失健运,临床常兼有食少纳呆、脘腹胀满、倦怠乏力,大便溏稀种种症状。脾阳虚证虽也有脾不化湿所成的痰湿内盛的症状,但肺气、肾气未必尽虚，绝无肾不纳气的表现，也无肾气不足的症状。所以不难鉴别。

十八、肺脾气虚证

肺脾气虚证是肺气虚同时兼脾气虚的一种复合证候。或肺气先虚，肺病及脾而形成肺脾气虚证；或脾气先虚，脾病及肺而造成肺脾气虚证。前者临床表现以肺气虚为主，后者则脾气虚的症状较为明显。肺脾气虚证主要表现为肺失宣降，脾失健运，水津不布，痰湿阻塞的病变。因是脏腑虚损所形成的虚证，故多由内伤所致。

【临床表现】

久咳不止，气短而喘，痰多稀白，食欲不振，腹胀便溏，甚则面浮肢肿，舌淡苔白，脉虚弱。

【证候分析】

本证多由久病咳喘，肺虚及脾，或饮食不节，劳倦伤脾，不能输精于肺所致。脾主运化，脾虚失运，精气不能上输于肺，肺因之而虚损。肺失宣降亦可影响脾之运化。肺脾之气均不足，水津无以布散，痰湿由之内生，形成肺脾气虚证。久咳不止，肺气受损，故气短而喘。气虚水津不布，聚湿生痰，则痰多稀白。脾虚运化失常，故食欲不振，腹胀便溏。脾不运湿，气不行水，故面浮肢肿。舌淡苔白，脉虚弱，均属气虚。

本证病位在肺气、脾气，病性为虚。辨证：肺脾气虚证。

【类证鉴别】

1. 肺气虚证与肺脾气虚证

肺气虚证与肺脾气虚证均为虚证，前者仅为肺气不足，而后者则为肺脾二脏俱虚的复合证候。若由肺气先虚而累及脾气不足时，其症状前者轻而后者重，肺气虚是肺脾气虚的初级阶段，肺脾气虚则是肺气虚的进一步发展。二者的共同症状是咳或喘，咳痰，胸闷，少气，自汗，舌淡苔白，脉弱。此乃肺气不足，肺失宣降所致。而肺脾气虚证尚有食少，脘胀，便溏，乏力，痰多色白等脾不健运,痰湿中阻的症状。两者俱为气虚证,前者病位在肺,而后者病位为肺、脾二脏。

2. 脾气虚证与肺脾气虚证

两证的临床共同表现虽均有食少、脘胀、便溏、乏力,但肺脾气虚证还有肺气不足的表现,如胸闷、少气、自汗、咳嗽、咳痰、气喘。两者虽俱为气虚证,但前者病位在脾,而后者病位为肺、脾二脏。

3. 痰湿阻肺证与肺脾气虚证

痰湿阻肺证与肺脾气虚证临床表现上区别甚微,实际上肺脾气虚证之痰湿盛者,极似痰湿阻肺证。二者所不同的是痰湿阻肺证可因外感风寒湿邪,咳喘日久,以致肺不布津聚为痰湿,壅阻气道,故痰多清稀色白。痰湿阻肺证多为实证,或为本虚标实证。肺脾气虚证虽也以痰多、清稀、色白为其主要表现,但肺气不足之少气、自汗,脾气不足之食少、脘胀、便溏、乏力等症状均较明显。痰湿阻肺证和肺脾气虚证的病位均在肺脾,但前者多为本虚标实证,而后者则纯属虚证。

4. 肺肾气虚证与肺脾气虚证

肺主呼吸,肾主纳气,故肺肾气虚证以肾气虚或肾阳不足为主,表现为虚喘、短气、动则尤剧,气怯声低,自汗、肢冷甚则遗尿,舌淡苔白,脉沉细以尺脉为甚等,所以,肺肾气虚证又称肾不纳气证。肺脾气虚证,除咳喘、短气、自汗等肺气不足症状外尚有脾气不足之食少、脘胀、便溏、乏力等症状。两者病性虽俱为虚证,但前者病位在肺、肾,而后者病位在肺、脾,此为二者不同之处。

十九、心脾两虚证

心脾两虚证是指心血耗伤,脾气受损而出现的心神失养,脾气虚弱,不能统血的一类症状的概括。多因思虑过度,饮食不节;或病后失调,慢性出血等所致。

【临床表现】

心悸健忘,多梦易醒,头晕目眩,神疲乏力,纳谷无味,面色少华,舌质淡嫩,苔白,脉细弱。

【证候分析】

心主血,血不养心,神不守舍,故心悸健忘,多梦易醒;气血亏虚,不能上承于脑,清阳不升,则头晕目眩。血不上荣,故面色少华,舌质淡嫩。脾失健运,则纳谷无味。血少气虚,故神疲乏力,脉细弱。

本证病位在心 + 脾,病性为虚。辨证:心脾两虚证。

【类证鉴别】

1. 脾气虚证与心脾两虚证

脾气虚证多因饮食失调,或劳倦内伤,或吐泻太过所致,亦可由其它疾病影响,如肝气横逆伤脾而成。临床常以脾运失健气血化生不足,四肢肌肉无以充养为特点,故见食欲不振,食后脘腹胀满,大便溏薄,少气懒言,形体消瘦,四肢倦怠,面色萎黄无华,舌淡苔白脉缓弱。而心脾两虚证虽见脾气虚的症状,但所不同的是,前者病位属脾,定性为气虚,后者涉及心、脾。因此,不仅有脾气虚之症,而且还有心气虚不足的表现,如心悸健忘,少寐多梦等症状。

2. 心气虚证与心脾两虚证

心气虚证多由久病体虚,暴病伤阳耗气,年高脏气衰弱,禀赋不足等原因所致。临床表现以心悸气短,活动后加重,自汗神疲,舌淡苔白,脉结代或细弱为特点。而心脾两虚证则由思虑劳倦过度引起。临床表现有心血不足,脾气虚弱的症状,如食少倦怠,腹胀便溏;或以脾失统血,而出现衄血、便血、尿血、皮下出血、月经不调及崩漏等。

3. 心肺气虚证与心脾两虚证

心肺气虚证多因劳倦过度或久病咳喘,耗伤心肺之气所致。临床以肺气不足心血运行不畅为特点。症见心悸气短,咳嗽气喘,胸闷气憋,自汗乏力,动则加剧,面色㿠白或暗滞,甚至口唇青紫,脉细弱。与心脾两虚证表现的心血亏耗，脾气虚弱的证候特点易于鉴别。

4. 脾肺气虚证与心脾两虚证

脾肺气虚证与心脾两虚证虽均有脾气虚弱的表现，如神疲乏力，纳谷无味，腹胀便溏等。但前者由于肺气不宣，不能通调水道，而出现水湿内停的症状，如咳喘痰多而稀白，或面浮肢肿，畏寒气怯；后者则因心血不足，所致心悸健忘，少寐多梦为特点。两者自易鉴别。

二十、脾肾阳虚证

脾肾阳虚证是脾阳不足、肾阳虚衰的复合证候。

【临床表现】

形寒肢冷，面色㿠白，倦怠乏力，腹胀纳呆，腰酸膝冷，面浮肢肿，或伴有胸水、腹水，夜尿频多，五更泄泻，或咳逆上气，不能平卧，舌淡胖大，有齿印，苔白厚，脉沉细。此证多见于各种肾小球疾病，慢性阻塞性肺病，慢性腹泻等。

【证候分析】

形寒肢冷，面色㿠白均为阳虚之症候；脾主运化，肾主水液，脾肾阳虚，不能运化水液，水液潴留，故面浮肢肿，甚则胸水、腹水；阳气虚衰，则夜尿频多，脾失健运，则腹胀纳呆；肾不纳气，则咳逆上气，不能平卧；舌淡胖大，有齿印，苔白厚，脉沉细，均为阳虚之象。

本证病位在脾、肾，病性为阳虚。辨证：脾肾阳虚证。

【类证鉴别】

1. 脾阳虚证与脾肾阳虚证

脾阳虚证与脾肾阳虚证同为阳气不足的阳虚证，但前者仅是脾阳不足的单纯证候，而后者则是因为脾病及肾或肾病及脾所造成的脾肾二脏阳虚的复合证候。脾阳不足是因为脾胃阳气不足，导致饮食物不能腐熟运化和水湿不化为主要表现的证候；脾肾阳虚证则是由脾及肾逐渐发展而来，除有脾阳不足的见症之外，必有肾阳虚衰的临床表现。二者病性同为寒证，但病位不同，本证在脾，脾肾阳虚证为脾肾二脏。

2. 肾阳虚证与脾肾阳虚证

肾阳虚证与脾肾阳虚证亦同为阳气不足的阳虚证，但前者以肾阳不足，命门火衰为重点，后者虽亦有肾阳不足的表现，但不像单纯肾阳虚证严重，且伴有脾阳不足，运化失职的消化系统症状。

3. 脾虚湿困证与脾肾阳虚证

脾虚湿困证多由脾阳不振引起寒湿内盛为主要表现，或痰饮，或水肿，多为正虚而邪实之证。脾虚湿困证与脾肾阳虚证均可有泄泻、水肿等表现，但前者轻而后者重；前者以湿重为甚，故身体困重，后者以阳虚为甚，故形寒肢冷，不难鉴别。

二十一、肝气郁结证

肝气郁结证亦称肝郁气滞证。本证多因情志不畅，肝失疏泄所致，多发于成年人，尤以女性为多见。

【临床表现】

精神抑郁，胸胁胀痛，窜走不定，时痛时止，疼痛每因情志变化而增减，胸闷不舒，嗳气频作，饮食减少，或乳房、少腹胀痛，或月经不调，舌红，苔白，脉弦。

【证候分析】

精神抑郁，胸胁胀痛是肝气郁结，疏泄不利，气阻络瘀的表现。气属无形，故疼痛窜走不定。情志变化与气之郁结关系最为密切，故疼痛每因情志变化而增减。肝气郁结，气机不畅故胸闷不舒。肝气横逆犯胃，故见嗳气频作，饮食减少。乳房、少腹均为足厥阴肝经循行之处，肝气郁结，势必出现乳房、少腹部胀痛，或月经不调。舌红，苔白，脉弦为肝气郁结之象。

本证病位在肝＋气，病性为郁滞。辨证：肝气郁结证，亦称肝郁气滞证。

【类证鉴别】

1. 肝气横逆证与肝气郁结证

肝气横逆证与肝气郁结证都是由于精神刺激,肝脏气机不调所致,但病势、临床表现均有所不同。肝气郁结证以精神抑郁,情绪消沉,寡言少语,善太息,胸胁满闷或疼痛为主,病势抑制。肝气横逆证是由于肝脏本身的气机不畅,进而影响到它脏,乘脾,犯胃,冲心,侮肺,扰肾,病势亢奋。

2. 脾湿肝郁证与肝气郁结证

肝气郁结证是肝的气机郁滞,原发病位在肝;而脾湿肝郁证则是由于湿浊内生,湿困脾土,导致脾失健运,气滞中焦,升降失司,影响肝的气机条达与舒畅而形成的,其原发病位在脾。脾湿肝郁证临床表现先有湿困脾土的纳呆、腹胀、食少、便溏、苔腻等症状,继之再出现两胁胀痛、精神抑郁等肝郁的表现。

二十二、脾胃虚寒证

脾胃虚寒证亦称脾胃阳虚证,是指中焦阳虚,纳运无权而出现的水谷不化,水湿内停,阳气不能温煦脏腑、四肢等临床表现的概称。

【临床表现】

胃痛隐隐,泛吐清水,喜暖喜按,手足不温,纳少,便溏,倦怠乏力,面色萎黄,舌淡胖嫩,苔白,脉虚弱或沉细。本证多见于溃疡病、慢性胃炎等。

【证候分析】

脾胃虚寒,阳气不化,水饮停聚,故胃痛隐隐,泛吐清水;阳虚寒盛,故喜暖喜按,手足不温;脾阳虚衰,气血生化无源,故倦怠乏力,纳少便溏,面色萎黄;舌淡红,苔白,脉沉细,均为中虚有寒,阳气不能输布之象。

本证病位在脾、胃,病性为虚 + 寒。辨证:脾胃虚寒证。

【类证鉴别】

1. 脾气虚证与脾胃虚寒证

脾气虚证与脾胃虚寒证在病机、症状方面都十分相似。只是脾胃虚寒证较重于脾气虚证，脾胃虚寒证可视为脾气虚证的进一步发展。因阳虚则寒，所以脾胃虚寒证的寒象比较突出。脾气虚证是脾失健运最常见的一种表现，症见纳少神疲，说话气短，四肢无力，脘腹胀满，舌淡，苔薄白，脉缓或濡细。脾胃虚寒证除以上诸症均较脾气虚证严重之外，还兼有阳虚生内寒的表现，如四肢不温，大便溏薄，泛吐清水等。这是二者的不同之处。

2. 脾肾阳虚证与脾胃虚寒证

脾肾阳虚证多由肾阳虚衰，脾失温养所致，故临床上包括肾阳虚和脾阳虚两者的症候，症见面色㿠白，畏寒肢冷，气弱懒言，大便完谷不化，五更泻，腰膝酸冷，水肿，阳痿，舌胖，苔白滑，脉沉细无力。脾胃虚寒证只是以脾失健运，胃失收纳，水谷不化，食欲不振，呕吐泄泻，脘闷腹胀等为主症。二者不难鉴别。

二十三、气阴两虚证（肺脾肾气阴两虚证）

气阴两虚证是指机体的元气和真阴两个方面同时都出现不足，它既有肺、脾、肾三脏元气亏损的症状，又有五脏津液内耗，营阴不足的阴虚热盛的表现。

【临床表现】

神疲乏力，少食纳呆，汗出气短，腰膝酸软，头晕目眩，午后潮热，手足心热，口干舌燥，尿少便结，舌质红绛，苔少，脉细数无力。本证多见于外感温病及内伤杂病的中后期。

【证候分析】

此证多因久病伤及肺、脾、肾三脏，肺气不足，卫外不固，故汗出气短；脾气虚弱，运化失职，故神疲乏力，少食纳呆；肾阴亏虚，不能生髓充骨养脑，故腰膝酸软，头晕目眩；肾阴不足，虚热内生，故见午后潮热，手足心热，口干舌燥，尿少便结；舌质红绛，苔少，脉沉细数，均为肾阴不足，虚热内生之象。

本证病位在肺气、脾气、肾阴，病性为虚。辨证：肺脾肾气阴两虚证（临床简称气阴两虚证）。

【类证鉴别】

1. 气血两虚证与气阴两虚证

气血两虚证与气阴两虚证，二者临床上均可见神疲乏力，少食纳呆的气虚表现。但气血两虚证是"气"与"血"两个方面均见亏虚。人体生化之源不足，脏腑功能衰退，症见神疲乏力，呼吸气短，头晕眼花，心悸失眠，面色苍白无华，手足麻木，指甲色淡，脉细弱无力等症状。

与气阴两虚证鉴别主要有以下要点：

一是，气血两虚证是气血同病，而气阴两虚证是气阴同病。

二是，气血两虚证有明显的"血虚"症状，如头晕眼花，心悸失眠，面色苍白无华，口唇指甲无华；而气阴两虚证有明显的"阴虚生内热"的症状，如干咳少痰，口干咽痛，午后潮热，手足心热。

三是，气血两虚证治疗应补益气血，而气阴两虚证治宜益气养阴生津。

2. 阴阳两虚证与气阴两虚证

阴阳两虚证与气阴两虚证均属虚证，且都有阴虚证的表现，但阴阳两虚证主要是指肾的元阴、元阳俱虚；气阴两虚证的病变部位，涉及五脏皆可出现，其见证有神疲乏力，呼吸气短等气虚症状。另，阴阳两虚证不仅有阴液不足的表现，还可见阳气不足，阳虚生外寒的表现。

二十四、肾阴虚证

肾阴虚证是指肾脏阴液亏损、虚火上亢而出现的一系列症状的总称。本证多因内伤劳倦，久病及肾，或温病后期热极伤阴所致。

【临床表现】

眩晕，健忘，少寐，耳鸣耳聋，发脱齿摇，足跟痛，咽干舌燥，入夜为甚，腰膝酸软，形体消瘦，五心烦热，或潮热，盗汗，颧红，男子遗精，女子闭经，不孕，或见崩漏，舌红苔少而干，脉细数。

【证候分析】

肾为先天之本，藏真阴而寓元阳，只宜固藏，不宜泄漏。肾阴亏虚，不能生髓、充骨、养脑，故眩晕，健忘，腰膝酸软，耳鸣耳聋，发脱齿摇，足跟痛。肾阴不足，虚热内生，故见颧红，五心烦热，失眠多梦，咽干舌燥。肾阴虚而精少，故男子不育，女子闭经，不孕。虚热内扰，故男子遗精，女子崩漏，舌红苔少而干，脉细数，均为阴虚之象。

本证病位在肾阴，病性为虚。辨证：肾阴虚证。

【类证鉴别】

1. 肾精不足证与肾阴虚证

精属阴，肾精不足证属阴虚证的范畴，两证的病因、病机，临床表现十分相似，但还有一定的区别。肾阴的概念较肾精为广，肾精不足证是肾阴虚证的表现之一，但不是全部。从病因而论，肾阴虚证每因房事不节，肾阴亏耗；或下焦湿热久蕴，耗伤肾阴；或温病后期，热灼津伤，肾阴受损；或情志内伤，气火伤阴；或慢性病中其他脏腑阴分先伤，久则累及于肾，肾阴伤则虚火亢，发为此证。肾精不足的病因，常由先天禀赋不足，或房劳过度，阴精亏耗，或过度疲劳，精气匮乏所致。从临床上看，肾精不足证的主症是眩晕耳鸣，脑鸣耳聋，齿摇发脱，须发早白，神疲乏力，健忘，记忆力减退，男子不育，女子不孕，尺脉沉细等。其与肾阴虚证不同的是，一般没有五心烦热，盗汗，咽干，舌红，脉细数等阴虚火旺的症状。

2. 肾阴阳两虚证与肾阴虚证

肾阴阳两虚证包括肾阴虚证和肾阳虚证。从病机上分析，肾阴虚日久，阴损及阳，导致阴阳两虚，因此肾阴阳两虚证可以是肾阴虚证的进一步发展。临床表现有畏寒，手足心热，口干咽燥，但喜热饮，耳鸣盗汗，阳痿遗精，腰膝酸软，小便清长或余沥不尽，舌质稍红，舌根苔白，尺脉细弱或带数等。此与单纯肾阴虚证所出现的阴血亏损，虚火上炎的一系列症状显然不同。

3. 肝肾阴虚证与肾阴虚证

肝藏血,肾藏精,肝与肾之间乙癸同源,精血互生,肝肾两脏的生理关系至为密切。肝肾阴虚证的形成,常由失血过多,或久病营阴亏损,或房劳过度,使肝肾阴分亏损。也可因肾阴先虚,精不化血,血不养肝,使肝肾俱虚。临床可见头晕目花,视物不清,面色憔悴,耳鸣耳聋,胁肋疼痛,腰膝酸软,肢麻,颧红唇赤,手足心热,盗汗遗精,女子月经不调等症。其与单纯肾阴虚证不同的是由于波及脏腑有异,因而后者常无眩晕,视物不清,胁肋疼痛,肢麻拘挛等肝血不足之证,以此可资鉴别。

4. 肺肾阴虚证与肾阴虚证

肺属金,肾属水,肺肾两虚乃金水相生关系,肺肾阴虚证与肾阴虚证在发病机制与临床表现上颇多相似。但肺肾阴虚证的形成,或因久咳耗伤肺阴,肺阴虚者日久金不化水,进而耗伤肾阴,使肺肾皆虚;或由于肾阴不足,不能滋养肺阴,形成肺肾阴虚证。临床表现为咳嗽、咳痰不爽,动则气促,间或咯血,口干咽燥,或声音嘶哑,腰膝酸软,骨蒸潮热,盗汗遗精,颧红,舌红少苔,脉细数。而肾阴虚证病因多由房事劳倦,久病及肾,热病后期热入下焦所致,病理变化仅局限于肾,故不出现咳嗽、咯血、声音嘶哑等肺阴损伤的症状。

二十五、肾阳虚证

肾阳虚又称命门火衰。本证是元阳不足,气化无权而出现的温煦失职、水湿内盛以及性机能衰退等临床表现的概称。多因素体阳虚、年高肾亏,或久病及肾,房劳过度,损耗肾阳所致。常见于虚劳、阳痿、癃闭、水肿、泄泻、哮喘等疾病中。

【临床表现】

腰膝酸软,形寒肢冷,尤以下肢为甚,头晕耳鸣,神疲乏力,阳痿,不孕,尿少,浮肿,或五更泄,面色㿠白,舌淡胖,脉沉弱。

【证候分析】

腰为肾之府,肾主骨,肾阳虚则腰膝酸软,头晕耳鸣。阳气不能温煦肌肤,故形寒肢冷。肾处下焦,阳气不足,故两足发冷更明显。气血亏损,故神疲乏力,面色㿠白。肾主生殖,肾阳不足,生殖机能减退,故阳痿,不孕。肾阳不能温煦脾阳,故五更泄。肾阳不足,膀胱气化功能障碍,故尿少,浮肿。舌淡胖,脉沉弱,均为阳虚之象。

本证病位在肾,病性为阳虚。辨证:肾阳虚证。

【类证鉴别】

1. 肾气虚证与肾阳虚证

气属阳,肾气虚证本属肾阳虚证的范畴,两证的病因病机,临床表现十分相似,但也有一定的区别。肾阳的概念较肾气为广,肾阳虚证可包括肾气虚证,只是症状表现较重,肾阳虚证可以是肾气虚证的进一步发展。从病因而论,肾阳虚证多因素体阳虚、禀赋虚弱,或久病不愈,累及肾阳;或房劳过度,下元亏损;或年高体衰,元阳不足所致。临床上以形寒肢冷,腰膝酸软,阳痿滑精,妇女宫寒不孕,尿少,浮肿,尺脉沉细为特点。而肾气虚证,临床以头晕耳鸣,听力减退,腰膝酸软,夜间多尿,滑精早泄,脉细弱为主症。阳虚者见寒象,气虚者寒象不显,以此可资鉴别。

2. 肾阴阳两虚证与肾阳虚证

肾阴阳两虚证与肾阳虚证在病机上既有联系,又有区别。前者可由肾阳虚证发展而来,肾阳虚日久,迁延失治,阳损则阴无以化,肾阴受灼,导致肾阴阳两虚。临床表现有畏寒而手足心热,口干咽燥,但喜热饮,耳鸣盗汗,腰膝酸软,阳痿遗精,小便清长或余沥不尽,舌根苔白,舌质稍红,尺脉细弱或带数象,显然与单纯肾阳虚证的一派阳衰阴盛之象不同。

3. 脾肾阳虚证与肾阳虚证

脾肾阳虚证的形成,常由饮食劳倦,久泻不止等因素致使脾阳受损,久延失治,脾病及肾,造成脾肾阳气俱虚。亦可因肾阳先虚,命门火衰,火不生土,脾运失健,渐致脾阳亦亏。临床可见神疲乏力,面色萎黄,或苍白无华,纳呆腹胀,泄泻不止,完谷不化,全身水肿,腰膝沉重,苔白滑,脉濡弱等症状。而肾阳虚证则以命门火衰,气化失司为重点,故临床除了水湿内盛的症状外,尚有腰膝酸冷,阳痿滑精,带下清冷等下元虚冷、性机能衰退等较突出的临床表现,而无面色萎黄,纳呆腹胀,完谷不化等脾运失健的症状,可助鉴别。

4. 心肾阳虚证与肾阳虚证

心肾阳虚证可因房劳、久病、元阳素亏等因素致肾阳不足,气化失司,水湿泛滥,继则上凌于心,心阳被遏,造成心肾阳气皆虚。临床可见畏寒肢冷,面部虚浮,面色苍白,心悸怔忡,动则喘促,自汗,小便不利,下肢按之凹陷不起,舌质紫黯,苔白,脉虚弱或结代。与单纯肾阳虚证不同。

二十六、心肾不交证

心与肾在正常情况下,上下交通、水火相济。若因禀赋不足;或久病虚劳,致使肾水亏虚于下,不能上济于心,心火亢于上,不能下交于肾;或因劳神过度,五志过极等致使心阴暗耗,心阳亢盛,心火不能下交于肾。心火不降,肾水不升,造成心肾水火不相既济,形成心肾不交证。本证常见于惊悸怔忡,不寐,遗精,健忘等病中。

【临床表现】

虚烦失眠,心悸健忘,头晕耳鸣,咽干,腰膝酸软,多梦遗精,潮热盗汗,小便短赤,舌红少苔,脉细数。

【证候分析】

在生理情况下,心火下温肾水,使肾水不寒;肾水上济于心,使心火不亢,水火相济,心肾阴阳才能得以协调。若肾水不足,不能上滋心阴,则心阳偏亢,或心火亢于上,内耗阴精,致肾阴亏于下。心肾阴阳水火失去了协调既济的关系,就形成了心肾不交证。肾水不升,心火无制,心神不安,故虚烦失眠,心悸健忘。肾阴亏虚,则腰膝酸软。虚火内扰,精关不固,故多梦遗精。潮热盗汗,小便短赤,舌红少苔,脉细数,均为阴虚内热之象。

本证病位在心、肾二脏；病性为虚（肾阴）实（心火亢）夹杂。辨证：心肾不交证。

【类证鉴别】

1. 心火亢盛证与心肾不交证

两者在临床上均可能出现心烦、心悸、多梦等症，但心火亢盛证多由情志郁结化火，或因过服温燥药物所致。心火炽盛，扰及心神，上炎口腔，下移小肠，见症以邪实火盛为主，如心烦而热，口苦口渴，舌体糜烂疼痛或生口疮，尿短赤，或尿道灼热，涩痛，舌尖红，脉数。而心肾不交证是由劳倦过度，五志过极，阴亏于下，火旺于上，此乃虚火。见症有五心烦热，潮热盗汗，舌红少津，苔少或无，脉细数。两证所见的"火"象，一者为实，一者为虚。前者病位在心，病性为实火；后者病位在心、肾，病性属虚实夹杂之证。本质上具有不同。

2. 心阴虚证与心肾不交证

两证既有阴虚之象，如口燥咽干，五心烦热，潮热盗汗，舌红少津，少苔或无苔，脉细数，又有心神不宁之症，如心悸，失眠，多梦。但其病因、病位、症状却有不同之处。心阴虚证由于体质素虚，或病后虚弱，或失血，或精神刺激而耗伤心血、心阴引起。病位在心，病性以阴虚为主，临床特点是心中烦热。心肾不交证乃因精血不足所致，病位在心、肾二脏，病性属虚实夹杂，以严重失眠，甚至彻夜不眠，并兼有肾虚症候为特点，两者不难鉴别。

3. 心脾两虚证与心肾不交证

心藏神，脾主思，心脾两虚证多由思虑过度，劳伤心神所引起。其辨证要点是心之气血不足的症状和脾不健运的症状（如食欲不振，脘腹胀满，大便溏泄，倦怠乏力）并见，而心肾不交证中一般见不到。心肾不交证，常出现肾阴不足，心火亢盛的症状，如心烦、眩晕耳鸣、腰膝酸软、遗精等，又是心脾两虚证所不具备的。前者病位在心、脾，病性为虚；后者病位在心、肾，病性为虚实夹杂。鉴别比较容易。

4. 肝肾阴虚证与心肾不交证

肝肾同居下焦,肝为乙水,肾为癸水,乙癸同源。肝肾阴虚证主要特点是,除肝肾不足症状外,还有肝阳上亢的症候,如头晕,目眩,耳鸣,易怒,胁肋不舒。心肾不交证其肾阴虚的表现与肝肾阴虚证虽有许多相同之处,但心火亢盛的症状如心烦、心悸、失眠、多梦是其特点。前者病位在肝、肾,病性为阴虚。后者病位在心、肾,病性为虚实夹杂。

二十七、肝肾阴虚证

肝肾阴虚证是由于肾阴不足导致肝阴不足,或肝阴不足引起肾阴亏损而成,临床上具有肝肾两脏阴虚之表现。多见于高血压病等多种疾病。

【临床表现】

眩晕耳鸣,视物昏花,腰膝酸软,形体消瘦,咽干口燥,手足心热,虚烦不寐,舌红少津,少苔,脉沉弦细数。

【证候分析】

中医脏象学说认为,"肝肾同源",肝肾阴虚,不能上滋头目,故眩晕耳鸣,视物昏花;肾阴不足,虚热内生,故见咽干口燥,手足心热;虚热内扰,故虚烦不寐,遗精;腰为肾之府,肾虚故腰膝酸软;舌红少津,少苔,脉弦细数,均为肝肾阴虚之象。

本证病位在肝、肾二脏;病性为阴虚。辨证:肝肾阴虚证。

【类证鉴别】

1. 肺肾阴虚证与肝肾阴虚证

本证与肝肾阴虚证皆属阴虚,其临床表现均可见眩晕耳鸣,视物昏花,腰膝酸软,形体消瘦,咽干口燥,手足心热,虚烦不寐等肾阴虚症状,常易混淆,故须鉴别。肺肾阴虚证多因肾阴亏损,阴精不能上承,或虚火灼肺,久咳伤肺所致。临床兼见干咳无痰,痰中带血,口干咽燥,声音嘶哑等肺阴虚表现。而肝肾阴虚证多因肾阴不足不能滋养肝阴,或肝阴不足致肾阴亏损而成。病人多有视物昏花,筋脉拘急,麻木,抽搐,爪甲枯脆,胸胁疼痛等症状。二证病位一在肺、肾，一在肝、肾，不难区别。

2. 肾精不足证与肝肾阴虚证

肾精不足证主要指先天之精亏损，影响人体生长、发育、生殖功能而出现的男子少精不育，女子经闭不孕；小儿发育迟缓，身体矮小，智力和动作迟钝，骨骼痿弱，囟门闭合迟缓；成人则见早衰，发脱齿摇，健忘，精神恍惚，足痿无力，精神呆钝，动作迟缓等症状，而无明显的阴虚症候。肝肾阴虚证不仅可见腰膝酸软，虚烦不寐等精血亏虚之症，且有五心烦热，潮热盗汗，口干咽燥等虚热症状及视物昏花，筋脉拘急，胸胁疼痛等肝阴亏损的症状。这是两证的鉴别要点。

3. 心肾不交证与肝肾阴虚证

心肾不交证除有腰膝酸软，眩晕耳鸣，潮热盗汗，五心烦热等心肾阴虚症状外，还兼见虚烦不寐，心悸等心阳偏亢表现，而无肝阴虚之象。肝肾阴虚证不仅存在肾阴虚表现，且有视物昏花，爪甲枯脆，胁痛等肝阴亏损的症状，而无心阳偏亢表现。两证临床表现各有特点，不难鉴别。

二十八、肾阳虚水泛证

肾阳虚水泛证是指肾阳虚衰，膀胱气化失司，水湿逗留的证候。多由久病失调，或素体虚弱肾阳亏耗所致。

【临床表现】

面浮身肿，腰以下为甚，按之凹陷不起，畏寒肢冷，腰部冷痛酸重，腹胀满，尿量减少或夜尿多，面色灰滞或㿠白，舌体胖嫩，舌质淡，有齿印，苔白滑，脉沉迟。

【证候分析】

肾阳虚衰，水液不得蒸化，水湿下聚，故面浮身肿，腰以下为甚，按之凹陷不起，甚则腹部胀满。水气上凌心肺，故心悸、气促。腰为肾之府，肾虚而水气内盛，故腰部冷痛酸重。肾阳虚衰，膀胱气化失司，故尿量减少。肾虚下元不固，膀胱失其约束，则夜尿反多。肾阳衰微，温煦无力，故畏寒肢冷。阳气不能温养于上，故面色灰滞或㿠白。舌体胖嫩，舌质淡，有齿印，苔白滑，脉沉迟，均为肾阳虚衰，水湿泛滥之象。

本证病位在肾，定性为阳虚＋水泛的虚实夹杂证。辨证：肾阳虚水泛证。

【类证鉴别】

肾阳虚与肾阳虚水泛证

肾阳虚与肾阳虚水泛证的病变性质虽有相同之处，但肾阳虚证属纯虚之证，而肾阳虚水泛证为虚中夹实之证；肾阳虚证以肾阳不足，温煦无力，性功能减退为主要临床表现，肾阳虚水泛证则以面浮身肿，腰以下为甚，按之凹陷不起，舌体胖大，舌边有齿印等水湿泛滥为主要表现。

二十九、膀胱湿热证

膀胱湿热证是湿热蕴结膀胱而出现的膀胱气化不利，开阖失常以及灼伤阴络等临床表现的概称。膀胱湿热证可见于多种疾病中，如淋证中的"石淋""血淋""膏淋"等，证候虽相同，但在不同的疾病中，其小便异常变化各有不同。

【临床表现】

小便频数，灼热刺痛，急迫不爽，尿色黄赤，少腹拘急胀痛，或腰痛，或发热恶寒，舌红，苔黄腻，脉滑数。本证常见于急性膀胱炎，慢性肾盂肾炎急性发作，尿路结石等。

【证候分析】

膀胱与肾通过经脉互为络属，构成表里关系。膀胱湿热证日久不愈必然影响及肾，在其病机演化过程中常由实转虚或实中夹虚。湿热蕴结下焦，膀胱气化失司，水道不利，发为热淋。热伤膀胱，故尿频，尿急；湿热壅遏，气机不利，故尿出灼热刺痛，小腹拘急胀痛；湿热蕴蒸，故尿色黄赤；腰为肾府，湿热之邪侵犯于肾，故腰痛；舌红，苔黄腻，脉滑数，均为湿热之象。

本证病位在膀胱；病性为湿＋热。辨证：膀胱湿热证。

【类证鉴别】

心火亢盛证与膀胱湿热证

心与小肠通过经脉络属构成表里关系。心火亢盛证多由七情郁结,气郁化火,或火热之邪内侵所致。心火内炽,移热于小肠,小肠积热,灼伤脉络,迫血妄行则小便带血,血色鲜红,尿道灼热感。心火亢盛则见心胸烦热,面赤,口渴,夜不成寐,口舌生疮,舌尖红,脉数。膀胱湿热证则见小便频数,灼热刺痛,急迫不爽,尿色黄赤,少腹拘急胀痛,或腰痛,舌红,苔黄腻,脉滑数。两证虽都属实热,都见尿热,尿痛症状,但膀胱湿热证无心胸烦热,舌尖红,口舌生疮等心火亢盛表现。心火亢盛证病位在心,病性为实火;膀胱湿热证病位在膀胱,病性为湿热,两者不难鉴别。

三十、寒湿腰痛证

寒湿腰痛证多因冒雨涉水,或坐卧湿地所致。其病机是由于寒湿之邪外侵,或素体脾阳不振而致湿邪内停,影响经脉气血运行而引起的腰痛。

【临床表现】

腰部冷痛重着,转侧不利,虽静卧亦不减轻或反加重,遇寒冷和阴雨天疼痛加重,舌苔白腻,脉沉而迟缓。

【证候分析】腰为肾之府,由肾之精气所溉,肾与膀胱相表里,足太阳经沿脊柱两侧到腰部,所以腰痛病变与肾有关。寒性收引,湿性重着,寒湿之邪阻滞于腰部经络,气血不畅,故腰部冷痛重着,转侧不利;湿为阴邪,其性黏滞,静卧则湿邪易于停滞,故静卧疼痛不减或反加重。天气阴雨,则寒湿更重,故疼痛加重。舌苔白腻,脉沉而迟缓,均为寒湿停聚之象。

本证病位在肾,病性为寒+湿。辨证:寒湿腰痛证。

【类证鉴别】

1. **湿热腰痛证与寒湿腰痛证**

湿热腰痛证多由湿热之邪入侵,或湿蕴化热所致。湿热滞于腰府,造成经脉不畅而生腰痛。而寒湿腰痛证则是由寒湿入侵所致。在症状上湿热腰痛常有腰部重着而热,骨节红肿热痛,小便短赤,苔黄腻,脉濡数或弦数。寒湿腰痛则呈腰部冷痛重着,转侧不利,舌苔白腻,脉沉而迟缓。湿热腰痛病位在肾,病性为湿热。寒湿腰痛的病位在肾,但病性为寒湿。

2. 瘀血腰痛证与寒湿腰痛证

瘀血腰痛证常有跌仆闪挫病史,疼痛性质如刺,痛有定处,痛处拒按,日轻夜重,舌质黯紫,或有瘀斑,脉涩等一派血瘀证候。寒湿腰痛则腰部冷痛重着,遇寒冷和阴雨天疼痛加重。两者病位虽均在肾,但病性完全不同,一为血瘀,一为寒湿,两者不难鉴别。

3. 肾虚腰痛证与寒湿腰痛证

肾虚腰痛证多由先天禀赋不足,加之劳役负重,或久病体虚,或年老体衰,以致肾之精气亏虚,腰府失养。腰部隐隐作痛,酸软无力,缠绵不愈,肾阳虚者伴有畏寒肢冷,喜温喜按;肾阴虚者,伴心烦失眠,手足心热。寒湿腰痛是由于寒湿之邪外侵所致,以腰部冷痛重着,遇寒冷和阴雨天疼痛加重为特点,两者病位虽均在肾,但病性完全不同,一为虚证,一为实证,两者不难鉴别。

第五节　无症可辨类型的辨证方法

临床上常见到有一些患者,西医诊断已经明确,但患者一开始或经过一段时间治疗后,临床上没有明显的症状可作为辨证的依据,对此类患者,即通常所说的"无症可辨"的类型,如隐匿性疾病、高血压病早期、高脂血症、肿瘤初期以及经过治疗后病情缓解,但未痊愈的患者。笔者认为,只要能全面、认真、仔细地进行观察,还是有迹可循。一般我们可以文下几个方面为中医辨证提供依据。

一、观察舌象

舌诊是最敏感的指标,是望诊中的重要内容,也是中医诊断学的一大特色。舌为心之苗，为脾之外候，舌苔则为胃气的反应。在经络循行中，手少阴之别系舌本，足少阴之脉夹舌本，足厥阴之脉络于舌本，足太阴之脉连舌本散舌下。因此，脏腑经络有病，可以影响舌的变化，所以观察舌象变化可提供很多辨证的素材。同时，舌象是直观的，易于掌握的客观指标，是机体的晴雨表，所以说它是辨证的重要依据。根据笔者多年观察，舌象的以下几种变化与中医证型关系密切。

病人舌质淡红，舌体胖嫩，舌苔白者，多为气虚证；舌质淡红，舌体胖大，舌边有齿痕，舌苔白而滑者，多为阳虚证；若舌质红嫩，舌体瘦瘪，苔白而干或无苔者，多为阴虚证；若舌苔白滑而黏腻，多属痰饮湿浊证；若舌质黯红或紫黯或边有瘀点、瘀斑者，则为血瘀证。舌尖鲜红，为心经有热；舌边青紫，为肝郁气滞；舌中心厚腻，为脾失健运。

二、体质因素

不同的体质可以表现出不同的证候，但经现代医学检查，发现不了任何疾病（可能目前科学技术尚不能查出）者，姑且将其称之为生理性证候。这类人一旦发生疾病，他所表现的证候，往往与体质因素分不开。详见生理性证候一节。

三、微观辨证

"微观辨证"这一概念是上世纪80年代沈自尹教授首先提出的，它是在中医宏观辨证的基础上，运用现代各种先进科学技术检测、分析患者体内各种病理变化，探寻其与不同中医证型之间的关系，以阐明中医证候产生的内在机理，探讨其在不同证候中的变化规律，使人们对中医证型有一个直观而清晰的认识，使中医辨证更具科学性，并在一定程度上用于指导临床。

微观辨证可以弥补宏观辨证的不足，特别是一些隐匿性疾病和亚健康患者，如隐匿性肾炎、高血压初期、高脂血症、糖尿病早期以及肿瘤初期等，患者常常没有明显的临床症状，即通常所说的"无症可辨"的状态，但运用微观辨证既可以做到早期诊断，又可以作为辨证论治的依据。譬如隐匿性肾炎患者，临床上无任何症状，只是在检查时发现尿中有蛋白。中医认为，蛋白是人体内的精微物质，它的漏出是由于肾气虚弱，精关不固所致，由此可辨证为"肾气虚"。再如，高血压初期，患者虽无症状，但可结合患者体质进行辨证。阴虚体质者可考虑为肾阴虚证，痰湿体质者可考虑为痰湿证。

第六节　中医防治疾病的原则

防治疾病的原则，是指预防疾病发生、发展和治疗疾病应遵循的基本原则。预防就是采取必要的措施，防止疾病的发生与发展，中医称之为"治未病"。预防为主，对增进人类健康具有重要意义。对健康人而言，预防可增强体质，防止疾病的发生；对病人而言，预防可防止疾病的发展和传变。

"论治"即中医治疗学，它包括治则和治法两部分。辨证是确定治则的前提和基础，治则是治疗疾病的基本原则，治法是治疗疾病的具体方法。中医治疗疾病非常重视整体观和辩证观，所以在治疗疾病的过程中，既重视病变部位的所在，又重视患者整体状况，决不能孤立地头痛医头，脚痛医脚，也不能只见整体而忽视局部，只进行一般的全身调理，而忽视对局部症状或体征的认识和处理。这就是"辨证论治"与"对症治疗"的根本区别。同时，中医治病还充分注意到病人所处的自然环境和社会环境，及其对疾病的影响。所以，在确定治疗原则时，应从整体观出发，不但要重视整体，而且要照顾到局部。不但重视病体，而且还要考虑到自然环境和社会环境的影响，充分体现了中医治疗疾病的整体观和辩证观。在治疗原则中最基本的有预防为主，治病求本，正治反治，标本缓急，扶正祛邪，同病异治，异病同治以及因时、因地、因人制宜等。

一、预防为主

预防为主在中医学中就是"治未病"的思想，强调"防患于未然"。以防止疾病的发生与发展。具体为"未病先防，既病防变，愈后防复"。这三点在第一章中已有论述，这里不再赘述。

二、治病求本

《素问·阴阳应象大论》说："治病必求其本。"这是中医治疗疾病的基本原则。所以，治病必须认真分析和找出疾病的本质，寻求产生疾病的根本原因，并针对其本质进行治疗。《素问·阴阳应象大论》说："谨守病机，各司其属，有者求之，无者求之，盛者责之，虚者责之，必先五胜，疏其血气，令其调达，而致和平。"所以，治疗疾病一定要找出疾病的本质来确定理、法、方、药的具体治疗措施，这也是辨证论治的基本程序。譬如头痛，它可由于外感、血虚、痰湿、瘀血、肝阳上亢等多种原因引起，治疗时就必须结合伴有的兼症和体征，找出头痛的原因或本质，分别采取解表、养血、燥湿化痰、活血化瘀或平肝潜阳等不同的方法进行治疗，这就是"治病求本"。

三、标本缓急

标和本的概念是相对的，中医学主要用来概括病变过程中的主次先后关系。如从正邪双方而言，正气为本，邪气为标；从病因、病机与症状而言，病因、病机为本，症状为标；从病变病位来分，脏腑、气血为本，肌表、经络为标；从发病先后来说，旧病为本，新病为标；原发病为本，继发病为标。故在辨证论治时，必先分清标本，如标本不明，主次不分，势必影响疗效，甚至延误病情，危及患者生命。

治病求本的原则，在临床应用时还得根据标本缓急的孰轻孰重，确定治疗方法和步骤，或"急则治其标"，或"缓则治其本"，或"标本同治"。

1. 急则治其标

治本虽然是中医治病的基本原则,但在某些情况下,标证甚急,若不及时处理,就会影响本证的治疗,甚至危及患者的生命,故必须采取"急则治其标"的原则。先治其标,后治其本。如慢性阻塞性肺病患者,素体肺肾气虚,若新感外邪,痰热壅盛,咳痰喘加剧,此时当先清肺化痰,止咳平喘治其标,待标证缓解后,再补肾纳气治其本,即所谓"发作时治肺,缓解时治肾"。

2. 缓则治其本

缓则治其本是基本原则,适用于病势较缓的病证和某些慢性疾病。此类疾病以脏腑功能失调引起者为多。例如脾虚所致的泄泻,脾虚是本,湿邪是标。只要益气健脾,兼顾化湿,脾气健运,湿邪自除,泄泻即可逐渐痊愈。又如外感风寒之邪,出现恶寒、发热、头痛、身痛、无汗等症状。风寒之邪属病因为本,恶寒、发热、头痛、身痛等症状为标,治疗只需采用辛温解表药祛除风寒之邪,恶寒、发热、头痛、身痛诸症随之自消。

3. 标本同治

若标本并重,则应标本同治,但仍应分清主次。如肠胃热结便秘导致津液大伤者,症见腹满硬痛、大便燥结、身热、口干、舌苔焦黄等正虚邪实,标本俱急的情况下,就当标本兼治。采取清泻实热以治标,滋阴增液以固本。若只用泻下,则有进一步耗伤津液之弊。若单用滋阴,又不足以清除肠胃之实热,必须两法同用,泻实热即可存阴,滋阴润燥,增水行舟,两法相辅相成。

四、扶正与祛邪

"正"即正气,是人体对疾病的防御、抵抗和修复的能力。"邪"是邪气,主要是指各种致病因素及其病理产物。疾病的发生、发展,在一定意义上,可以说是由正邪双方力量的消长而决定的。邪盛则病进,正盛则病退。因此治疗的根本目的是改变正邪双方力量的对比,邪去正复,使疾病向康复的方向发展。所以,就离不开"扶正"与"祛邪"两大治疗原则。

1. 扶正

扶正即使用扶助正气的药物,提高机体的抗病能力和自然修复能力,以达到祛除病邪,恢复健康的目的。这种"扶正以祛邪"的原则,适用于正虚邪不盛,以正虚为主的病证,也就是"虚则补之"。临床上可根据病人正虚的具体情况,分别采用益气、养血、滋阴、助阳等补法。例如外感热病后期,阴虚液亏,症见大便秘结,形如羊粪,不易排出,口唇干燥,舌红少苔脉细数等,系阴液亏虚的表现,宜用滋养阴液之法,使津液恢复,则大便自通。这就是"正充邪自去"的效用。

2. 祛邪

祛邪就是使用攻逐邪气的药物,或运用针灸、手术等疗法,祛除病邪,以达到邪去正安的目的。适用于邪气盛,正气未衰的病证。临床可根据邪实的不同情况分别运用发汗、攻下、清热、消导、化瘀、祛湿、祛风、涌吐等治法。例如外感热病过程中,热结肠道,腹胀腹痛,大便不通,舌苔黄厚而燥者,应用大承气汤急下,实热一去,则阴液自复,这就是"邪去正自安"的效用。

五、同病异治与异病同治

审证求因论治,包括"同病异治"和"异病同治"两种治则。

1. 同病异治

同病异治就是同一种疾病,由于发生在不同患者的身上,或处在疾病发展的不同阶段,其病机和疾病性质也不相同,所表现的证候不同,因而治法也不相同。例如,同为头痛,则有外感头痛和内伤头痛的区分。外感头痛又有风寒头痛、风热头痛、风湿头痛的不同。内伤头痛亦有肝阳上亢头痛、痰浊头痛、血瘀头痛之分。治疗的原则、方法、用药就完全不同,这样才能收到较好的疗效。反之,若一见头痛,不求其本,不识其证,不究其病机,一概应用川芎、白芷、蔓荆子、藁本等止头痛药物,则难收到效果。

2. 异病同治

不同疾病在发展过程中出现同一性质的证候,可以采用相同的治法进行治疗。例如,脱肛、胃下垂、子宫脱垂等是几种截然不同的疾病。凡辨证符合气虚下陷这一证型,都可以采用益气升提的补中益气汤进行治疗。又如失眠、心悸、贫血、月经不调等,在病变过程中若均表现为心脾两虚证,都可以用补益心脾的归脾汤进行治疗,即所谓"多病一方"。

第七节　中医治疗疾病的步骤和方法

中医治疗疾病的具体步骤是:理(分析证候)→法(确定治疗原则)→方(选用古人的经验方)→药(组成方剂的药物)。理和法是相对应的,理指导法,法从属于理。方是古人治疗疾病的经验结晶,一般组方严谨,若用之得当,则疗效卓著。若在古人方剂的基础上适当选加几味对症治疗或归经治疗的药物或现代药理研究作用比较清楚的中药,必能提高疗效。如治疗头痛,在辨证的基础上,选加 1~2 味归经药物,譬如痛在前额加白芷;痛在颞部加蔓荆子;痛在巅顶部加藁本;痛在后脑部加羌活。治疗胃下垂、子宫脱垂在补中益气汤的基础上加枳实(收缩平滑肌);治疗血小板减少症在十全大补汤的基础上加墓头回(有升高血小板作用)等等。现结合第四节中病位与病性结合辨证的内容,按理、法、方、药的治疗程序,论治如下。

一、外感风热证

理:风热犯表,热郁肌腠,卫表失和,肺失清肃。

法:辛凉解表,祛风清热。

方:银翘散(《温病条辨》)加减。

药:银花 30g,连翘 30g,桔梗 10g,薄荷 10g,淡竹叶 10g,荆芥 10g,牛蒡子 15g,淡豆豉 15g,芦根 30g,甘草 10g。水煎二次,兑匀,分三次服(以下相同)。

加减：发热较重，加板蓝根；咽喉干痛，加马勃、元参；咳嗽咳痰较重，加

象贝母、枇杷叶。

说明：方中药物的剂量非原方的剂量，是笔者长期临床使用剂量，以供

参考（以下相同）。

二、外感风寒证，亦称风寒表证

理：风寒外束，卫阳被郁，腠理闭塞，肺气不宣。

法：辛温解表，宣肺平喘。

方：表实证选方，麻黄汤（《伤寒论》）加减。

表虚证选方，桂枝汤（《伤寒论》）加减。

药：麻黄汤由麻黄 10g，桂枝 10g，杏仁 15g，甘草 5g 组成。

桂枝汤由桂枝 10g，白芍 12g，甘草 6g，生姜 10g，大枣 5 枚组成。

加减：如头痛甚者，应辨明痛在哪一条经络循行的部位及所联系的脏

腑。如痛在两颞部，说明病与少阳经有关，治疗就应选加入肝胆

经的止痛药，如蔓荆子；如痛在前额，说明病与足阳明胃经有关，

治疗就应选加入阳明经的止痛药，如白芷；如头痛以颈项部位，

说明病与足太阳膀胱经有关，治疗就应选加入足太阳膀胱经的

止痛药，如羌活、葛根。如头痛在巅顶部，说明病与足厥阴肝经

有关，治疗就应选加入厥阴经的止痛药，如藁本。

三、风寒夹湿证，亦称外感风寒，内伤湿滞证

理：外感风寒，内伤湿滞。

法：解表化湿，理气和中。

方：藿香正气汤（《太平惠民和剂局方》）加减。

药：藿香 10g，紫苏 10g，炒白术 15g，白芷 10g，茯苓 15g，大腹皮 10g，厚

朴 10g，清半夏 10g，陈皮 10g，桔梗 10g，甘草 5g。

加减：恶寒发热较重，加葛根；便泻如水，肠鸣辘辘，加苍术、车前子。

四、风寒束肺证

理：风寒束表，卫阳被遏，肺气不宣。

法：发汗散寒，宣肺止咳。

方：三拗汤（《太平惠民和剂局方》）加减。

药：麻黄10g，杏仁15g，甘草6g，生姜15g。

加减：骨节酸痛显著者，加桂枝或荆芥、防风；咳痰甚者，加紫菀、款冬花；食欲不振，胸闷苔腻，加陈皮、半夏；咳嗽恶寒，咳声不扬，痰黄不易咳出，口渴咽痛，脉浮数，为外寒内热，除祛风宣肺之外，应散表寒与清里热并用，加石膏、知母。

五、风热袭肺证

理：风热犯肺，热灼津液。

法：清热，肃肺，平喘。

方：麻杏石甘汤（《伤寒论》）加减。

药：麻黄10g，杏仁15g，生石膏30g，甘草10g。

加减：如痰多黏稠，加海蛤粉；口渴咽干，加天花粉；痰有腥味，加鱼腥草、冬瓜子、薏仁、芦根。发热较重者，加银花、黄芩；咽喉疼痛，加大青叶、玄参、马勃。

六、燥热伤肺证

理：燥热伤肺，热灼津液，肺气不利。

法：清燥润肺。

方：清燥救肺汤（《医门法律》）加减。

药：桑叶15g，生石膏30g，太子参15g，麦冬15g，杏仁15g，枇杷叶15g，胡麻仁10g，阿胶10g，甘草6g。

加减：如燥热明显者，加麦冬、知母；痰多加瓜蒌、象贝母；咳血者，加侧柏叶、仙鹤草；口渴津亏者，加芦根、天花粉。

七、气虚证

气虚，主要指元气不足，多表现为全身或某一脏腑机能衰退的证候，而以肺脾两脏气虚证候较为多见，临床以面色㿠白或苍白，少气懒言，语声低微，神疲乏力，怕风自汗，纳食不化，活动劳累时诸症加重，舌淡胖大，脉虚无力等为主要见症。本证可因发病的脏腑部位不同，临床表现也有差异，治法亦不尽相同，具体如下。

（一）肺气虚证

理：肺主气的功能衰减，影响了宣散和肃降作用。

法：补益肺气。

方：补肺汤（《永类钤方》）加减。

药：人参 10g，黄芪 30g，熟地黄 20g，五味子 15g，紫菀 15g，桑白皮 15g。

加减：咳嗽、咳痰不利加款冬花、细辛、干姜；怕风自汗，易于感冒者，加白术、防风。

（二）脾气虚证

理：脾主运化的功能衰减，以致水谷精微不能输布，生化之源被遏。

法：健脾益气。

方：参苓白术散（《和剂局方》）加减。

药：党参 15g，茯苓 12g，炒白术 15g，桔梗 10g，炒山药 15g，炒扁豆 15g，炒莲子肉 15g，砂仁 10g，薏苡仁 15g，甘草 6g，大枣 5 枚。

加减：脘腹胀满者，加木香、砂仁；大便溏泄者，加煨诃子、吴茱萸。

（三）心气虚证

理：心主血脉和藏神的功能衰退，以致心气不能鼓动血脉运行和收敛神气。

法：补益心气。

方：远志饮子（《证治准绳》）加减。

药：黄芪 30g，当归 15g，远志 10g，茯神 15g，肉桂 6g，人参 15g，酸枣仁

30g,甘草 6g,生姜 15g。

加减:心悸失眠者,加龙齿、柏子仁。

(四) 肝气虚证

理:肝主疏泄功能减退,影响了肝气的升发。

法:补气益志,强壮肝胆。

方:安神定志丸(《医学心悟》)加减。

药:人参 10g,茯神 15g,茯苓 10g,远志 12g,石菖蒲 12g,龙齿 30g,朱
　　砂 3g。

加减:若惊悸不宁者,加磁石 30g。

(五) 肾气虚证

理:肾藏精纳气的功能衰退,肾精不能化气以养身形。

法:补益肾气。

方:大补元煎(《景岳全书》)加减。

药:人参 15g,怀山药 30g,熟地黄 30g,山萸肉 15g,杜仲 15g,枸杞子
　　15g,当归 15g,甘草 6g。

加减:遗精遗尿者,加桑螵蛸、芡实;眩晕耳鸣甚者,加女贞子、旱莲草。

八、气滞证

本证在临床上以肝气郁结证为多见。

理:肝气郁结,气血运行不畅。

法:疏肝解郁,健脾养血。

方:逍遥散(《太平惠民和剂局方》)加减。

药:当归 15g,白芍 15g,柴胡 15g,白术 15g,茯苓 15g,甘草 6g,生姜
　　15g,薄荷 5g。

加减:如肝郁血虚,症见发热或潮热者,加丹皮、栀子;如胁痛者,加郁
　　金、延胡索;食滞者,加神曲、鸡内金;治疗慢性肝炎,加茜草根、
　　党参以加强调理肝脾作用。

九、血虚证

血虚证可出现在多种疾病中,其临床表现各具特点,治疗方法亦不尽相同。

（一）心悸病中的血虚证

理:气虚血少,心失所养。

法:益气养血,滋阴复脉。

方:炙甘草汤(又名复脉汤)(《伤寒论》)加减。

药:炙甘草 12g,党参 30g,干地黄 30g,桂枝 10g,阿胶 15g(烊化),麦门冬 15g,麻仁 20g,生姜 15g,大枣 10 枚。

加减:如心阴不足,心悸、失眠者,加柏子仁、五味子、酸枣仁。

（二）虚劳病中心血虚证

理:心血亏虚,心失所养。

法:益气生血,养心安神。

方:养心汤(《证治准绳》)加减。

药:黄芪 30g,当归 15g,党参 20g,茯神 15g,茯苓 15g,半夏曲 10g,川芎 15g,酸枣仁 30g,远志 15g,柏子仁 20g,五味子 10g,肉桂 10g,甘草 6g,生姜 15g,大枣 15g。

加减:失眠、多梦较甚者,加合欢皮、夜交藤、何首乌以养心安神。

（三）眩晕病中的血虚证

理:气血亏虚,清阳不振,脑失所养。

法:补益气血,调养心神。

方:归脾汤(《济生方》)加减。

药:黄芪 30g,当归 15g,党参 15g,茯神 15g,白术 15g,酸枣仁 30g,龙眼肉 15g,远志 12g,木香 10g,甘草 6g。

加减:若中气不足,清阳不升,兼见气短乏力,纳少神疲,便溏下坠,脉象无力者,可合用补中益气汤;若自汗多,易感冒者,重用黄芪,加防风、浮小麦益气固表敛汗;若兼见形寒肢冷,腹中隐痛者,可酌加肉桂、干姜以温中助阳;若脾虚湿盛,腹泻或便溏,腹胀纳呆,舌淡舌胖,边有齿痕,酌加薏苡仁、炒扁豆、泽泻。

(四)头痛病中见血虚证

理:气血两虚,清阳不升,血不上荣,脑失所养,清窍不利。

法:养血滋阴,活络止痛。

方:八珍汤(《正体类要》)加减。

药:党参 30g,茯苓 15g,白术 15g,当归 20g,熟地黄 30g,白芍 15g,川芎 15g,甘草 6g。

加减:血虚重者,加女贞子、旱莲草。气虚重者,加黄芪;阳虚者,酌加附子、肉桂;头痛剧烈者,加钩藤、白蒺藜、珍珠母、磁石。

(五)出血性疾病中见血虚证:参照头痛病中见血虚证治法。

(六)发热性疾病中出现血虚证

理:血本属阴,阴虚生内热,阳气外浮。

法:清热养血。

方:当归六黄汤(《兰室秘藏》)加减。

药:当归 20g,生地黄 20g,熟地黄 20g,黄连 10g,黄芩 10g,黄柏 10g,黄芪 15g。

加减:血虚较甚者,加枸杞子、制首乌;发热较甚者,加银柴胡、白薇。

十、血瘀证

(一)内伤发热病中的血瘀证

理:瘀血阻滞,气血不通,壅而发热。

法:活血化瘀。

方:血府逐瘀汤(《医林改错》)加减。

药:当归 20g,生地黄 30g,川芎 15g,赤芍 20g,桃仁 15g,红花 15g,柴胡 15g,枳壳 12g,桔梗 10g,牛膝 10g,甘草 6g。

加减:郁热较重者,加丹皮、地鳖虫、大黄以清除血中之郁热。热甚者,
　　加秦艽、白薇、丹皮以清热凉血。

(二)胃脘痛中出现血瘀证

理:瘀停胃络,脉络壅滞。

法:化瘀通络,理气和胃。

方:失笑散(《太平惠民和剂局方》)合丹参饮(《时方歌括》)加减。

药:生蒲黄 10g(布包),五灵脂 15g,丹参 15g,檀香 15g,砂仁 15g。

加减:若胃痛甚者,加延胡索、木香、郁金、枳壳以加强活血行气止痛之
　　功;吐血、黑便者,加白及粉、三七粉冲服化瘀止血。若四肢不
　　温,舌淡脉弱者,加人参、黄芪以益气活血。

(三)腹痛病中见血瘀证

理:血瘀气滞,气机郁滞,升降失调,不通则痛。

法:活血化瘀,缓急止痛。

方:少府逐瘀汤(《医林改错》)加减。

药:小茴香 12g,干姜 15g,官桂 10g,延胡索 12g,制没药 10g,当归 15g,
　　川芎 12g,赤芍 15g,生蒲黄 12g(布包),五灵脂 15g。

加减:若兼气虚者,加黄芪、党参;兼有寒象,腹中冷痛者,加乌头。

(四)胁痛病中出现血瘀证

理:肝郁气滞,瘀血留滞。

法:活血祛瘀,疏肝通络。

方:复元活血汤(《医学发明》)加减。

药:柴胡 15g,天花粉 12g,当归 15g,桃仁 12g,红花 10g,穿山甲 20g(先
　　煎),大黄 10g(后下),甘草 6g。

加减:若胁肋下有癥块,而正气未衰者,加三棱、莪术、地鳖虫等破血消
　　坚,亦可用鳖甲煎丸。

(五)腰痛病中出现血瘀证

理:瘀血阻滞经脉,气血不能通畅。

法:活血化瘀,理气止痛。

方:活络效灵丹(《医学衷中参西录》)加减。

药:当归 20g,丹参 20g,生乳香 10g,生没药 15g。

加减:疼痛重者,加牛膝、土鳖虫活血止痛。夹有风湿者,加独活、威灵
　　　仙、秦艽。有肾虚者,加杜仲、续断、怀牛膝。

(六) 头痛病中出现血瘀证

理:瘀血内停,气血瘀滞。

法:活血祛瘀。

方:通窍活血汤(《医林改错》)加减。

药:赤芍 30g,川芎 15g,桃仁 15g,红花 10g,生姜 15g,老葱 2 条,大枣 5
　　枚,麝香 3g(分 2 次冲服),黄酒 250g。

加减:头痛剧烈者,加全蝎、蜈蚣、地龙;气虚者,加黄芪;血虚者,加当
　　　归、地黄。

(七) 中风病中见血瘀证

理:风痰留滞经络,血脉痹阻,血瘀气滞,经隧不通。

法:活血益气,疏通经络。

方:补阳还五汤(《医林改错》)加减。

药:黄芪 50g,当归尾 15g,川芎 15g,赤芍 30g,桃仁 15g,红花 10g,地
　　龙 15g。

加减:如兼口眼歪斜者,加僵蚕、白附子、全蝎;大便秘结者,加火麻仁、
　　　杏仁、郁李仁。以下肢瘫痪为主者,加桑寄生、续断、怀牛膝、地
　　　黄、山萸肉、锁阳、肉苁蓉。

十一、血热证

血热证可出现在多种疾病之中,现将临床上常见的几种病证的治法介
绍如下。

(一) 温热病热入营分

理:热邪由气分内传入营,邪气深重,内犯心包,热扰心神。

法:清营泄热。

方:清营汤(《温病条辨》)加减。

药:犀角 0.5g(研粉调服或磨汁冲服),生地 15g,竹叶心 9g,银花 15g,连翘 15g,黄连 5g,玄参 15g,麦冬 10g,丹参 21g。

加减:清分热重而营分热轻者,重用银花、连翘、竹叶心以清热解毒。热邪内传心包,出现高热烦渴,抽搐,舌绛而干,脉数者,可用本方送服紫雪丹以加强清热息风镇痉之功。

(二) 出血性疾病(血证)

如吐血、衄血、咯血、尿血、便血。

理:热伤血脉,破血妄行。

法:清热泻火,凉血止血。

方:衄血、吐血者,方用玉女煎(《景岳全书》)加减。

药:生石膏 30g,熟地黄 30g,麦冬 15g,知母 15g,牛膝 10g。

加减:若热盛出血不止,用生地黄易熟地黄,并加丹皮、白茅根、旱莲草以凉血止血。若胃热盛而吐血、衄血者,重用生石膏、牛膝、藕节以加强清胃热,引血下行。

十二、心气虚证

(一) 不寐

如昼夜神疲困倦,昏昏欲睡,入夜则难以成眠,多梦易惊

理:心气虚,则神不安,胆怯则易惊、易恐。

法:益气镇惊,安神定志。

方:安神定志丸(《医学心悟》)加减。

药:人参 15g,茯神 15g,茯苓 15g,远志 10g,石菖蒲 10g,龙齿 30g。

加减:若心烦不寐,终日惕惕,触事易惊者,加酸枣仁、夜交藤、合欢皮、

川芎。

(二)胸痹

如胸痛时作,心悸怔忡,胸闷气短,神疲怯寒,四肢欠温,舌质暗红,舌体胖大,边有齿痕,苔白厚,脉沉细。

理:阳气虚衰,胸阳不振,气机痹阻,血行瘀滞。

法:温补阳气,振奋心阳。

方:参附汤(《妇人良方》)合右归饮(《景岳全书》)加减。

药:人参 15g,黑附片 15g(先煎),熟地黄 30g,山萸肉 15g,山药 15g,枸杞子 15g,肉桂 10g,杜仲 10g,炙甘草 10g。

加减:瘀血痹阻较重者,加桃仁、红花、降香、郁金;畏寒肢冷,脉沉迟者,加桂枝、细辛、薤白。

十三、心血虚证

理:禀赋不足,精血不旺,思虑耗伤,心血不足。

法:养血安神。

方:养心汤(《证治准绳》)加减。

药:黄芪 50g,当归 15g,人参 10g,茯神 15g,远志 10g,酸枣仁 20g,柏子仁 15g,五味子 10g,川芎 10g,半夏 10g,甘草 6g,生姜 15g,大枣 5枚。

加减:心悸加丹参、琥珀。

十四、肝胆湿热证

理:湿热蕴结于肝胆,肝络失和,胆失疏泄。

法:清热利湿,疏肝理气。

方:龙胆泻肝汤(《医宗金鉴》)加减。

药:龙胆草 10g,栀子 10g,黄芩 10g,车前子 15g(包煎),柴胡 15g,泽泻 15g,生地黄 20g,当归 15g,甘草 6g。

加减:胁痛者,加川楝子、元胡;黄疸加茵陈蒿;脘腹胀满者,加郁金、枳实;恶心呕吐,食少纳呆者,加竹茹、神曲。

十五、肝阳上亢证

理:肝失疏泄,肝气亢奋,或肝阴不足,肝阳上扰。

法:平肝潜阳,清火息风。

方:天麻钩藤饮(《杂病诊治新义》)加减。

药:天麻15g,钩藤15g(后下),生石决明30g(先煎),川牛膝15g,杜仲15g,桑寄生15g,山栀12g,黄芩15g,益母草15g,茯神15g,夜交藤15g。

加减:肝阴不足,加生地、女贞子;偏于火盛者,加龙胆草、夏枯草、丹皮;偏于风盛者,加龟板、牡蛎。

十六、脾气虚证

理:脾气虚弱,清阳之气不能上升,运化功能衰弱,导致慢性泄泻。

法:益气化湿,健脾和胃。

方:参苓白术散(《太平惠民和剂局方》)加减。

药:人参10g,炒白术20g,炒山药20g,炒扁豆15g,炒莲肉15g,炒薏米仁20g,砂仁10g,炙甘草6g。

加减:夹有食滞者,加鸡内金、山楂、麦芽;虚而偏寒者,加肉桂、干姜;脾阳虚损,阴寒内盛者,加附子、肉桂;泄泻日久,气虚下陷者,加柴胡、升麻。

十七、脾阳虚证

理:脾阳虚衰,阴寒内盛,运化无力,寒凝气滞。

法:温中祛寒,补益脾胃。

方:附子理中丸(《太平惠民和剂局方》)加减。

药:黑附片15g(先煎),人参15g,炒白术30g,炙甘草10g,干姜15g。

加减:腹痛重者,加木香;反胃呕吐者,加生姜、半夏、白豆蔻;泄泻呈水样便者,加补骨脂、肉豆蔻、诃子、茯苓;呕吐酸水者,加黄连。

十八、肺脾气虚证

理:本证多由久病咳喘,肺虚及脾,脾失健运,痰湿内生,肺失宣降,咳喘不止。

法:健脾化湿,降气平喘。

方:二陈平胃散(《太平惠民和剂局方》)合三子养亲汤(《韩氏医通》)加减。

药:清半夏 15g,茯苓 20g,陈皮 15g,炒苍术 15g,厚朴 10g,甘草 6g,炙苏子 15g,白芥子 15g,莱菔子 15g。

加减:咳喘甚者,加杏仁、佛二草、紫苑、款冬花;病情缓解后,可改用六君子汤加减治疗。

十九、心脾两虚证

理:脾虚血亏,心神失养,神不守舍。

法:补益心脾,养血安神。

方:归脾汤(《济生方》)加减。

药:黄芪 30g,当归 15g,党参 15g,茯神 15g,炒白术 15g,酸枣仁 30g,龙眼肉 15g,远志 10g,广木香 10g,甘草 6g,生姜 10g,大枣 5 枚。

加减:心血不足偏重者,加熟地、白芍、阿胶;失眠较重者,加五味子、合欢皮、夜交藤、龙齿;兼见胸脘遏闷,纳谷无味,舌苔滑腻者,加半夏、陈皮、茯苓、苍术、厚朴。

二十、脾肾阳虚证

理:脾阳不振,运化失司,肾阳衰微,水液不得蒸化,水湿泛溢。

法:温肾、健脾、利水化湿。

方:偏脾阳虚者,选用实脾饮(《济生方》)加车前子、大腹皮、泽泻。

偏肾阳虚者,选用真武汤(《伤寒论》)合五苓散(《伤寒论》)加杏仁、桔梗。

药:实脾饮由茯苓 30g,炒白术 30g,炮附子 15g(先煎),厚朴 10g,木瓜 15g,广木香 10g,草果仁 10g,大腹皮 15g,干姜 15g,炙甘草 5g。

真武汤由炮附子 15g(先煎),茯苓 30g,炒白术 30g,白芍 15g,生姜 15g。

五苓散由茯苓 30g,猪苓 30g,泽泻 30g,炒白术 30g,桂枝 15g 组成。

加减:气虚甚者,加黄芪、党参;夜尿量多,去泽泻、车前子,加益智仁、菟丝子;心悸、唇绀、舌紫黯、脉虚数或结代者,宜重用附子,再加人参、丹参、红花、炙甘草;喘促、汗出、脉虚浮而数者,加人参、蛤蚧、五味子、山萸肉、生牡蛎。

二十一、肝郁气滞证

理:肝气郁结,疏泄不畅,气阻络痹。

法:疏肝理气。

方:柴胡疏肝散(《景岳全书》)加减。

药:柴胡 15g,白芍 12g,陈皮 10g,枳壳 12g,川芎 10g,香附 10g,炙甘草 5g。

加减:胁痛甚者,加元胡、佛手片、丹参、青皮;嗳气胸闷,加旋覆花、代赭石;气郁化火,胁肋掣痛,急躁易怒,口干而苦,头痛,目赤,舌红,苔黄,脉弦数,加丹皮、栀子、龙胆草、黄芩。肝气横逆,胃失和降,见胁痛并恶心呕吐者,加旋覆花、半夏、生姜。

二十二、脾胃虚寒证

理:脾胃虚弱,中阳不振,运化失常。

法:健脾和胃,温中散寒。

方:黄芪建中汤(《金匮要略》)合理中汤(《伤寒论》)加减。

药:黄芪建中汤由黄芪 30g,肉桂 10g,白芍 15g,炙甘草 5g,生姜 15g,
　　大枣 15g 组成。

　　理中汤由党参 30g,炒白术 30g,干姜 15g,炙甘草 5g 组成。

加减:泛吐清水者,加吴茱萸;脾不化湿,胃气上逆,嗳气腹胀者,加砂
　　仁、木香、陈皮、半夏。

二十三、肺脾肾气阴两虚证(简称气阴两虚证)

理:肺脾肾元气亏损,真阴不足。

法:健脾滋肾,益气养阴。

方:地黄丸(《小儿药证直诀》)加参芪。

药:黄芪 50g,太子参 15g,熟地 30g,山萸肉 15g,茯苓 15g,泽泻 15g,山
　　药 15g,丹皮 15g。

加减:腰膝酸痛者,加杜仲、续断;头晕耳鸣者,加枸杞子、菊花。

二十四、肾阴虚证

理:肾精不足,失于濡养。

法:滋补肾阴。

方:左归丸(《景岳全书》)加减。

药:熟地黄 25g,山萸肉 15g,山药 15g,菟丝子 15g,枸杞子 15g,川牛膝
　　15g,鹿角胶 15g(烊化),龟板胶 15g(烊化)。

加减:遗精者,加牡蛎、金樱子、芡实、莲须;潮热、口干、咽痛者,加知
　　母、黄柏、玄参,去鹿角胶。

二十五、肾阳虚证

理:肾阳亏虚,失于温煦,固摄无权。

法:温补肾阳。

方:右归丸(《景岳全书》)加减。

药:熟地黄 20g,山萸肉 15g,山药 15g,枸杞子 15g,焦杜仲 15g,菟丝子
　　15g,黑附片 15g(先煎),肉桂 10g,当归 15g,鹿角胶 15g(烊化)。

加减:遗精者,加金缨子、桑螵蛸、莲须,以收涩固精;脾虚以致下利清
　　谷者,去熟地黄、当归,加党参、炒白术、炒薏仁以益气健脾;若命
　　门火衰,以致五更泄泻者,合四神丸温脾暖肾;阳虚水泛以致浮
　　肿,尿少者,加茯苓、泽泻、车前子,或合五苓散以利水消肿;若肾
　　不纳气而见喘促短气,动则更甚者,加补骨脂、五味子、蛤蚧以补
　　肾纳气。

二十六、心肾不交证

理:肾水亏虚,不能上济于心,心火炽盛,不能下交于肾。

法:滋阴降火,交通心肾。

方:六味地黄丸(《小儿药证直诀》)合交泰丸(《韩氏医通》)加减。

药:六味地黄丸由熟地黄 20g,山萸肉 15g,山药 15g,丹皮 15g,茯苓
　　15g,泽泻 15g 组成。

　　交泰丸由黄连 6g,肉桂 10g 组成。

加减:心阴不足为主者,可用天王补心丹以滋阴养血,补心安神;心烦
　　不寐,彻夜不眠者,加磁石、龙齿、酸枣仁以重镇安神。

二十七、肝肾阴虚证

理:肾阴不足,水不涵木。

法:滋阴养肝。

方:杞菊地黄丸(《医级》)加减。

药:枸杞子 15g,菊花 15g,熟地 20g,山萸肉 15g,山药 15g,茯苓 10g,泽
　　泻 10g,丹皮 15g。

加减:头晕耳鸣者,加钩藤、川牛膝、杜仲;心悸失眠者,加酸枣仁、生龙
　　骨、生牡蛎。

二十八、肾阳虚水泛证

理:肾阳衰微,水液不得蒸化,水湿泛滥。

法:温肾助阳,化气行水。

方:真武汤(《伤寒论》)合五苓散(《伤寒论》)加减。

药:真武汤由炮附子 15g(先煎),茯苓 30g,炒白术 30g,白芍 15g,生姜 15g 组成。

五苓散由茯苓 30g,猪苓 30g,泽泻 30g,炒白术 30g,桂枝 15g 组成。

加减:夜尿多,加益智仁、菟丝子;心悸、气促,加桂枝、丹参、红花、山萸肉,并重用附子。

二十九、膀胱湿热证

理:湿热蕴结下焦,膀胱气化失司。

法:清热解毒,利湿通淋。

方:八正散(《太平惠民和剂局方》)加减。

药:车前子 15g(布包),萹蓄 20g,瞿麦 20g,木通 10g,滑石 20g(布包),大黄 10g,栀子 10g,生甘草 10g。

加减:发热恶寒者,加金银花 30g,连翘 15g,柴胡 15g,龙葵 15g;尿痛加海金沙、乌药;肾虚腰痛加杜仲、续断。

三十、寒湿腰痛证

理:寒性收引,湿性重着,寒湿阻络,气血不畅。

法:温经散寒,利湿通脉。

方:当归四逆汤(《伤寒论》)加减。

药:当归 15g,桂枝 15g,赤芍 15g,细辛 10g,甘草 10g,干姜 15g。

加减:痛甚肢冷者,加制附子;湿盛重着者,加苍术;痛久不愈者,加续断、狗脊;痛处游走不定,关节亦痛者,加桑寄生、独活。

笔者从医近60年，深感辨证论治在诊疗疾病中的重要性。但由于传统的辨证方法很多，如八纲辨证、脏腑辨证、六经辨证、卫气营血辨证和三焦辨证等，在临床运用时常有迷乱多岐之感。近十多年来，笔者在临床上采取"病位病性辨证"法，深感简明扼要，切实可行，操作性强，能够提高辨证的准确性，对提高疗效大有裨益。我的专业虽然是临床医学，以肾脏病为主，但在门诊和会诊时常常也遇到一些其他系统的疑难杂症，应用此种方法进行辨证，同样确切有效。在病案讨论时，采用病位病性辨证法分析病史，也容易为各级医师理解和接受，现举例如下。

案1. 急性上呼吸道感染（表寒里热，热壅于肺证）

袁某，女，5岁，初诊日期2008年4月10日。

患儿于三天前，因感受风寒，发热，鼻塞，流涕，喷嚏，咳嗽，咳痰，在某医院儿科就诊，诊断急性上呼吸道感染，予以头孢呱酮钠注射液，静脉点滴，口服止咳糖浆。输液三天症状不见好转，家长带来要求服中药治疗。就诊时，患儿体温38.5C，面色发白，咳嗽剧烈，喉中痰鸣，气促鼻扇，无汗，伴有恶心，尿深黄色，舌质红，少津，苔微黄，脉细数。西医诊断：急性上呼吸道感染。

分析：风寒束于肌表，腠理闭阻，卫外之阳被遏，故发热，无汗，面色发白；病邪侵袭于肺，肺气失宣，则咳嗽，喉中痰鸣；肺开窍于鼻，鼻窍不通，故气促鼻扇；咽红，舌少津，舌质红，苔微黄，脉细数，均为表邪已化热之象。说明：病位在表＋肺，病性为风＋寒＋热。

辨证：表寒里热，热壅于肺证。

治则：清热、肃肺、平喘。

选方:麻杏石甘汤加味。

药用:麻黄 6g,杏仁 10g,生石膏 30g,甘草 5g,浙贝母 12g,瓜蒌 10g,金银花 15g,黄芩 6g。3 剂。

4 月 14 日复诊:家长代诉,患儿服药 1 剂后,烧即退,咳嗽亦减轻,也不恶心,服完 3 剂后,咳嗽、咳痰明显减轻,食欲增进,尿清亮,只是稍一活动即出汗。检查:舌红,苔白稍厚,脉细微数。说明表证已解,正气虚损,病位在脾、胃,病性属虚。辨证为脾胃气虚证。治以益气健脾,方用六君子汤加减。药用:党参 10g,茯苓 10g,炒白术 15g,陈皮 10g,甘草 6g,炒山药 15g,炒薏仁 15g,炒麦芽 15g,杏仁 10g,炙枇杷叶 10g,5 剂。

案 2. 慢性支气管炎伴肺气肿(外感风寒,痰饮伏肺证)

赵某,男,56 岁,干部,初诊日期 2010 年 12 月 8 日。

患慢性支气管炎伴肺气肿已 8 年,每年入冬即犯病,近 3 年来一年四季均有咳嗽,咳痰,气喘。入冬以来,咳喘不断,近周又因感冒,症见:发热,恶寒,无汗,咳嗽剧烈,痰多呈白色泡沫样,咳痰不利,气短,气喘,不能平卧,呼吸短促,喉中痰鸣,口唇紫绀,舌紫黯,苔微黄厚腻,脉弦数。西医诊断:慢性支气管炎伴肺气肿。

分析:外感风寒,内有伏饮。风寒袭肺,肺失宣降,故咳嗽、咳痰,痰呈白色泡沫样,咳痰不利,气短,气喘,不能平卧,呼吸短促;风寒束于肌表,卫外之阳被遏,故发热,恶寒,无汗;痰阻气道,痰气相激,故喉中痰鸣;痰阻脉络,故见口唇紫绀,舌紫黯;苔微黄厚腻,脉弦数,均为痰饮已有化热之象。说明:病位在表、肺;病性为寒 + 饮。

辨证:外感风寒,痰饮伏肺证。

治则:散寒、宣肺、平喘。

选方:小青龙汤加味。

用药:麻黄 10g,桂枝 10g,细辛 10g,干姜 10g,五味子 12g,白芍 12g,半夏 10g,生甘草 10g,葶苈子 20g,生石膏 30g,射干 12g,杏仁 15g,瓜蒌 15g,

3 剂。

二诊(12 月 11 日):寒热已退,咳嗽缓解,痰量减少,已能平卧,但仍气短、气喘、口唇紫绀,舌紫黯,苔白厚腻,脉弦数。表证已解,痰饮阻肺,原方去葶苈子、石膏,加苏子 15g,白芥子 15g,莱菔子 15g,甘草 10g,5 剂。

三诊(12 月 17 日):咳嗽、咳痰,气喘明显减轻,痰量减少,不利,饮食俱增,口唇紫绀,舌紫黯,苔白稍厚,脉弦数。治以燥湿祛痰,降气平喘;方用三子养亲汤合二陈汤加味;药用:苏子 15g,白芥子 15g,莱菔子 15g,半夏 10g,茯苓 15g,陈皮 12g,杏仁 15g,桃仁 15g,红景天 15g。

2011 年 5 月 10 日,患者虽有轻微咳嗽、咳痰和气短,但饮食起居均正常,已上班工作 2 个月,嘱患者继续服上方,2 天 1 剂;金水宝,每次 5 粒,1 日 3 次,口服。入夏后,做冬病夏治。

案 3. 慢性阻塞性肺病(寒饮伏肺证→痰湿蕴肺证→肾不纳气证)

李某,男,65 岁,干部,初诊时间:2009 年 3 月 18 日。

咳嗽、咳痰 11 年,每年入冬后即发病,持续约 3~4 个月,逐年加重。近 5 年来出现气短,活动时加重,体力逐年减弱,近期又感冒,吸烟史 20 年。

初诊:恶寒、头疼、咳嗽、咳痰,痰呈白色泡沫状、胸闷、心悸、气短,活动时加重,气喘不得平卧,口唇紫绀,舌质暗红,苔白腻,脉弦数,下肢胫前压迹。胸部 X 线片:双肺纹理增多紊乱,透亮度增加,肺大疱,心影垂直狭长。肺功能检查:吸入支气管扩张药后 $FEV_1/FVC<70\%$,$FEV_1<50\%$ 预计值。西医诊断:慢性阻塞性肺病(Ⅲ级)。

分析:患者素有痰饮,复感风寒,风寒外束于表,卫阳被遏,故恶寒、头疼;风水相搏,肺失宣降,肺气上逆,故咳嗽、咳痰、气喘;久病咳喘,耗伤肺气,累及于心,致心阳不振,痰浊停于心肺,故胸闷、心悸,活动时加重,气喘不得平卧;肺气失宣,血行不畅,故口唇紫绀,舌质黯红;苔白腻,脉弦数均为痰饮停聚之象。说明:病位在肺,病性属寒痰。

辨证：寒痰伏肺证。

治则：解表散寒，温肺化痰。

选方：小青龙汤加减。

用药：麻黄 10g，桂枝 10g，白芍 10g，五味 10g 细辛 10g，半夏 10g，紫苑 15g，冬花 15g，杏仁 10g，厚朴 10g，生石膏 30g（先煎）。水煎两次兑匀，分 3 次温服，3 剂。

二诊：患者服药三剂后，咳嗽、咳痰减少，痰色白呈黏液状，心慌气短也有减轻。

辨证：痰湿蕴肺证。

治则：治以健脾燥湿，化痰止咳。

选方：二陈汤合三子养亲汤加减。

药用：清半夏 10g，陈皮 10g，茯苓 15g，白芥子 10g，炙苏子 15g，莱菔子 10g，杏仁 10g，党参 15g，炒白术 15g，炙甘草 6g。水煎两次兑匀，分 3 次温服，7 剂。

三诊：咳嗽、咳痰明显减少，痰色白较利，心慌气短明显减轻，能平卧，口唇紫黯，舌质黯红，苔白稍厚，脉弦数，下肢（－）。上方加丹参 30g，7 剂。

四诊：患者除早晚稍有咳、咯少量痰液外，其他时间基本已不咳嗽，呼多吸少，动则气喘，唇舌黯红，舌体胖大，有齿印，苔白厚，脉弦微数。说明标证已解，本证显露。

分析：病位在肾、气，病性属虚。

辨证：肾不纳气证。

治疗本着"发作时治肺，缓解时治肾"的原则，治宜温肾纳气，方用：金匮肾气丸合参蛤散加减。药用：制附片 15g（先煎），肉桂 10g，熟地 20g，山萸肉 15g，炒山药 15g，茯苓 15g，泽泻 15g，党参 20g，五味子 10g，蛤蚧粉 3g（分 3 次冲服）。水煎两次兑匀，分 3 次温服，14 剂。

五诊：患者精神、食欲俱增，气短减轻，自觉上方有效，自己又继服 14 剂。时已天气渐暖，予以金匮肾气丸，每次 1 丸，每日 2 次，人参、蛤蚧各等份,研细粉末,每次 1g,每日 2 次,冲服,连服 3 个月。

按语:此例患者证候变化较快,在整个治疗过程中,证候由寒痰伏肺证,经治疗外感风寒已解,证候演变为痰湿蕴肺证,痰湿已化解,标证已解,本证现显,表现为肾不纳气证。说明,证随着病情的变化而变化。故以"寒饮伏肺证→痰湿蕴肺证→肾不纳气证"方法表示之(下同)。

案 4. 慢性阻塞性肺病 Ⅱ 级(肺肾两虚,痰浊蕴盛证)

席某,男,61 岁,工人,初诊时间:1991 年 8 月 10 日。

咳嗽,咳痰 15 年,每年入冬后即发病,持续约 5~6 个月,气喘、气短,活动时加重 6 年,体力逐年减弱,吸烟史 40 年。

初诊:患慢支已有 15 年,每年入冬即犯病。现虽暑天,但早晚仍有咳嗽、咳痰,痰液黏稠不利,呈白色,呼吸困难,张口抬肩,鼻翼扇动,夜不能平卧。形体消瘦,畏寒肢冷,身疲食少,腰酸腿软,面青唇紫,舌质暗红,苔白腻,脉沉弦细数,下肢胫前压迹。胸廓呈桶状,胸部 X 线片:双肺纹理增多紊乱,透亮度增加,肺大疱,心影垂直、狭长。肺功能检查:吸入支气管扩张药后 FEV1/FVC<70%,FEV1<80% 预计值。西医诊断:慢性阻塞性肺病 Ⅱ 级。

分析:喘病久发,精气匮乏,肺肾摄纳失常,气不归元,故呼吸困难,张口抬肩,鼻翼扇动,夜不能平卧,动则为甚;精气匮乏,不能充养,故形体消瘦,畏寒肢冷,身疲食少,腰酸腿软;肺失宣降,气血不畅,故面青唇紫,舌质黯红;苔白腻,脉沉弦细数,均为痰浊蕴盛之象。说明:病位在肺、肾,病性属痰饮。

辨证:肺肾两虚,痰浊蕴盛证。

治则:补肺益肾,温阳化饮。

选方:用金匮肾气丸合三子养亲汤加减。

用药:制附片 15g(先煎),肉桂 10g,熟地 20g,山萸肉 15g,炒山药 15g,茯苓 30g,泽泻 15g,炒白术 15g,炙苏子 15g,白芥子 15g,桃仁 15g,杏仁

15g。水煎两次兑匀,分 3 次温服,14 剂。

二诊:咳嗽、咳痰明显减轻,咳痰较利,畏寒减轻,仍呼吸困难,不能平卧,面唇青紫,舌质暗红,苔白厚,脉沉弦微数,下肢(−)。证属肾不纳气,治宜温肾纳气,方用金匮肾气丸合参蛤散加减,药用:附片 15g(先煎),肉桂10g,熟地 15g,山萸肉 10g,炒山药 15g,茯苓 15g,泽泻 15g,党参 20g,五味子 10g,丹参 30g,红花 10g,蛤蚧粉 3g(分三次冲服)。水煎两次兑匀,分 3次温服,30 剂。

三诊:患者精神、食欲俱增,气短减轻,夜能平卧,面唇青紫也有改善,遂改用金匮肾气丸,每次 1 丸,每日 3 次,人参、蛤蚧各等分,研细粉末,每次 1g,每日 3 次,冲服,连服 3 个月。同时注射气管炎菌苗。

四诊(11 月 18 日):立冬已有半月,患者尚未犯病,精神、食欲均好,唯独登上三楼即感心慌、气短,但夜能平卧。嘱患者继续采用原方巩固治疗。

案 5. 胃溃疡(脾胃虚寒证)

潘某,男,51 岁,初诊日期 2009 年 4 月 13 日。

胃脘部疼痛已有 5 年,时轻时重,迁延不愈,半年前行胃镜检查:胃窦部溃疡。服枸橼酸铋钾、奥美拉唑等药效果不大,要求服中药治疗。

就诊时症见胃痛隐隐,喜暖喜按,畏寒肢冷,食欲不振,平日吃点辛辣食物或凉性食物,胃痛即加重,并伴大便溏稀,舌质淡红,舌体胖大,边有齿印,苔白厚,脉沉细。西医诊断:胃溃疡。

分析:脾胃虚寒,阳气不足,故胃痛隐隐,喜暖喜按,畏寒肢冷;脾胃虚弱运化失司,故食欲不振,大便溏稀;舌质淡红,舌体胖大,有齿印,苔白厚,脉沉细,均为中焦虚寒,阳气不能输布之象。说明病位在脾、胃;病性属虚 + 寒。

辨证:脾胃虚寒证。

治则:温中散寒。

选方:黄芪建中汤加减。

药用:黄芪 30g,肉桂 15g,白芍 15g,茯苓 15g,砂仁 10g,木香 10g,神曲 15g,炒麦芽 15g,炮姜 15g,炙甘草 6g,大枣 15g。水煎分 3 次服,每日 1 剂, 7 剂。

二诊(4 月 21 日):服药后胃痛明显减轻,手足不温,但已不怕冷,食欲增进,大便成型,舌淡红,稍胖大,苔白,脉沉细。说明患者脾胃虚寒已有明显减轻,原方略施加减,继续服用。半年后患者做胃镜复查,溃疡已愈合。

案 6. 慢性结肠炎(脾肾阳虚证)

翟某,女,38 岁,干部,初诊日期 2010 年 5 月 12 日。

三年前出差成都,吃火锅多次,引起腹泻,腹痛,在当地就医,诊断为急性肠炎,服用诺氟沙星等药物治疗后稍有减轻,但一直大便溏稀,一日 2~3 次,再未系统治疗。近一年来,腹痛、腹泻加重,在医院做胃镜检查:上消化道未见异常。肠镜检查:诊断为结肠炎。经多方治疗,总不见效,要求服中药治疗。

初诊:腹泻已三年之久,现每日 3~4 次,清晨 4~5 点钟,即感肠鸣、腹痛,须迅速如厕,泄后痛减。身体受凉或吃点生冷腹泻即可加重,身体逐渐消瘦,疲乏无力,食欲不振,畏寒肢冷,检查:面色萎黄,舌淡苔白,脉沉细。西医诊断:慢性结肠炎。

分析:脾虚泄泻不止,日久导致肾阳虚衰,脾失温煦,脾阳亦衰,不能腐熟水谷,故于五更阳气未复之时,腹痛、腹泻,又称五更泻。疲乏无力,食欲不振,畏寒肢冷,面色萎黄,舌淡苔白,脉沉细,均为脾肾阳气不足之症候。说明病位在脾、肾;病性为阳虚。

辨证:脾肾阳虚证。

治则:温补脾肾,敛肠止泻。

选方:四神丸合理中汤加减。

用药:补骨脂 15g,五味子 15g,肉豆蔻 10g,吴茱萸 15g,党参 30g,炒白术 20g,炮姜 10g,炙甘草 10g,煨诃子 15g,水煎 2 次兑匀,分 3 次温服,每日

1剂,7剂。

二诊:一周后,腹痛、腹泻明显减轻,大便已成形,全身症状无变化,检查:面色萎黄,舌淡苔白,脉沉细。原方去诃子加黑附片15g(先煎),黄芪30g,服法同前,7剂。

三诊:大便已正常,精神、食欲均增进,自述服汤药不方便,要求服中成药,予四神丸,每日3次,每次8丸;附子理中丸,每日3次,每次8丸,连服4周。

案7. 急性肾小球肾炎(湿热蕴结,肺失宣降证)

范某,男,15岁,学生,初诊日期2010年11月13日。

患者于10天前发热发冷,咽喉疼痛,咳嗽,经检查,扁桃体发炎,采用抗生素治疗3天后烧退,咽痛减轻,遂上学。2天前发现晨起眼睑浮肿,现颜面及下肢亦浮肿,尿少色赤,咳嗽气促,咽喉痒痛。就诊时,T:36.5℃,BP:135/80mmHg,颜面部浮肿,咽部微红,扁桃体Ⅱ度肿大、微充血,舌质红,舌体胖大,苔微黄厚,脉细数,双下肢凹肿。尿检:蛋白3+,潜血3+,镜下红细胞8~12/HP。ASO>800U,血液检查、肾功能及血浆蛋白均正常。西医诊断:急性肾小球肾炎。

分析:风邪袭肺,宣降失调,不能通调水道,下输膀胱,风水相搏,则见颜面及下肢浮肿,尿少色赤;肺失宣降,鼻窍不利,故咳嗽、气促、咽喉痒痛;风遏水泛,水湿浸渍,故双下肢凹肿;咽部微红,扁桃体Ⅱ度肿大、微充血,舌质红,舌体胖大,苔微黄厚,脉细数,均为风热之候;肺失宣降,肾失封藏,故尿中出现蛋白。综上分析,说明病位在肺,病性属风热。

辨证:风水相搏,肺失宣降证。

治则:疏风清热,宣肺利水。

选方:越婢加术汤加减。

用药:麻黄10g,桂枝10g,茯苓30g,桑白皮15g,杏仁15g,玄参15g,马勃15g,玉米须30g,白茅根30g,水煎2次兑匀,分3次服,连服7剂。蜈龙通络胶囊(笔者经验方)、活血止血胶囊(笔者经验方),各5粒,1日3次。配合西药依那普利5mg,1日1次。

二诊:水肿明显减轻,尿量增多,尿色淡黄,乏力,咽干不适。检查:BP120/65mmHg,扁桃体Ⅱ度,无充血,舌质暗红,舌体胖大,苔微黄,脉细微数,尿检蛋白2+,潜血2+,镜下红细胞5~7/HP。辨证分析:病位在肾,病性属湿、热、瘀。辨证:湿热蕴结,脉络瘀阻。治则:清热解毒,祛风利湿,活血通络,选方:用清热健肾汤(笔者经验方)加减。用药:白花蛇舌草30g,半枝莲30g,青风藤15g,石韦30g,白茅根30g,龙葵10g,丹参15g,玄参10g,马勃15g,生藕节20g,穿山龙30g。水煎2次兑匀,分3次服,14剂。继服蛭龙通络胶囊、止血活血胶囊和依那普利。

三诊:水肿消退,尿液清亮,无明显不适,检查:舌质红,舌体微胖大,苔薄白,脉细微数,尿检蛋白±,潜血+,镜下红细胞0~1/HP。上方去龙葵、马勃,14剂。

四诊:无症状,尿检正常。复查ASO<500U,肝肾功能均正常。嘱摘除扁桃体。

随访(2011年7月18日):患者摘除扁桃体,半年多来从未感冒,身体壮实,身高、体重均增加,尿检一直正常。

案8. 急进性肾小球肾炎(脾肾虚衰,水毒湿浊证→阴虚火旺证→脾肾气虚证)

韩某,男,35岁,干部,初诊日期2010年3月21日。

浮肿,尿少,头痛,恶心一周,十天前出差途中感冒、发烧,服"感冒通"3天后烧退,但咽喉疼痛,咳嗽,继服阿莫西林不见效。近周来晨起眼睑浮肿,两天后全身也水肿,尿量很少,如浓茶色,全身疲乏困痛,恶心纳呆,头痛,头昏,既往体检心肺肾、血压均正常。就诊于门诊。检查:BP:160/98mmHg,T:38.5℃,面部虚浮,舌质暗红,苔微黄厚,脉沉弦数。腹水征阳性,双下肢凹陷性水肿。尿检:蛋白3+,潜血3+,镜下红细胞10~13/HP,

颗粒管型 3~5/HP,门诊以急性肾炎收入住院。入院后尿检:蛋白 3+,潜血 3+,镜下红细胞 8~12/HP,颗粒管型 2~5/HP,24 小时尿量 450ml,血红蛋白 98g/L↓,血尿素氮 10.35mmol/L↑,血肌酐 235.6umol/L↑,血浆总蛋白 60.0mmol/L,白蛋白 34.0mmol/L↓,球蛋白 26.0mmol/L,白/球 1.3,总胆固醇 5.67mmol/L,甘油三酯 1.52mmol/L,高密度脂蛋白 1.41mmol/L,低密度脂蛋白 2.99mmol/L。西医诊断:急进性肾小球肾炎。

分析:患者发病急,有服用感冒通史,此乃肾阳受损,气化失司,水邪泛溢之症;湿浊阻于中焦,胃气上逆,故恶心纳呆;湿浊困脾,清阳不升,浊阴不降,故全身疲乏困痛,头痛,头昏。舌质暗红为瘀,脉象沉弦数为水毒湿浊之候。综上分析,说明病位在脾、肾,病性属水毒湿浊。

辨证:脾肾虚衰,水毒湿浊证。

治则:温阳健脾,利水消肿。

选方:五苓散合五皮饮加减。

用药:茯苓 30g,猪苓 30g,泽泻 20g,炒白术 30g,桂枝 15g,大腹皮 15g,陈皮 15g,清半夏 15g,桑白皮 15g,玉米须 30g,生姜 30g,水煎 2 次兑匀,分 3~4 次服,3 剂,蛭龙通络胶囊、活血通脉胶囊,每次各 6 粒,每日 3 次,冲服。西药:硝苯地平缓释片、双嘧达莫片。

二诊(3 月 24 日):尿量稍有增加,病情仍重,恶心,呕吐,因服胶囊恶心,暂停蛭龙通络胶囊、活血通脉胶囊,中药汤药继服。低分子肝素钙 5000IU/d。

三诊(3 月 30 日)病情仍重,复查肾功:尿素 21.5mmol/L↑,肌酐 385.8umol/L↑,因患者拒绝肾穿。给予甲泼尼龙冲击治疗:甲泼尼龙 1.0g,溶于 5% 葡萄糖 250ml 中静脉点滴,每日 1 次,连续 3 次。

四诊(4 月 2 日):甲泼尼龙冲击治疗 3 天后,改为泼尼松每天 60mg,晨顿服。并予环磷酰胺,第一天 0.4g,第二天 0.6g,加入 5% 葡萄糖 250ml 中静脉点滴,每 2 周 1 次。

五诊(4 月 15 日):精神食欲稍好,尿量增多,24 小时约 1500ml,浮肿明显减轻,潮热,汗多,失眠,口干渴。检查:BP135/80mmHg,面部潮红,舌质暗红,少苔,脉弦数。腹水征阴性,双下肢胫前轻压迹。尿检:蛋白 2+,潜血 2+,镜下红细胞 5~8/HP。此乃使用大剂量激素后,病人证候发生明显变化。

辨证:阴虚火旺证。

治则:滋阴降火。

选方:养阴健肾汤加减(笔者经验方)。

用药:生地 30g,玄参 15g,丹皮 15g,女贞子 15g,旱莲草 15g,知母 15g,黄柏 10g,玉米须 30g,地龙 15g。每日 1 剂。蛭龙通络胶囊、活血通脉胶囊,每次各 6 粒,1 日 3 次,冲服。

六诊(5 月 18 日):患者出院后,病情一直稳定,精神食欲俱增,舌质红,苔薄白,脉弦数。激素首始阶段已 6 周,环磷酰胺累积量已 3g。尿检:蛋白 ±,潜血 2+,镜下红细胞 0~3/HP。复查肾功:尿素 10.5mmol/L↑,肌酐 135.6umol/L↑,继续中西医结合治疗。

七诊(5 月 30 日):病情稳定,BP:130/80mmHg,舌质红,苔薄白,脉弦数。24h 尿蛋白 0.45g,激素开始减量,2 周减 5mg,中药继续上方加减治疗。

复诊(8 月 30 日):复查尿常规、肾功均正常,24h 尿蛋白 0.08g,环磷酰胺累积量 5g,即停药。激素减量至每天 15mg,自觉无明显不适,但不耐劳累。检查:舌淡红,舌体胖嫩,苔白,脉弦。

辨证:脾肾气虚证。

治则:宜健脾补肾。

选方:补阳健肾汤(笔者经验方)加减。

用药:黄芪 60g,当归 15g,锁阳 15g,淫阳藿 15g,炒白术 15g,茯苓 15g,益母草 30g,莪术 15g。以温肾健脾,巩固治疗。激素每月减 2.5mg。

随访(2011 年 5 月 23 日):激素撤完已 3 个,无任何症状,很少感冒,尿检、肾功均正常。

案 9. 隐匿性肾炎（上焦湿热，热灼脉络证）

赵某，男，21 岁，学生，初诊日期 2012 年 3 月 18 日。

初诊：患者于年初发现尿中泡沫多、颜色深，在当地医院化验检查：尿蛋白 2+，潜血 3+，因无任何明显不适，未作任何治疗。就诊前 1 周，因感冒，嗓子痛，尿色深黄，尿检查：尿蛋白 3+，潜血 3+，镜下红细胞 10~15/HP。遂就诊于笔者门诊。自诉咽喉部干痛，涕黄，平日易感冒。检查：BP：110/70mmHg，咽部微红，扁桃体Ⅱ度肿大、充血，舌质红，苔微黄厚，脉细微数。尿检：蛋白 2+，潜血 3+，镜下红细胞 10~13/HP。暂予以银翘解毒丸，口服，住招待所作进一步检查。复查：肝、肾功能及血浆蛋白均正常。西医诊断：隐匿性肾炎。

分析：风邪夹热，故咽喉疼痛、涕黄，咽部微红，扁桃体Ⅱ度肿大、充血；卫气不固，故易感冒；尿中出现蛋白，为肾气不固；血尿为热伤肾络；舌质红，苔微黄厚，脉细微数均为湿热象。综上分析，说明病位在肺、肾，病性属湿热伤络。

辨证：上焦湿热，热灼脉络证。

治则：清热解毒，凉血止血。

选方：清热健肾汤加减（笔者经验方）。

用药：白花蛇舌草 30g，半枝莲 30g，青风藤 30g，石韦 30g，白茅根 30g，龙葵 15g，丹参 15g，莪术 15g，当归 15g，玄参 15g，马勃 15g，水煎 2 次对匀，分 3 次服，14 剂。蛭龙通络胶囊、活血止血胶囊，每次各 6 粒，每日 3 次，火把花根片，每次 5 片，每日 3 次，西药厄贝沙坦 75mg，每日 1 次。

二诊（4 月 10 日）：咽部已无不适，自觉无明显不适。BP：110/70mmHg，扁桃体Ⅱ度肿大，无充血，舌质暗红，舌体胖嫩，苔白稍厚，脉细微数，尿检：蛋白 ±，潜血 2+，镜下红细胞 0~2/HP。辨证分析：病位在气（肺）、阴（肾），病性属虚、瘀，辨证：肺肾气阴两虚，脉络瘀阻。治则：益气养阴，活血通络。选方：参芪地黄汤加减。药用：生黄芪 50g，太子参 15g，生地 20g，当归 15g，生山药 30g,女贞子 15g,旱莲草 15g,丹皮 15g,莪术 15g,丹参 15g,益母草 15g,玄参 10g,石韦 30g。水煎 2 次兑匀,分 3 次服,21 剂。继服蛭龙通络胶囊、活血止血胶囊,火把花根片,厄贝沙坦 75mg,每日 1 次。

三诊(5 月 6 日):患者无明显症状,打球剧烈运动后或感冒后,尿检:蛋白 ±,潜血 +,镜下红细胞 0~1/HP。舌质红,苔微黄,脉弦细微数,原方加减治疗。停蛭龙通络胶囊、活血止血胶囊、火把花根片及厄贝沙坦。单纯服中药巩固。

2010 年 10 月 20 日复查:无症状,很少感冒。BP:115/70mmHg,尿常规检查一直正常,24h 尿蛋白 0.08g/。复查肝功、肾功能均正常,停药观察。

案 10. IgA 肾病——局灶节段肾小球硬化症样型肾病(上焦湿热脉络瘀阻→气阴两虚,脉络瘀阻→脾肾阳虚,脉络瘀阻)

赵某,女,13 岁,学生,就诊日期 2012 年 8 月 2 日。

患者于 2012 年 5 月下旬感冒后出现咽痛,并伴咳嗽,双下肢水肿,就诊于省某院,化验检查尿蛋白 3+,隐血 2+,红细胞 12 个 /ul。血浆总蛋白 40.3g/L↓,白蛋白 18.7g/L↓,球蛋白 21.6g/L,白 / 球 0.87↓,总胆固醇 9.31mmol/L↑,甘油三酯 4.66mmol/L↑,高密度脂蛋白 0.84mmol/L,低密度脂蛋白 5.67mmol/L↑,自身抗体 10 项均为阴性。临床诊断:IgA 肾病(肾病综合征型),于 6 月 13 日行肾穿刺检查。病理诊断:局灶节段肾小球硬化(IgA 肾病——大量蛋白尿型),于 6 月 9 日开始采用泼尼松 20mg,每日 3 次;非洛地平 5mg,每日 1 次;氟伐他汀 40mg,每晚 1 次;双米达莫 25mg,每日 3 次;钙尔奇 1 片,每日 1 次治疗。于 6 月 18 日出院,在家休息治疗。西医临床诊断:IgA 肾病;病理诊断:局灶节段肾小球硬化。

初诊(2012 年 8 月 2 日):患者因咳嗽,咳黄痰,咽痛,双手发抖,出汗多,就诊于笔者门诊。体检:满月脸,水牛背,咽部充血,舌质红,苔微黄厚,脉细数。尿检:蛋白 2+,潜血 3+,镜下红细胞稀布 /HP。

分析:风热犯肺,肺失清肃,故咳嗽,咳黄痰,咽痛;双手发抖,出汗多,满月脸,水牛背均为激素引起的阴虚火旺之症候;舌质红,苔微黄厚,脉细数均为湿热之候,肾气不固,故尿中出现蛋白;热灼脉络,尿中红细胞稀布。综上分析,说明病位在上焦(肺),病性属湿热。

辨证:上焦(肺)湿热,脉络瘀阻证。

治则:清热利湿,活血通络。

选方:清热健肾汤加减(笔者经验方)。

用药:鱼腥草 30g,黄芩 10g,白花蛇舌草 30g,半枝莲 15g,枇杷叶 15g,石韦 30g,白茅根 30g,紫珠草 30g,龙葵 10g,丹参 15g,当归 15g,莪术 15g。水煎 2 次对匀,分 3 次服,7 剂。西药泼尼松 55mg,晨顿服外,其他药同上。

二诊:咳嗽,咳痰明显减轻,口干,舌质红,苔微黄,脉细数。上方加浙贝母 15g,14 剂。泼尼松每日 50mg。

三诊:咳嗽痊愈,怕热,多汗,手发抖,满月脸,水牛背,舌质红,苔微黄,脉细数。尿检:正常,24h 尿蛋白 0.25g。以上症候全系激素之不良反应。说明病位在气(肺)阴(肾),病性属虚、瘀。

辨证:气阴两虚,脉络瘀阻证。

治则:益气养阴,活血通络。

选方:益气健肾汤加减(笔者经验方)。

用药:生黄芪 30g,太子参 15g,生地 30g,当归 15g,女贞子 15g,旱莲草 15g,丹皮 15g,知母 15g,莪术 15g,丹参 15g,益母草 15g,地龙 10g,石韦 30g。水煎 2 次对匀,分 3 次服,14 剂。西药:泼尼松 45mg,晨顿服,其他药同前。

四诊:怕热、多汗、手抖、满月脸、水牛背均明显减轻,病情基本稳定,舌质红,苔薄白,脉细数。尿检:正常。继服上方 14 剂。泼尼松 40mg,晨顿服,其他药同前。

2012 年 12 月 28 日复诊:患者无任何不适,舌黯红,胖大,边有齿痕,苔白稍厚,脉细微数。一直根据上方服药,泼尼松已减至每天 15mg,其他西药同前。复查血、尿、肝功、肾功、血脂均正常。停服氟伐他汀,说明病位在脾肾,病性属虚、瘀。

辨证:脾肾阳虚,脉络瘀阻证。

治则:温肾健脾,活血通络。

选方:补阳健肾汤加减(笔者经验方)。

用药:生黄芪30g,当归15g,淫羊藿15g,肉苁蓉15g,菟丝子15g,女贞子15g,山药15g,茯苓15g,炒白术15g,莪术15g,丹参15g,水煎服,嘱患者连服3个月。

2013年3月5日复诊:病情基本控制,复查血、尿、肝功、肾功、血脂均正常。药用:生黄芪30g,当归15g,莪术15g,白术15g,防风15g,水煎服,每日1剂,进行巩固治疗。

2014年6月12日复诊:激素减完已1年,无任何不适,亦不感冒。复查血、尿、肝功、肾功、血脂均正常。

案 11. IgA 肾病——弥漫轻度系膜增生性肾小球肾炎,局灶肾小球硬化(湿热蕴结,脉络瘀阻证→肺肾气阴两虚,脉络瘀阻证)

李某,10岁,学生,初诊日期2012年11月16日。

患者因感冒时出现肉眼血尿,于今年8月份住我省某医院化验检查:尿蛋白3+,于4月27日去四川某医院住院,检查:尿蛋白2+,潜血3+,镜下红细胞15~23/HP。肝、肾功能及血浆蛋白均正常,肾穿刺病理诊断:IgA肾病(WHOⅢ级):弥漫轻度系膜增生性肾小球肾炎,局灶肾小球硬化。一直采取激素、环磷酰胺冲击治疗、中药雷公藤多甙片等治疗,未奏全效,就诊于门诊,要求中西医结合治疗。

初诊:疲乏纳差,平日易感冒,咽喉部疼痛。BP:115/70mmHg,咽部微红,扁桃体Ⅱ度肿大、充血,舌质暗红,苔微黄厚,脉细微数。尿检:蛋白2+,潜血3+,镜下红细胞10~18/HP。

分析:一些肾脏病患者,特别是像隐匿性肾炎、IgA肾病,患者临床症状很少,有学者将其称为"无症可辨型",对这类患者可由舌诊和化验结果来辨证。如此患者只有疲乏,纳差,平日易感冒,表明患者卫气虚弱,抵抗力低下,脾胃虚弱;咽喉疼痛,扁桃体Ⅱ度肿大、充血,苔微黄厚,脉细微数,说明患者上呼吸道有感染灶,这是产生湿热的根源;舌质黯红,表明有瘀;尿中精微物质蛋白漏出,说明湿热伤肾,精关不固;镜下血尿,示热灼脉络。综上分析,说明病位在肺、肾,病性属湿热 + 血瘀。

辨证:湿热蕴结,脉络瘀阻证。

治则:清热解毒,活血止血。

选方:清热健肾汤加减(经验方)。

药用:白花蛇舌草 20g,半枝莲 15g,青风藤 15g,石韦 15g,小蓟 20g,藕节 15g,龙葵 10g,马勃 10g,丹参 15g,当归 10g,莪术 15g,水煎 2 次兑匀,分3 次服,14 剂。蛭龙通络胶囊、活血止血胶囊,每次各 5 粒,每日 3 次。继服泼尼松 15mg,晨 1 次顿服。

二诊:疲乏纳差,咽部已不痛,扁桃体Ⅱ度肿大,但无充血,舌质红,苔薄白,脉细微数,尿检:蛋白 +,潜血 2+,镜下红细胞 5~8/HP。原方加黄芪20g,14 剂。

三诊(12 月 15 日):患者除精神欠佳外,无明显症状,舌质红,舌嫩,苔薄白,脉细微数,尿检:蛋白 ±,潜血 2+,镜下红细胞 2~5/HP。通过治疗,证型发生变化。当前疾病的病位在气(肺)阴(肾),病性属虚 + 瘀。

辨证:肺肾气阴两虚,脉络瘀阻证。

治则:益气养阴,活血通络。

选方:益气健肾汤加减(笔者经验方)。

药用:生黄芪 30g,太子参 10g,生地 15g,当归 10g,生山药 15g,女贞子10g,旱莲草 10g,丹皮 10g,丹参 10g,益母草 15g,藕节 15g,白茅根 30g。水煎 2 次兑匀,分 3 次服,14 剂。蛭龙通络胶囊、活血止血胶囊,每次各 4 粒,每日 3 次。泼尼松 12.5mg,晨 1 次顿服。

四诊(2013 年 1 月 9 日):患者又感冒,咳嗽,痰黄,咽喉疼痛,尿少色深,咽部充血,扁桃体Ⅱ度肿大、充血,舌质红,苔微黄厚,脉细微数。尿检:蛋白+,潜血3+,镜下红细胞8~15/HP。辨证:上焦湿热。复用清热健肾汤加减:白花蛇舌草20g,半枝莲15g,二花20g,连翘15g,玄参10g,马勃10g,枇杷叶15g,小蓟20g,藕节15g,龙葵10g,桔梗10g,甘草6g,7剂。

五诊(1月20日):外感已解,咳嗽、咳痰明显减轻,咽喉不痛,尿多色淡黄,扁桃体Ⅱ度肿大,无充血,舌质红,苔微黄,脉细微数。尿检:蛋白+,潜血2+,镜下红细胞6~10/HP。上方去金银花、连翘、枇杷叶,加穿山龙20g,青风藤15g,家属要求带药回家过年,遂带药30剂。蛭龙通络胶囊、活血止血胶囊继续服用,泼尼松每月递减2.5mg。

六诊:(2月25日):近一月多来无任何不适,再未感冒,面色萎黄,舌质红,舌体胖嫩,苔薄白,脉细微数。尿检:蛋白-,潜血2+,镜下红细胞0~3/HP。辨证:气阴两虚,脉络瘀阻。治宜:益气养阴,活血通络。复用益气健肾汤加减。药用:生黄芪30g,太子参10g,生地15g,当归10g,生山药15g,炒白术15g,女贞子10g,旱莲草10g,丹皮10g,丹参10g,益母草15g,藕节15g,白茅根30g。30剂。

七诊(3月29日):患者已上学,自觉无任何不适,尿检正常,予益气健肾胶囊(即益气健肾汤颗粒)、蛭龙通络胶囊、活血止血胶囊,每次各5粒,每日3次。

复诊(2013年8月12日):患者病情一直控制,尿检正常,于7月20日在南京作肾穿刺复查,病理诊断:轻度系膜增生性肾小球肾炎,与上次肾穿(N1002757)相比IgA沉积消失,炎症活动不明显,仅有轻度系膜增生。

2014年7月30日随访:病情控制,血、尿常规正常,肝功、肾功、血浆蛋白、血脂均正常,24h尿蛋白0.08g。舌质红,苔薄白,脉细,予益气健肾胶囊连服6个月。

案12. 难治性肾病综合征(脾肾阳虚,脉络瘀阻证)

杜某,35岁,工人,初诊日期2008年3月30日。

患者于1年多前(2006年12月)因浮肿,尿中泡沫多,在省某医院化验检查:尿蛋白3+,住院诊断原发性肾病综合征,采用足量激素+环磷酰胺治疗,疗效不满意出院。于2007年10月11日~11月13日第二次住院,仍采用足量激素治疗,病情控制3个月,当激素减量至每日27.5mg时又复发,检查:尿蛋白3+,要求中西医结合治疗就诊于我门诊。症见:神疲乏力,食欲不振,畏寒肢冷,腰膝酸软,体查:BP:125/80mmHg,眼睑微肿,舌质淡暗,舌体胖大,边有齿印,苔白厚,脉弦细。化验检查:尿蛋白3+,24h尿蛋白1.7g,肌酐96μmol/L,尿素氮3.9mmol/L,总蛋白51.7g/L,白蛋白20.5g/L,球蛋白31.2g/L,白/球0.65,总胆固醇10.76mmol/L,甘油三酯1.98mmol/L,高密度脂蛋白4.34mmol/L,低密度脂蛋白6.02mmol/L,丙氨酸75U/L,天冬氨酸135U/L,西医诊断:难治性肾病综合征。

分析:脾主运化,肾主水液,脾肾阳虚,不能运化水液,水液潴留,故面浮肢肿;阳气不能温煦肌肤,故畏寒肢冷;脾失健运,则神疲乏力,食欲不振;舌淡胖大,有齿印,苔白厚,脉沉细,均为阳虚之象;舌质黯为血瘀。综上分析,说明病位在脾、肾;病性为阳虚+血瘀。

辨证:脾肾阳虚,脉络瘀阻证。

治则:温肾健脾,利水通络。

选方:桂附地黄丸加减。

用药:生黄芪30g,当归15g,黑附片15g(先煎),桂枝10g,淫羊藿15g,肉苁蓉15g,菟丝子15g,熟地15g,女贞子15g,山药30g,炒苍术15g,茯苓15g,莪术15g,丹参15g,水煎2次对匀,分3次服,14剂。蛭龙通脉胶囊,每次6粒,每日3次,雷公藤多甙片30mg,每日3次,泼尼松50mg,晨顿服,双嘧达莫75mg,每日3次,碳酸钙D$_3$片,1片,每日1次,替米沙坦20mg,每日1次。

二诊(4月18日):浮肿消退,精神、食欲增进,但仍不耐劳,畏寒肢冷消失,口干,手心发热,舌质暗红,苔薄白,脉弦微数。尿检:蛋白±,说明通过温阳及激素的治疗后,患者阳虚症候已基本消失,转而出现口干,手心发热,体力不支,脉弦微数等阴虚症候。说明:当前疾病病位在脾气、肾阴;病性为虚+血瘀。

辨证：脾肾气阴两虚，脉络瘀阻证。

治则：益气养阴，活血通络。

选方：参芪地黄汤加减。

药用：生黄芪30g，太子参15g，生地15g，当归15g，生山药30g，女贞子15g，旱莲草15g，丹皮15g，莪术15g，丹参15g，益母草15g，地龙10g，石韦30g。水煎2次对匀，分3次服，14剂。火把花根片，每次5片，每日3次，泼尼松50mg，晨顿服，双嘧达莫75mg，每日3次，碳酸钙D$_3$片，1片，每日1次，厄贝沙坦75mg，每日1次，停雷公藤多甙片。

三诊：患者无明显症状，颜面部及胸部痤疮，尿检：正常。舌质红，苔薄白，脉弦细微数，原方加蚤休30g，14剂。

四诊：无明显症状，颜面部及胸部痤疮，尿检：正常。舌质红，苔薄白，脉弦微数。复查：总蛋白63.1g/L，白蛋白36.2g/L，球蛋白26.9g/L，白/球1.35，总胆固醇7.13mmol/L，甘油三酯2.6mmol/L，高密度脂蛋白1.78mmol/L，低密度脂蛋白3.32mmol/L，丙氨酸45U/L，天冬氨酸35U/L，原方15剂。

五诊：病情稳定，尿检正常。复查肝肾功能均正常。舌质红，苔白，脉弦数，继服上方。泼尼松每周减量5mg，停火把花根片及蛭龙通脉胶囊，其他用药同前。

2011年10月17日：随访历时三年半，激素减完已2年，病情一直稳定，无任何症状，复查24h尿蛋白0.05g，肝功、肾功均正常。

按语：患者在中西医结合治疗半年多时间里，证候由开始的脾肾阳虚证转变为脾肾气阴两虚证。说明在疾病治疗过程中，其病位、病性及证型也随之发生变化，所以治疗也应随之调整。

案13. 肾病综合征——膜性肾病（脾肾气阴两虚，脉络瘀阻证）

苏某，男，13岁，学生，初诊日期2010年4月3日。

患者于 2 年多前(2008 年)因浮肿,尿中泡沫多,在北京某医院住院,化验检查:尿蛋白 3+,低蛋白血症,诊断原发性肾病综合征,肾穿刺检查,病理诊断:膜性肾病。采用足量激素治疗,尿蛋白减至 2+,24 小时尿蛋白 1.53g 时一直不消,出院要求中西医结合治疗就诊于笔者门诊。

患者晨起眼睑微肿,头晕、耳鸣、口干舌燥,乏力、纳差,腰膝酸软,平日易感冒,体查:BP:120/75mmHg,舌质黯红,少津,苔薄白,脉弦细数。化验检查:尿蛋白 3+,24 小时尿蛋白 1.53g,肌酐 75μmol/L,尿素氮 3.2mmol/L,总蛋白 40.3g/L,白蛋白 21.6g/L,球蛋白 18.7g/L,白 / 球 1.15,总胆固醇 9.31mmol/L,甘油三酯 4.66mmol/L,高密度脂蛋白 0.84mmol/L,低密度脂蛋白 5.67mmol/L,C_3 0.51g/L,C_4 0.03g/L。

分析:患者久病不愈,晨起眼睑微肿,乃脾气虚弱,不能运化水湿;脾气虚弱,运化失常,故乏力、纳差;肾阴亏虚,不能生髓充骨养脑,故头晕、耳鸣、腰膝酸软;肾阴不足,虚热内生,故见口干、舌燥、舌少津、脉弦细数;舌质黯红,为血瘀之象。综合以上分析,说明病位在脾气、肾阴;病性为虚 + 血瘀。

辨证:脾肾气阴两虚,脉络瘀阻证。

治则:益气养阴,活血通络。

选方:益气健肾汤(笔者经验方)加减。

药用:生黄芪 30g,太子参 15g,当归 15g,生地 20g,女贞子 15g,旱莲草 15g,山药 30g,茯苓 15g,泽兰 15g,地榆 15g,莪术 15g,丹参 20g,水煎 2 次对匀,分 3 次服,14 剂。蛭龙通脉胶囊,每次 6 粒,每日 3 次,泼尼松 30mg,晨顿服,双嘧达莫 50mg,每日 3 次,碳酸钙 D3 片,1 片,每日 1 次,替米沙坦 20mg,每日 1 次。

二诊:浮肿减轻,精神、食欲增加,无明显不适,尿检:蛋白 2+,舌质黯红,苔薄白,脉弦微数。原方去太子参加石韦 30g,芡实 30g。水煎 2 次对匀,分 3 次服,14 剂。火把花根片,每次 5 片,每日 3 次,葡酸内酯(肝泰乐) 0.2g,每日 3 次,其他治疗同前。

三诊:浮肿消退,无明显不适,尿检蛋白+,舌质红,苔薄白,脉弦细微数,原方去泽兰,继服14剂。

四诊(6月16日):患者经上方加减治疗3个月后,病情稳定,无明显症状,尿检:正常。舌质红,苔薄白,脉弦微数。复查:总蛋白63.1g/L,白蛋白36.2g/L,球蛋白26.9g/L,白/球1.35,总胆固醇7.13mmol/L,甘油三酯2.6mmol/L,高密度脂蛋白1.78mmol/L,低密度脂蛋白3.32mmol/L,C_3 0.81g/L,C_4 0.03g/L,原方15剂。泼尼松17.5mg,隔日服,停火把花根片。

五诊(8月11日):近日感冒,咽喉痛,不咳,尿检正常。检查:咽红,扁桃体Ⅱ度肿大,舌质红,苔白,脉弦数,辨证:外感风热,湿热相结。治则:清热解毒,利湿活血。选方:清热健肾汤(笔者经验方)加减。药用:白花蛇舌草20g,半枝莲15g,玄参10g,僵蚕10g,马勃15g,青风藤15g,石韦30g,白茅根30g,丹参15g,当归15g,莪术15g,水煎2次对匀,分3次服,7剂。

六诊(8月18日):感冒已愈,咽已不痛,尿检正常。检查:咽部无充血,舌质红,苔微黄,脉弦微数,上方去玄参、僵蚕,继服14剂。

七诊(9月5日):患者无明显不适,泼尼松减至隔日10mg,尿检正常。复查肝功、肾功、血浆蛋白、血脂均正常,24小时尿蛋白0.21g。舌质淡红,苔薄白,脉弦微数,继以益气养阴,活血通络法治疗。泼尼松每月递减2.5mg。

2011年元月5日复诊:患者自觉无不适,激素已减完,尿检正常,24小时尿蛋白0.08g。检查:扁桃体Ⅱ度肿大,无充血,舌质淡红,苔薄白,脉弦。建议做扁桃体摘除术。

案 14. 狼疮性肾炎(湿热蕴结,脉络瘀阻证→脾肾阳虚,水湿内聚,脉络瘀阻证→脾肾气阴两虚,脉络瘀阻证)

王某,女,35岁,初诊日期2005年7月25日。

患者于今年元月份全身关节疼痛,尿中泡沫多,全身水肿,就诊于省某医院,化验检查尿蛋白3+,ANA阳性(颗粒型),ANCA阳性,肝、肾功能正常,低蛋白血症,高脂血症。住院诊断:狼疮性肾炎,于2月10日开始采用泼尼松60mg,晨顿服,双米达莫50mg,每日3次,钙尔奇1片,每日1次,贝那普利10mg,每日1次治疗,住院3个月,症状减轻后出院。

初诊:患者潮热,汗多,水肿,脘腹胀满,尿少,近周感冒后,咳嗽,咳痰,痰呈黄色,量少,不利,咽喉干痛,无发冷和发热。检查:BP:140/100mmHg,满月脸,水牛背,咽喉红,舌质黯红,舌体胖大,有齿印,苔微黄厚,脉弦数,双下肢凹肿。尿检:蛋白2+,潜血2+,镜下红细胞0~2/HP。

分析:满月脸,水牛背,潮热,汗多,皆为激素所引起的阴虚火旺的症状;水肿,脘腹胀满,尿少,为脾不运化,水湿停聚所致。但患者就诊时因外感风热,咳嗽,咳痰,痰呈黄色,量少,不利,咽喉干痛,咽红,苔微黄厚,脉弦数,此乃外感风热,风热之邪与湿邪相结合,导致湿热蕴结,肺气不宣,脉络瘀阻。舌质黯红为血瘀之象。综合以上分析,说明病位在肺,病性为湿热+血瘀。

辨证:湿热蕴结,脉络瘀阻证。

治则:遵循急则治标,缓则治本的原则,首先清热利湿,活血通络。

选方:清热健肾汤(笔者经验方)加减。

用药:白花蛇舌草30g,半枝莲30g,金银花30g,石韦30g,白茅根30g,马勃15g,龙葵15g,丹参15g,当归15g,地龙15g,莪术15g,水煎2次对匀,分3次服,7剂。蛭龙通脉胶囊,每次6粒,每日3次;火把花根片,每次5片,每日3次;西药保持原治疗方案:泼尼松50mg,晨顿服,贝那普利10mg,每日1次,氨氯地平缓释剂10mg,每日1次,氟伐他汀20mg,每晚1次。碳酸钙D3片,每日1片,双嘧达莫25mg,每日3次。

二诊:咽喉部已无不适,咳嗽,咳痰明显减轻,仍水肿,脘腹胀满,尿少,舌质黯红,舌体胖大,有齿印,苔白厚,脉弦数,双下肢凹肿。说明通过上述治疗后,外邪已解,但脾为湿困,肾阳虚弱。标证已解,本证显露,说明病位在脾阳、肾阳,病性为虚+水湿+血瘀。

辨证:脾肾阳虚,水湿内聚,脉络瘀阻证,证属虚实夹杂证。

治则:温运脾肾,利水通络。

选方:真武汤合五苓散加减。

药用:黑附片15g(先煎),桂枝15g,茯苓30g,猪苓30g,泽泻15g,炒白术30g,干姜15g,大腹皮15g,丹参30g,红花10g,玉米须30g。水煎2次对匀,分3次服,7剂。其他药物同上。

三诊:水肿明显减轻,尿量增多,脘腹胀满亦减轻,食欲增进,仍乏力,多汗,舌质黯红,舌体胖大,苔白厚,脉细数,胫前压迹。尿检:正常。继服上方加黄芪50g,7剂。

四诊:水肿消退,患者疲乏无力,潮热、多汗、手发抖、满月脸、水牛背、食欲亢进。检查:BP:130/80mmHg,舌质黯红,舌体略胖,苔薄白,脉细数。尿检:正常。疲乏无力,手发抖,为气虚之症;潮热、多汗、满月脸、水牛背、食欲亢进均为阴性内热之症。舌质黯红为瘀,脉细数为虚热。综合上述分析,说明病位在脾气、肾气;病性转变为阴虚+血瘀。

辨证:脾肾气阴两虚,脉络瘀阻证。

治则:益气养阴,活血通络。

选方:益气健肾汤(笔者经验方)加减。

药用:生黄芪50g,太子参15g,生地30g,当归15g,女贞子15g,旱莲草15g,知母15g,丹皮15g,莪术15g,丹参15g,益母草15g,地龙10g,石韦30g。水煎2次对匀,分3次服,14剂,其他用药物同前。

五诊:诸症悉减,病情稳定,舌质红,苔薄白,脉细数,尿检:正常。继服上方14剂。停氨氯地平缓释剂和氟伐他汀,其他用药同前。

六诊:无明显不适,舌质红,苔薄白,脉细数,尿检正常已8周,复查肌酐82.8umol/L,尿素氮6.1mmol/L　总蛋白57.5mmol/L,白蛋白32.3mmol/L,球蛋白25.2mmol/L,白/球1.27,总胆固醇7.17mmol/L,甘油三酯3.1mmol/L,高密度脂蛋白2.41mmol/L,低密度脂蛋白3.99mmol/L,泼尼松开始减量,每2周递减5mg,中药继服上方,停服火把花根片。

2006年7月复查,患者病情一直稳定,偶因感冒或劳累,下肢轻度水肿,尿检蛋白±,潜血+,镜检正常。泼尼松减至每天 15mg,连服 3 个月,其他西药同前。复查尿、肝功、肾功、血脂均正常。辨证:脾肾气虚,脉络瘀阻。治则:温肾健脾,活血通络。药用:生黄芪 30g,当归 15g,淫羊藿 15g,肉苁蓉 15g,菟丝子 15g,女贞子 15g,山药 15g,炒苍术 15g,茯苓 15g,莪术 15g,丹参 15g,水煎服,嘱患者连服 3 个月。

2009 年 1 月 19 日复诊:病情基本控制,激素已撤完。复查尿、肝功、肾功、血浆蛋白、血脂均正常,自身抗体检查均为阴性。予以黄芪 50g,当归 15g,炒苍术 15g,丹参 15g,川芎 15g,水煎服,每日 1 剂,巩固治疗。

2010 年 3 月 29 日随访:病情控制,血、尿、肝功、肾功、血浆蛋白、血脂均正常,自身抗体检查均为阴性。

2011 年 8 月 29 日随访:无症状,病情控制,血、尿、肝功、肾功、血浆蛋白、血脂均正常,自身抗体检查均为阴性。

案 15. 高血压性肾病,CKD 4 期,(脾肾阳虚,湿浊蕴结,脉络瘀阻证)

翟某,女,61 岁,初诊日期 2003 年 11 月 15 日。

患高血压病 30 多年,血肌酐、尿素氮升高已有 7~8 年,视力减退,卧床不起半年,一直未系统治疗,拒绝血液透析。就诊时全身水肿,倦怠无力,卧床不起,少气懒言,食欲不振,恶心呕吐,畏寒肢冷,腰酸腿软,夜尿多,面色㿠白无华,舌淡白,舌体胖大,边有齿痕,苔白厚,脉沉弦细弱。血压 162/90mmHg,眼科检查为高血压眼底。彩超示:右肾 85×50mm,左肾 78×48mm;尿检示:尿蛋白+,血肌酐 586umol/L↑,尿素氮 15.5mmol/L↑,血红蛋白 85.0g/L↓,红细胞压积 0.21L/L↓,内生肌酐清除率(Ccr)28ml/min↓。西医诊断:高血压性肾病,CKD 4 期。

分析:久病气虚,寒湿内盛,脾阳受困,运化失职,倦怠无力,卧床不起,少气懒言,食欲不振;湿浊内盛,胃失和降,胃气上逆,则恶心呕吐;肾阳虚衰,气化失司,则全身水肿,畏寒肢冷,腰酸腿软,夜尿多;面色㿠白无华,舌淡白,舌体胖大,边有齿痕,苔白厚,脉沉弦细弱,均为气虚亏虚,阳气不足之候。说明病位在脾、肾,病性属阳虚 + 湿浊 + 血瘀。

辨证:脾肾阳虚,湿浊蕴结,脉络瘀阻证。

治则:温肾健脾,泄浊化瘀。

选方:真武汤加味。

用药:黑附片 15g(先煎),党参 30g,茯苓 15g,白芍 15g,炒白术 20g,陈皮 15g,清半夏 10g,生姜 15g,竹茹 10g,酒大黄 10g,红花 15g,煅牡蛎 50g。水煎 2 次兑匀,分 5 次温服,14 剂。蛭龙通络胶囊,每次 6 粒,每日 3 次,冲服。配合西药降压、纠正贫血、补钙。

二诊:恶心明显减轻,已不呕吐,能少量进食,大便通畅,舌脉同前,继以原方去半夏、竹茹,14 剂。

三诊(12 月 18 日)精神食欲虽有增进,能起床烧牛奶,但仍感疲乏,畏寒肢冷,夜尿减少,面色㿠白无华,舌淡白,舌体胖大,边有齿痕,苔白稍厚,脉沉弦细,血压 138/80mmHg。本证仍为脾肾阳虚,标证湿浊蕴结已明显消除。故仍宗真武汤加减,药用:黄芪 60g,当归 15g,黑附片 30g(先煎),茯苓 15g,白芍 15g,炒白术 20g,干姜 15g,桂枝 10g,酒大黄 10g,红花 15g,煅牡蛎 50g。水煎 2 次兑匀,分 3 次温服,14 剂。蛭龙通络胶囊,每次 6 粒,每日 3 次,冲服。西药同前。

2005 年 4 月 25 日,患者经上法调治 1.5 年后,精神食欲俱增,体重也有增加,在家能为孙子做饭,搞卫生。尿检:尿蛋白 +~ ±,血肌酐 258.5~325umol/L↑,尿素氮 10~12.3mmol/L↑,血红蛋白 105.0g/L↓,红细胞压积 0.28L/L↓。因患者长期熬中药不便,改服补阳健肾胶囊 + 蛭龙通络胶囊,各 6 粒,每日 3 次,冲服。配合西药降压、纠正贫血、补钙,病情一直维持稳定。

2011 年 1 月 24 日,家属来诉,患者一直很好,能操持家务,于 1 月前因患肺炎抢救无效病故,时年 72 岁。

按语:高血压 30 多年,肾脏已萎缩,处于尿毒症期,因经济困难一直拒绝采取透析和促红素治疗。经用真武汤加减治疗,配合西药降压、纠正贫血、补钙,病情一直维持稳定达 10 年余。在此期间患者虽然血肌酐、尿素氮一直未恢复正常,但精神、情绪状态、食欲很好,生活质量得到了明显改善,并能操持家务。笔者将其称之为"带毒生存"。

案 16. 过敏性紫癜性肾炎,节段性系膜增生性肾炎(肺肾气阴两虚,脉络瘀阻证)

王某,男,14 岁,学生,初诊日期 2004 年 6 月 16 日。

患者于半年前,因双下肢皮下出血点,伴关节疼痛,一周后,尿中泡沫多,就诊于兰州某医院,住院检查:尿蛋白 2+,潜血 3+,诊断:过敏性紫癜性肾炎,肾穿刺检查,病理诊断:节段性系膜增生性肾炎,采用泼尼松 30mg+ 环磷酰胺 200mg 冲击治疗治疗,皮疹吸收,病情缓解出院。但尿蛋白 2+,24 小时尿蛋白 1.53g,一直不消,要求中西医结合治疗,就诊于我院门诊。

初诊(6 月 16 日):患者晨起眼睑微肿,精神欠佳,食欲一般,腰膝酸软,手足心发热,自汗多,平日易感冒,体查:BP:120/75mmHg,扁桃体 II 度肿大,无充血,舌质黯红,苔薄白,脉细数。化验检查:尿蛋白 3+,24 小时尿蛋白 1.83g,血肌酐 75μmol/L,尿素氮 3.2mmol/L,血浆总蛋白 40.3g/L↓,白蛋白 21.6g/L↓,球蛋白 18.7g/L,白 / 球 1.15,总胆固醇 9.31mmol/L↑,甘油三酯 4.66mmol/L↑,高密度脂蛋白 0.84mmol/L,低密度脂蛋白 5.67mmol/L↑,补体 C_3 0.51g/L↓,补体 C_4 0.03g/L,西医诊断:过敏性紫癜性肾炎(肾病综合征型);病理诊断:节段性系膜增生性肾炎。

分析:肺气亏虚,晨起眼睑微肿,精神欠佳,自汗多,平日易感冒;肾阴亏虚,则腰膝酸软;阴虚生内热,故手足心发热;气血运行不畅,则舌质黯红。说明病位在肺气、肾阴,病性属虚、瘀。

辨证:肺肾气阴两虚,脉络瘀阻证。

治则:益气养阴,活血通络。

选方：益气健肾汤加减（笔者经验方）。

药用：生黄芪 30g，太子参 15g，当归 15g，生地 20g，女贞子 15g，旱莲草 15g，山药 30g，茯苓 15g，马勃 15g，泽兰 15g，地榆 15g，莪术 15g，丹参 20g，玉米须 30g，水煎 2 次对匀，分 3 次服，14 剂。蛭龙通络胶囊，每次 6 粒，每日 3 次，泼尼松 30mg，晨顿服，双嘧达莫 50mg，每日 3 次，碳酸钙 D3 片，1 片，每日 1 次，替米沙坦 20mg，每日 1 次。

二诊（7 月 5 日）：浮肿减轻，精神、食欲增进，已上学。尿检：蛋白 2+，舌质黯红，舌体胖嫩，苔薄白，脉细微数。原方去太子参、玉米须加石韦 30g。水煎 2 次对匀，分 3 次服，14 剂。火把花根片，每次 4 片，每日 3 次，肝泰乐 0.2g，每日 3 次，西药同前。

三诊（7 月 23 日）：患者浮肿消退，无明显不适，尿检蛋白 +，舌质红，苔薄白，脉弦细微数，原方去泽兰，14 剂。

9 月 25 日复诊：患者经上方加减治疗 3 个月后，病情稳定，无明显症状，舌质红，苔薄白，脉弦微数。复查：尿检正常。血浆总蛋白 63.1g/L，白蛋白 36.2g/L，球蛋白 26.9g/L，白/球 1.35，总胆固醇 7.13mmol/L↑，甘油三酯 2.6mmol/L↑，高密度脂蛋白 1.78mmol/L，低密度脂蛋白 3.32mmol/L↑，补体 C_3 0.81g/L，补体 C_4 0.03g/L，原方 15 剂。泼尼松 17.5mg，隔日服，停火把花根片。

10 月 14 日复诊：感冒 2 天，咽喉痛，不咳，尿检正常。检查：咽红，扁桃体Ⅱ度肿大，充血，舌质红，苔白，脉弦数，辨证：外感风热，湿热相结。治则：清热解毒，利湿活血。药用：白花蛇舌草 30g，半枝莲 15g，玄参 10g，僵蚕 10g，马勃 15g，青风藤 15g，石韦 30g，白茅根 30g，丹参 15g，当归 15g，莪术 15g，水煎 2 次对匀，分 3 次服，7 剂。

10 月 22 日复诊：感冒已愈，咽已不痛，尿检正常。检查：扁桃体Ⅱ度肿大，无充血，舌质红，苔微黄，脉细微数，上方去僵蚕，继服 14 剂。

11 月 5 日复诊：患者无明显不适，泼尼松减至隔日 10mg，尿检正常。复查肝功、肾功、血浆蛋白、血脂均正常，24 小时尿蛋白 0.21g。检查：扁桃体Ⅱ度肿大,无充血,舌质淡红,稍有胖嫩,苔薄白,脉细微数,继以益气养阴,活血通络法治疗。泼尼松每月递减 2.5mg。

2005 年元月 5 日复诊:患者自觉无不适,激素已减完,尿检正常,24 小时尿蛋白 0.08g。检查:扁桃体Ⅱ度肿大,无充血,舌质淡红,苔薄白,脉弦。建议做扁桃体摘除术。

2008 年 2 月 23 日复诊:患者做扁桃体摘除术,并服中药巩固治疗。

2009 年 3 月 21 日随访:病情控制,24 小时尿蛋白 0.11g。

2010 年 4 月 24 日随访:病情控制,尿检正常。复查肝功、肾功、血浆蛋白、血脂均正常。

案 17. 糖尿病肾脏病,CKD-4 期(脾肾阳虚,脉络瘀阻证)

严某,男,51 岁,干部,初诊日期 2009 年 5 月 20 日。

初诊:患糖尿病已 7~8 年,采用胰岛素治疗 2 年,血糖一直控制不理想,近半年来自觉疲乏无力,不思饮食,食后腹胀,畏寒肢冷,腰膝酸软,夜尿清长,有时下肢浮肿,舌质暗红,舌体胖大,边有齿痕,苔白厚,脉沉弦。检查:BP:156/95mmHg;化验检查:尿白蛋白排出量 308mg/24h↑,血清肌酐清除率 28.50ml/min↓,尿蛋白 2.1g/24h↑,血肌酐 158.0μmol/L↑,BUN 9.2mmol/L↑,血浆总蛋白 82.3g/L,白蛋白 32.6g/L↓,球蛋白 49.70g/L,A/G 0.65↓,总胆固醇 7.21mmol/L↑,甘油三酯 2.46mmol/L↑,高密度脂蛋白 2.14mmol/L,低密度脂蛋白 5.15mmol/L↑,空腹血糖 9.3mmol/L↑,糖化血红蛋白测定 8.5%↑,眼科检查:糖尿病眼底病变。西医诊断:糖尿病肾脏病,CKD-4 期。

分析:患者久病,导致肺脾气虚,运化失职,故疲乏无力,不思饮食,食后腹胀;肾阳虚衰,不能温养全身、腰膝,故畏寒肢冷,腰膝酸软;气化失司,则夜尿清长,下肢水肿;舌质黯红,舌体胖大,边有齿痕,苔白厚,脉沉弦。均为脾失健运,水湿不化,脉络瘀阻之征。说明病位在脾、肾,病性属阳虚+血瘀。

辨证:脾肾阳虚,脉络瘀阻证。

治则:健脾利湿,活血化瘀。

选方:补阳健肾汤(笔者经验方)合桃红四物汤加减。

药用:黄芪90g,当归15g,锁阳15g,肉苁蓉15g,菟丝子15g,女贞子15g,怀山药30g,茯苓20g,白术20g,桃仁15g,红花10g,莪术15g,黄连6g,地龙15g,乌梅30g。水煎2次对匀,分3次服,14剂。蛭龙通络胶囊,每次6粒,每日3次。西药:科素亚50mg,每日1次,波依定10mg,每日1次,氟伐他汀20mg,每日1次,继用诺和锐30皮下注射,早18单位,晚12单位。医嘱:控制饮食,戒烟酒。

二诊:精神稍好,腹胀减轻,舌质淡红,舌体胖大,边有齿痕,苔白厚,脉沉弦。检查:BP:150/90mmHg,空腹血糖7.3mmol/L↑;尿检:蛋白+,舌质黯红,舌体胖大,边有齿痕,苔白厚,脉弦有力。原方去白术,加炒苍术15g,14剂,其他药物同前。

三诊(6月23日):精神食欲明显增进,腹已不胀,大便通畅,每天走路1小时,无明显不适,舌质暗红,舌体胖大,边有齿痕,苔白稍厚,脉弦。BP:135/75mmHg,空腹血糖6.3~7.0mmol/L,尿检蛋白(-),原方去泽兰,继服28剂。诺和锐30皮下注射,早14单位,晚10单位。

7月30日复诊:病情稳定,无明显症状,体重增加1.5kg,舌质暗红,舌体稍胖,边有齿痕,苔薄白,脉弦。BP 135~135/75mmHg,尿检:正常。空腹血糖6.3mmol/L,糖化血红蛋白测定6.2%,24h尿蛋白0.2g,微量白蛋白排泄率185mg/24h↑,内生肌酐清除率31.0ml/min↓,肌酐125.2μmol/L,尿素氮8.6mmol/L↑,总胆固醇5.8mmol/L,甘油三酯1.8mmol/L,高密度脂蛋白1.92mmol/L,低密度脂蛋白3.12mmol/L,中药原方加减连服6个月。诺和锐30皮下注射,早10单位,晚8单位,停氟伐他汀。

2010年2月8日复诊:病情稳定,无症状,舌质红,舌体胖嫩,苔薄白,脉弦,血压正常,尿检正常。予补阳健肾胶囊,每次6粒,每日3次,西药降压药、降糖药继用。

2011年5月13日复诊:病情稳定,无症状,舌质红,舌体胖嫩,苔薄白,脉弦,血压正常,尿检正常。24 小时尿蛋白 0.12g,微量白蛋白排泄率 78mg/24h↑,中药继服补阳健肾胶囊,西药降压药、降糖药继用。

案 18. 干燥综合征肾损害(肝肾阴虚,燥热炽盛→气阴两虚证)

谭某,女,46 岁,干部,初诊日期 2009 年 1 月 22 日。

口、眼、鼻腔干燥已 3 年,近年来明显加重,双眼干涩,吃面包不用水咽不下,伴头昏眼花,心烦失眠,视物模糊,食欲不振,腰酸腿软,舌质红,舌体瘦瘪少津,无苔,脉细数。BP:120/75mmHg,眼科检查:干燥性角膜结膜炎。尿检:pH 7.0↑。尿比重 1.005,尿渗透压 358mOsm/kg↓,尿 β2—微球蛋白 565ng/ml↑,免疫学检查均正常。西医诊断:干燥综合征肾损害。

分析:肾阴亏虚,津液匮乏,脏腑、组织、官窍,失于濡养,则见口、眼、鼻腔干燥;肝开窍于目,津液亏虚,故双眼干涩,视物模糊;舌质红,舌体瘦瘪少津,无苔,脉细数,均为阴虚燥热之候。说明病位在肝、肾,病性属阴虚(肝肾)、燥热。

辨证:辨证:肝肾阴虚,燥热炽盛证。

治则:补肝肾,清燥热。

选方:六味地黄丸合竹叶石膏汤加减:

用药:生地 30g,山萸肉 15g,山药 30g,丹皮 15g,竹叶 10g,生石膏 20g,麦冬 15g,当归 15g,杭白芍 15g,天花粉 20g,石斛 15g,酸枣仁 30g,甘草 6g。水煎 2 次兑匀,分 3 次服,14 剂。

二诊:口、眼、鼻干燥减轻,食欲增加,睡眠好转,舌脉同前,原方略施加减,继服。

三诊(3 月 6 日):患者服药 1 月余,口、眼、鼻腔干燥症状明显减轻,夜尿减少,仍感乏力,工作稍忙,精力不支,舌质红,舌体嫩,少苔,脉沉细。尿检:pH 6.5,尿比重 1.015,尿渗透压 535mOsm/kg↓,尿 β2—微球蛋白 380ng/ml↑。辨证分析:气阴两虚证,治宜益气养阴。方药:益气健肾汤加减(笔者经验方),用药:黄芪 90g,太子参 15g,生地 30g,山萸肉 15g,山药 20g,麦冬 15g,五味子 15g,当归 15g,丹皮 15g,酸枣仁 30g,益智仁 15g。

四诊:按上方加减继续治疗半年后,患者精神食欲俱增,口、眼、鼻已不觉干燥,复查尿常规、尿渗透压、尿肾功均正常,改服麦味地黄丸,巩固治疗

2010 年 5 月 20 日复诊:精神饮食均正常,睡眠好,口、眼、鼻也不干燥,体重增加,复查尿常规、尿渗透压、尿肾功均正常。

案 19. 单侧肾囊肿(气虚血瘀证)

严某,女,46 岁,初诊日期:2014 年 1 月 18 日。

主诉:左侧腰部疼痛 1 年余。

左侧腰部疼痛,疲乏无力,气短,头晕目眩,体查:BP:170/110mmHg,舌质暗红,舌体胖大,苔白,脉弦细。B 超检查左肾 61×50mm 囊肿,尿检正常。西医诊断:1. 左肾囊肿,2. 高血压病。

分析:元气不足,脏腑机能减退,故疲乏无力,气短;气虚推动乏力,清阳不升,头目失养,则头晕目眩;气虚血瘀,腰部疼痛,血瘀内阻,水液内停,故有左肾囊肿,舌质暗红;舌体胖大,苔白,脉细,均为气虚之候。病位在气,在血,病性属虚 + 瘀。

辨证:气虚血瘀证。

治则:益气活血,化瘀消癥。

选方:补阳还五汤合桂枝茯苓丸加减。

用药:黄芪 50g,当归 15g,赤芍 15g,川芎 15g,莪术 15g,桂枝 15g,茯苓 30g,益母草 30g,地龙 15g,怀牛膝 15g,车前子 15g(包煎)。水煎 2 次兑匀,分 3 次服。15 剂。西药:厄贝沙坦、硝苯地平。

二诊:服药半月后,自觉全身轻快,头昏、头晕亦减轻,体查:BP:130/90mmHg,舌质暗红,稍胖大,苔白,脉弦。原方 15 剂。

三诊(2014 年 3 月 8 日):服药 1 月后诸症悉减,B 超复查:左肾囊肿缩

小为 28×21mm。体查:BP 130/75mmHg,舌质暗红,苔白,脉弦。原方略施加减。

四诊(2014 年 5 月 10 日):患者无明显不适,B 超复查:左肾囊肿缩小为 22×18mm。体查:BP 125/75mmHg,舌质红,苔白,脉弦。

2014 年 12 月 10 日复诊:无不适,血压正常,服药近 4 个月,B 超复查:双肾未见异常,双肾血流量正常。

案 20. 输尿管结石(石淋——下焦湿热,气滞血瘀证)

董某,男,46 岁,干部,甘肃庆阳人,初诊日期 2003 年 4 月 12 日。

患者于上班时突觉左侧腰腹疼痛剧烈,下牵小腹及睾丸部,尿意频,但尿不下,辗转不安,痛苦难忍,遂来就诊。见其症状为典型肾绞痛,诊断输尿管结石,立即予以足三里注射 654-2 无效,又注射黄体酮,疼痛仍不缓解,并伴有恶心,遂针刺公孙穴、阴陵泉,疼痛逐渐减轻,欲解小便,排出少量色呈深红色带有血丝之尿。

分析:湿热郁久,煎熬尿中杂质成砂石,阻于尿路,沿足厥阴肝经下行,故腰痛剧烈,下引小腹及睾丸部;湿热蕴结膀胱,则尿频,尿涩,欲尿不下;湿热灼伤血络,则为尿血。说明病位在膀胱,病性属湿热 + 气滞血瘀。

辨证:石淋——下焦湿热,气滞血瘀证。

治则:清热通淋,行气活血。

选方:清热通淋汤(笔者经验方)加减。

用药:金钱草 50g,龙葵 15g,石韦 30g,冬葵子 30g,海金沙 30g,(包煎)乌药 10g,益智仁 10g,川楝子 15g,延胡索 15g,滑石 18g,甘草 6g。水煎 2 次对匀,分 3 次服。3 付。嘱回家即煎服,多饮水,多跳动。服药后若疼痛发作不止,速到医院就诊。

二诊:患者回家即刻煎服中药,虽有疼痛但能忍受,并按医嘱执行,于当晚疼痛即消失,次日又服 1 剂,尿量增多,色淡黄,腹部 X 平片,肾脏输尿管未见结石影。B 超检查:未见异常。

案21. 慢性肾盂肾炎（脾肾阳虚,湿浊缠绵证→脾肾气阴两虚,湿浊未净证）

章某,女,46岁,工人,初诊时间:2008年6月8日。

疲乏,腰酸痛,偶感尿频、尿涩,夜尿多已5~6年,反复发作,症状明显时服诺氟沙星数天后症状即减轻,但未进行系统检查和治疗。来门诊求治。近期因劳累后,腰部酸痛,畏寒肢冷,尿频、排尿涩痛,少腹坠胀,疲乏纳差,检查:颜面虚浮,舌淡胖大,苔白厚,脉沉细。肋脊角扣痛及输尿管上段压痛。尿检:白细胞5~8/HP。西医诊断:慢性肾盂肾炎。

分析:久病失治,耗伤脾肾之阳,温煦失职,运化失调,湿浊缠绵,故疲乏纳差,畏寒肢冷,颜面虚浮,腰部酸痛,少腹坠胀;湿浊缠绵,故尿频、排尿涩痛;舌淡胖大,苔白厚,脉沉细,均为湿浊之候。所以,本证病位在脾阳、肾阳,病性属虚+湿浊。

辨证:脾肾阳虚,湿浊缠绵证。

治则:健脾益肾,清利湿浊。

选方:无比山药丸加减。

用药:山药30g,土茯苓30g,生地15g,菟丝子15g,沙苑子12g,生苡仁15g,地榆30g,怀牛膝10g,焦杜仲12g,泽泻12g。水煎2次兑匀,分3次服,7剂。嘱明日做尿培养及尿肾功能检查后,再开始服药。

二诊:尿频、尿涩减轻,尿量增多,浮肿消退,尿培养为变形杆菌,细菌计数≥10^5/ml;尿NAG酶升高21u/L,尿β_2-MG升高(418ng/ml)。舌淡红胖大,苔白厚,脉沉细。继以原方加龙葵15g,黄芪50g,7剂。金水宝5粒,每日3次。

三诊:精神食欲增进,排尿无不适,夜尿多,舌淡红稍胖大,苔白根部稍厚,脉沉细。辨证分析:病位在脾、肾,病性属虚+湿浊,辨证:脾肾气阴两虚,湿浊未净。治则:益气健肾,兼除湿浊。选方:益气健肾汤加减。用药:黄芪60g,当归15g,生地20g,女贞子15g,旱莲草15g,土茯苓30g,地榆

30g,焦杜仲15g,金樱子15g,芡实20g,14剂。金水宝5粒,每日3次。

四诊:无明显不适,夜尿减少为2~3次,劳累后腰部酸痛,舌淡红,苔薄白,脉沉细。尿检正常。予补阳健肾胶囊,6粒,每日3次;蛭龙胶囊6粒,每日3次。连服3个月后复查。

10月20日复诊:无症状,尿培养阴性;尿NAG酶、尿β_2-MG均正常。

案 22. 前列腺增生(脾肾阳虚,下焦瘀癥证)

张某,男,64岁,初诊时间:2010年9月5日。

尿频,尿不净已3~4年,近年来加重,小便点滴不畅,尿线变细,夜尿5~6次,影响睡眠,疲乏无力,食欲不振,畏寒肢冷,腰膝酸软,面色萎黄,舌暗红,舌体胖大,有齿痕,苔白根厚,脉沉弦。BP:140/90mmHg,超声波检查:前列腺体积增大。西医诊断:前列腺增生。

分析:肾阳虚衰,膀胱气化无权,故见小便点滴不畅,尿线变细,夜尿5~6次,影响睡眠;肾阳虚衰,机体失于温养,故,畏寒肢冷,腰膝酸软,浊瘀阻塞,故排尿不畅;脾阳虚弱,运化无力,故疲乏无力,食欲不振;舌体胖大,有齿痕,苔白根厚,脉沉弦,均为脾虚湿盛之候。综上分析,说明病位在脾、肾,病性属阳虚+瘀癥。

辨证:脾肾阳虚,下焦瘀癥证。

治则:温肾健脾,化瘀散结。

选方:补阳健肾汤(笔者经验方)加减。

用药:生黄芪90g,当归15g,淫羊藿15g,锁阳15g,女贞子15g,菟丝子15g,莪术15g,益母草30g,茯苓15g,炒白术20g,金樱子30g,益智仁15g,穿山甲15g,王不留行15g。水煎2次兑匀,分3次温服,每日1剂,14剂。

二诊:夜尿减少至3次,精神食欲俱增,余症同前,去穿山甲(药价太贵)加蛭龙通络胶囊,每次6粒,每日3次。

三诊:患者连续服药3个月,精神食欲大增,排尿通畅,很少有等待情况,血压正常。超声波复查:前列腺体积增大略有缩小。因长期熬药不便,遂改用中成药补阳健肾胶囊、蛭龙通络胶囊,每次各 6 粒,每日 3 次。

2012 年 11 月因腿疼就诊,询问排尿情况,夜尿 2~3 次,排尿通畅。

案 23. 血管性头痛(血瘀证)

吕某,男,41 岁,干部,初诊日期 2010 年 8 月 12 日。

八年多前由于工作繁忙,常加班加点,引发右侧偏头痛,因疼痛剧烈,甚为痛苦,曾在京、津、沪医院诊治,均诊断为血管性头痛,用药只能暂时缓解,总不除根,2010 年 8 月余旅游漳县时偶遇患者,谈话间得知我是医生,便求治于余。

初诊:头痛时发时止,多与劳累、生气、受凉有关,发作时头痛如刺,痛在右颞部,持续约 1 小时左右,平日身体尚好,体检心、肺、脑、肝、肾均未发现异常,无头部外伤史,舌质暗红,舌边有瘀点,脉象沉弦。

分析:头痛如刺,痛有定处,经久不愈,乃瘀血内阻或血管痉挛,导致气血瘀滞不行所致;寒引血管收缩,故疼痛发作与受凉有关;气为血帅,劳则耗气,故发作与劳累有关;颞部为肝经经络循行之处,故发作与情绪有关。综上分析,说明本证病位在足厥阴肝经,病性属瘀。

辨证:血瘀证。

治则:活血化瘀,疏通经络。

选方:血府逐瘀汤(《医林改错》)加减。

用药:当归 20g,生地 20g,桃仁 30g,红花 15g,枳壳 10g,赤芍 15g,柴胡 10g,川芎 10g,牛膝 15g,甘草 10g,去桔梗,加茺蔚子 15g,丹参 20g,蔓荆子 15g,地龙 15g,水煎 2 次兑匀,分 3 次温服,每日 1 剂,7 剂。

二诊(2 个多月后)患者来兰找我,自述服药 1 剂,头痛即止,连续服上方 10 剂,近两个月来头再未犯过。自此之后,他经常介绍头痛病人来兰求治于余,他本人的头痛病一年多未犯。

案 24．自主神经功能紊乱（肝肾阴虚,肝郁气滞证）

张某,女,57 岁,初诊日期 2010 年 9 月 18 日。

患者行子宫肌瘤切除术后已有一月余,术后一直感觉潮热盗汗,心烦失眠,烦躁不安,神疲乏力,胁胀脘闷,饮食不思,身体消瘦,腰酸腿软,极为痛苦,西医检查:甲状腺、内分泌、血象、心肝肾功能均无异常发现,服镇静药无效,求余服中药治疗。症见面色微黄,舌红少津,苔白,脉弦细微数。

分析:手术之后,气血俱伤,情绪抑郁。血虚不能滋养肝肾,阴虚生内热,故见潮热盗汗;热扰心神,故心烦失眠,烦躁不安;气虚则神疲乏力,饮食不思,身体消瘦,面色微黄;肝气不舒,则胁胀脘闷,肾虚则腰酸腿软;舌红少津,苔白,脉弦细微数,均为阴虚内热之象。综合以上分析,说明本证病位在肝 + 肾;病性为虚 + 热。

辨证:肝肾阴虚,肝郁气滞证。

治则:滋养肝肾,疏肝理气。

选方:一贯煎加味。

用药:北沙参 15g,麦冬 15g,当归 15g,生地黄 30g,枸杞子 12g,川楝子 10g,丹皮 15g,地骨皮 15g,酸枣仁 30g。水煎分 3 次服,每日 1 剂,3 剂。

复诊:服完 1 剂后自觉全身舒服,已能入睡,服完 3 剂后,诸证悉减,情绪稳定,已有食欲,舌淡红,苔薄白,脉弦细。便改为麦味地黄丸,每次 8 粒,每日 3 次,口服。

案 25．痛经（胞宫虚寒证）

牟某,女,20 岁,初诊日期 2014 年 5 月 12 日。

行经腹痛 1 年余。月经延期、每次约 8~10 天,量少,色黑,小腹剧痛,平日腰酸腿软,小腹发凉,喜热喜按,畏寒肢冷,舌淡苔白,脉沉细无力。

分析:阳气素虚,不能温煦全身,故畏寒肢冷,腰酸腿软;阳气不足,胞宫失于温煦,胞宫虚寒,寒凝气滞,故月事延期,量少,色黑,小腹剧痛;舌淡苔白,脉沉细无力均为气虚之象。说明病位在女子胞,病性属虚寒。

辨证:胞宫虚寒证。

治则:温经散寒,祛瘀养血。

选方:温经汤(金匮要略)加减。

用药:吴茱萸 15g,当归 15g,赤芍 15g,川芎 10g,小茴香 15g,党参 15g,肉桂 10g,阿胶 15g(烊化),益母草 15g,水煎 2 次,兑匀,分 3 次温服,每日 1 剂,3 剂。

复诊:服完 1 剂后,痛经即明显减轻,服完 3 剂后不仅小腹部已不痛,而且全身也不怕冷。

1. 刘宝厚 . 病位病性辨证精解［M］. 北京：人民军医出版社 . 2013：85-169.

2. 秦伯未 . 秦伯未医文集［M］. 北京：人民卫生出版社 . 1980：185.

3. 方药中 . 辨证论治研究七讲［M］. 北京：人民卫生出版社 . 1979：101-177.

4. 欧阳琦 . 中医病证症三联诊疗［M］. 北京：人民卫生出版社 . 1998.79-81.

5. 黄柄山 . 中医内伤性疾病辨证规律初探［J］. 中医药学报 . 1982.（1）：1.

6. 张震 . 证候探微［J］. 北京中医学院学报 1984.7（5）：2-7.

7. 雪帆 . 中医辨证学［M］. 上海：上海中医学院出版社 . 1987. 3-10.

8. 朱文锋 . 证素辨证学［M］. 北京：人民卫生出版社 . 2008：37-84.

主要参考文献